HARALD DAUB
silent·touch

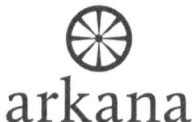
arkana

Harald Daub

silent·touch

Die Heilkraft der stillen Berührung

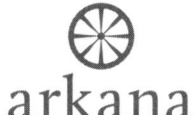

arkana

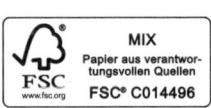

Verlagsgruppe Random House FSC-DEU-0100
Das für dieses Buch verwendete FSC®-zertifizierte Papier
Munken Premium Cream liefert Arctic Paper Munkedals AB, Schweden.

1. Auflage
Originalausgabe
© 2011 Arkana, München
in der Verlagsgruppe Random House GmbH
Umschlaggestaltung: UNO Werbeagentur, München
Umschlagabbildungen und Fotos im Innenteil: Wolfgang Schmidt
Lektorat: Diane Zilliges
Satz: Barbara Rabus
Druck und Bindung: GGP Media GmbH, Pößneck
Printed in Germany
978-3-442-34111-5

www.arkana-verlag.de

*Allen Menschen dieser Erde
wünsche ich den Mut und die pure Freude daran,
zu berühren und sich berühren zu lassen.*

*Dieses Buch widme ich von Herzen
meinen Schwestern Christiane, Gudrun und Margita,
meiner Mutter Pauline,
Annelore und Paula,
meiner Tochter Maluna,
meiner langjährigen Begleiterin Claudia,
und Margarita.*

Inhalt

Herzlich willkommen! 11
Gesund leben – kein Traum 11
Nimm Heilung und Gesundheit in deine
eigenen Hände 13
Zu diesem Buch 15

Das Wesen der Heilung 19

Die Basis von silent·touch 20
Die Vision 20
Was ist silent·touch? 22
Meine Geschichte und die von silent·touch 26

Was ist Heilung? 35
Wundheilung, Symptomheilung, Schmerzheilung 35
Schmerz als Warnsignal 37
Der Begriff »Heilung« 37

Bewusstsein und Materie 39

Grundprinzipien der Heilung 42
Regulation und Selbstregulation, das Prinzip
der Kybernetik 42

Inhalt

Das Geist-Körper-Prinzip 45
Das Prinzip der Integration 49

Der Zauber der Berührung 61
   Sich berühren (lassen) 61
   Bloßes Aufeinandertreffen – und echtes Berühren 62
   Berührung auf persönlicher und sozialer Ebene 64
   Die Berührung deines individuellen Wesens 65
   Die Berührung des Göttlichen 66
   Die Berührung des Körperlichen 68
   Das Fühlen – praktische Erfahrungen 70
   Das Spüren 72
   Das Interesse 75
   Das Verschmelzen 76
   »Es ist« 76

Schmerzen 78
   Der Schmerzbegriff 78
   Schmerztheorien 79
   Ist der Schmerz eine Sinnesqualität? 82
   Der Schmerz als Feindbild –
   ein großes Missverständnis? 82

Projektion versus Integration 88

Die Schlüssel der Heilung 91
   Die neun kleinen Schlüssel 92
   Die neun großen Schlüssel 99

Inhalt

silent·touch ganz praktisch 113

PEIoga-Training – die Basisübungen 116
Die Atmung nutzen 117
Allein und mit Partner üben 118
Die Übungen im Alltag 120
Übungen für den hinteren Muskelmeridian 122
Das Prinzip der schmerzinduzierenden
Antagonistenhemmung 130
Übungen für den vorderen Muskelmeridian 133
Das Prinzip der funktionalen Schmerzprojektion
in ein Gelenk 136
Der seitliche Muskelmeridian 141
Der tiefe Muskelmeridian 145
Die Muskelmeridiane des Schulter-Nacken-Bereiches ... 147
Der Sonnengruß 156

Die Muskel-Meridian-Therapie nach Daub (MTD) ... 166

Verspannungen 168
Die Waking Up Points (WUPs) 173

Die silent·touch-Heilbehandlung 180

Die Praxis der stillen Berührung als Heilbehandlung ... 183
Das Bewerten und Nichtbewerten 186
Das reine Fühlen ohne Reaktionen, Projektionen
und Interpretationen 191
Die Filter in Bezug auf eine Heilbehandlung 194
Die Chakren 197
Berührung der Materie – einmal anders betrachtet 201

Inhalt

Das Fühlen des »Ich bin, es ist« 201
Sich selbst fühlen 207
Die Praxis im Speziellen 208
Heilversprechen? 218

Seelisch-Geistiges 221

Die Macht des Bewusstseins 222
   Die Bewusstseinsstruktur 224
   Bewusstseinserforschung 229
Heilung und Selbstheilung der Seele 231
   Der seelische Schmerz 231
   Verwirrung 232
   Angst 233
   Aggression 236
   Depression 238
Eine schicksalhafte Begegnung 242

Zum Abschluss: Visionen, Ideen und Konzepte 251
Nachwort von Bruno Würtenberger 255
Danksagung 259
Literatur 260
Anmerkungen 261
Kursangebote 264
Weitere Anregungen 265

Herzlich willkommen!

Ich freue mich sehr, dass du dieses Buch in deine Hände genommen hast. Viele praktische und im Alltag umsetzbare Übungen und Anwendungen werde ich dir im Laufe der Kapitel darin vorstellen. Es geht dabei um dich, deine persönliche Gesundheit und deine Selbstheilung, aber auch um deine Fähigkeit, andere Menschen in einer sehr natürlichen und nachhaltigen Art und Weise in ihrer Heilung zu unterstützen, vorausgesetzt natürlich, dass du das gern möchtest.
Das Buch wird dir in weiten Teilen recht handfeste Tipps geben. Es hat aber auch spirituellen Tiefgang und ist dabei möglichst klar und unkompliziert. Theorie und Praxis geleiten dich zu deinem Körper, zu dir selbst sowie zu deinen bislang unerkannten Fähigkeiten und Möglichkeiten der Heilung und Selbstheilung. Das von mir begründete silent·touch® ist bodenständig, lebensnah und spirituell zugleich. In seiner speziellen Art und Weise verbindet es das Körperliche mit dem Geistig-Seelischen.

Gesund leben – kein Traum

Das Leben ist so vielfältig und bunt. Es bietet eine so immense Fülle an Möglichkeiten, dass es schier unglaublich ist. Begrenzungen sind letztlich allesamt Illusionen, die platzen können wie Seifenblasen. Solange wir uns aber noch innerhalb bestimmter Grenzen befinden, können wir das nicht erkennen. Die meisten Menschen erfahren das eigene Leben als sehr eingeschränkt, einseitig

Herzlich willkommen!

und schwer. Es scheint für sie immer wieder mit neuen unangenehmen Herausforderungen und Problemen überfüllt zu sein, die sie allesamt im Außen liegend und nur allzu oft als unlösbar wahrnehmen. So viele kämpfen um ihre persönliche Existenz, um ihr Ansehen, um materiellen Reichtum, um Macht und vieles mehr. Sie glauben, dass dies das Wesentliche sei.

Wirklich Wesentliches aber, wie innere Zufriedenheit, grundloses Glücklich-Sein, Dankbarkeit, Verbundenheit mit den Mitmenschen und so weiter, das vermissen sie. Oder sie glauben, dass sie es durch das Erreichen äußerer Ziele erlangen könnten. Sowohl die körperliche als auch die seelische Gesundheit ist zwar etwas, was wir uns alle wünschen – es wird in der Regel als einer der höchsten Werte angesehen. Ein bewusstes, konstruktives und kollektives Engagement diesbezüglich ist aber immer noch Mangelware. Wie heißt es schon bei Demokrit: »Die Menschen erbitten die Gesundheit von den Göttern und wissen nicht, dass sie selbst die Macht darüber haben.«

Wir leben im Moment noch in einer Gesellschaft, in der es für den Großteil der Menschen normal ist, keine oder kaum Verantwortung für die eigene Gesundheit zu tragen. Die meisten haben auch nicht das Wissen darüber, dass sie selbst es sind oder sein könnten, die maßgeblichen Einfluss auf die eigene Gesundheit nehmen können, und dies nicht nur in Form der Vorsorge, sondern vor allem im Sinne eines konstruktiven Erschaffens der eigenen Gesundheit. Sie nehmen weiter die Rolle des konsumierenden Patienten ein oder einfach die Rolle des Kranken, der auf den Arzt, den Therapeuten, den Heiler, irgendeinen »Macher« angewiesen ist. Sie sind weiterhin abhängig von jenen, die behaupten, die Verantwortung übernehmen zu können und es im Griff zu haben. Ein ganzer Industriezweig lebt davon, dass Menschen krank sind und es auch langfristig bleiben. Dies mag ein Grund dafür sein, dass dieses Spiel so lange schon so gut funktioniert. Ich möchte diesbezüglich niemanden beschuldigen. Es geht mir vielmehr um die Bewusstmachung dessen, was geschieht. Und jeder, der dieses Spiel als solches erkennt, kann entscheiden, ob er es weiter mitspielen und damit am Leben erhalten will.

Der Wunsch nach Eigenverantwortlichkeit und das Interesse der Menschen, sich selbst zu ermächtigen, sie wachsen erfreulicherweise stetig. Das persönliche Interesse an einer Sache, was es auch sein mag, die Beschäftigung damit und das persönliche Forschen führen zu ebendieser Selbstermächtigung, zu Unabhängigkeit und zu Klarheit. Vor allem auch dann, wenn es darum geht, Grenzen zu überwinden, Veränderung herbeizuführen und die dafür geeigneten Handlungen zu tätigen. Viele Menschen nähren beispielsweise die Idee, dass mit dem Älterwerden zwangsläufig auch die Krankheit kommt und dass Schmerzen im Alter normal sind. Dies ist ein weit verbreiteter Irrglaube, der tief in den Köpfen verankert ist, aber faktisch absolut nicht stimmt. Damit aufzuräumen kann das Leben schon in jüngeren Jahren enorm erleichtern.

Die Verbindung und die Beschäftigung mit dem eigenen Körper, das Erforschen des Bewusstseins und der Seele, das sind Investitionen, die meiner Meinung nach über allem anderen stehen, in das man investieren kann. Es macht zudem enorm viel Freude, sobald man das neu Erfahrene praktisch umzusetzen beginnt – und mit dem Tun kommen auch bald die ersten Erfolge. Viele Menschen haben das inzwischen erkannt, und für sie ebenso wie für alle anderen, die dies erkennen möchten, habe ich dieses Buch geschrieben.

Nimm Heilung und Gesundheit in deine eigenen Hände

Im Laufe meines beruflichen Werdeganges und dem Studium verschiedener therapeutischer Ansätze und Heilungswege hat sich meine Überzeugung immer mehr bestätigt, dass »Heilung«, das

Herzlich willkommen!

Erschaffen und das Erhalten von Gesundheit, immer weniger kompliziert und dadurch natürlicher wird, wenn man das Wesentliche erkannt hat, wenn man zum Wesenskern vorgedrungen ist. Sehr viele Menschen, häufig gerade auch jene, die keine medizinische Ausbildung haben, besitzen besondere Talente im Bereich des Heilens und finden oft schnell einen natürlichen Zugang zu diesem Thema. Leider fehlen ihnen noch zu oft das nötige Selbstvertrauen und einige grundsätzliche Informationen, oder es steht ihnen die Überzeugung im Weg, dass es ja so einfach nun nicht sein könne. Das Heilen im Sinne der Unterstützung anderer sowie die persönliche Selbstheilung ist für jeden Menschen möglich, der das wirklich möchte. Es geht dabei natürlich wie immer auch um das Gewusst-wie.

Stell dir doch nur einmal vor, du wärst 15 oder gar 50 Jahre älter als heute und hättest das Wissen darüber, dass es auch im Alter keineswegs notwendig ist, krank oder von Schmerzen geplagt zu sein. Du hättest die Gewissheit darüber, dass Heilung und Selbstheilung jederzeit möglich sind, und du wüsstest auch, wie sie erreicht werden können. Wäre das nicht, ja ist das nicht wunderbar?

Mit diesem Buch möchte ich neue Sichtweisen aufzeigen, die dich in genau dieser Hinsicht motivieren, inspirieren und informieren. Viel mehr, als man gemeinhin glaubt, ist möglich, wenn man sich mit Heilung und Gesundheit auseinandersetzt und sich dann auch in der Tat darauf einlässt. Theorie ist geduldig. Sie sollte sich aber auch nachhaltig in die Praxis umsetzen lassen.

Mit diesem Buch stelle ich dir insbesondere das Projekt und die Heilmethode silent·touch vor. Es ist eine Plattform, die sich bestens dafür eignet, die Theorie des ganzheitlichen Heilens konkret in die Praxis zu bringen. Sie besitzt sowohl spirituelle Tiefe und den Blick auf alle Ebenen des Menschseins als auch die nötige Bodenständigkeit, sodass die Inhalte prinzipiell für jeden Menschen nachvollziehbar und gezielt umsetzbar sind. Silent·touch vermittelt sowohl theoretischen Hintergrund als auch eine Vielzahl an konkreten praktischen Erfahrungen, Übungen und Anwendungsmöglichkeiten für den Alltag.

Ich möchte prinzipiell nicht polarisieren zwischen schulmedizinischer und ganzheitlicher Medizin, sondern beide sinnvoll miteinander verbinden. Vor allem aber möchte ich neue, nutzbringende, geradezu zauberhafte Möglichkeiten eröffnen und aufzeigen. Und dies auf einer greifbaren und gut verständlichen Basis. Kritische und mir als wesentlich erscheinende Anmerkungen sollen aber auch ihren Platz bekommen: Die Schulmedizin bietet hervorragende Instrumente, daran braucht nicht gezweifelt werden. Doch mangelt es ihr in weiten Bereichen an einem Blick auf die Ganzheitlichkeit und die spirituelle Dimension. Die teils immer noch vorherrschende, sehr einseitige Idee, dass Krankheit prinzipiell »bekämpft« werden müsse, basiert in erster Linie auf Angst, dem Mangel an Wissen sowie dem Widerstand dagegen, die Verantwortung für das zu übernehmen, was ist. Echte Heilung entsteht langfristig nicht durch Kampf, sondern durch Integration und das Auflösen der wirklichen Krankheitsursachen. Unser Weg führt auch so betrachtet in die Richtung der persönlichen und gemeinschaftlichen Ermächtigung durch das (Wieder-)Entdecken und die Entwicklung eigener natürlicher Fähigkeiten und Möglichkeiten der Heilung und Selbstheilung.

Zu diesem Buch

Du hast es schon bemerkt: Ich habe mich für das Du als Anrede entschieden. Es ist das meiner Ansicht nach stimmigere Wort, um Menschen in ihrem Wesen anzusprechen. Und darum geht es mir. Auf den folgenden Seiten erwartet dich ein gut verständlicher und meist eher lockerer Sprachstil, da es mein Anliegen ist, dass jeder dieses Buch entspannt und mit Freude lesen kann, ohne ein Wörterbuch oder medizinisches Lexikon nebenher bemühen zu müssen. Einige Fachausdrücke, die ich benutze, weil es mir sinnvoll erscheint, werde ich deshalb entsprechend erläutern. Der sprachlichen Einfachheit halber verwende ich durchgehend die männliche Schreibweise, spreche aber selbstverständlich, gewissermaßen im Geiste und im Herzen, immer ebenso die Frauen mit an.

Mit diesem Buch möchte ich möglichst viele Menschen direkt ansprechen. Je mehr Menschen – und damit auch Patienten, an ihrer Gesundheit Interessierte, aber auch Fachleute – über zeitgemäße Heilwege informiert sind, desto nachhaltiger wird der Gewinn für die Gesamtheit insgesamt. Nicht nur, aber besonders die Aspekte der Schmerzlösung, die ich in diesem Buch vermitteln will, würden, wenn sie sich im medizinischen Bereich etablieren könnten und entsprechende Anerkennung fänden, immense Vorteile und Fortschritte in der Schmerztherapie mit sich bringen, kombiniert mit einer enormen Kostenersparnis.

Dieses Buch will zu etwas Wesentlichem (und damit auch zum »Einfachen«) hinführen: Es befasst sich mit dem Wesen der Dinge: dem Wesen des Menschen, seines Körpers, seines Bewusstseins, seiner Seele und seiner ursprünglichen Natur. Unabhängig von Beruf, sozialer und gesellschaftlicher Stellung und sonstigen Persönlichkeitsattributen, möchte ich Menschen inspirieren und berühren. Es werden sowohl der ganzheitlich interessierte Arzt, der Heilpraktiker, der Physiotherapeut, der erfahrene Yogalehrer, der Psychotherapeut, der geistige Heiler und besonders aber der »ganz normale Mensch« in seinem Alltag von diesem Buch nachhaltig profitieren können.

Im ersten Teil beschäftigen wir uns mit der Basis von silent·touch – mit Bewusstsein und Körper, den Grundprinzipien der Heilung, mit Berührung und dem Fühlen an sich. Es geht etwas spezieller um das Thema Schmerz, besonders um den Schmerz des Bewegungsapparates, und Möglichkeiten, ihn aufzulösen. Daran wird deutlich, wie neue Lösungswege im Bereich Gesundheit, Heilung und Selbstheilung auch im Allgemeinen angewendet und erfolgreich umgesetzt werden können.

Im zweiten Teil wird es praktisch: Ich lade dich ein, die Werkzeuge und Ebenen von silent·touch zu erforschen und selbst zu erleben, wobei jede für sich ihre besondere praktische Qualität hat. PEIoga, Muskel-Meridian-Therapie und die »stille Berührung« führen jeweils eines zum nächsten über, und in der Gesamtheit bringen sie uns zu einem tieferen, aber auch ganz praktischen Verständnis der Integration bestehender Krankheitsursachen. Unter verschiedenen Aspekten erkunden wir hierbei das Fühlen. Es empfiehlt sich, die praktischen Übungen immer auch gleich auszuprobieren. Doch du kannst sie natürlich auch zu jeder anderen Zeit für dich entdecken.

Nach der praktischen Erfahrung auf der vornehmlich körperlichen Ebene beschäftigen wir uns im dritten Teil mit den seelischen Themen auf der Bewusstseinsebene. Ich berichte dabei auch von einer persönlichen, für mich sehr eindrucksvollen Krankheitserfahrung. Die Formulierung einiger wesentlicher Ziele und Ideen des Projektes silent·touch sowie einige Schlussgedanken und das Nachwort von Bruno Würtenberger schließen das Buch ab.

Ich wünsche dir eine Art kindlicher Neugier beim Lesen dieses Buches. Ab und zu benötigst du vielleicht etwas Geduld, wenn dir ein ungewohnter Gedankengang nicht gleich logisch erscheinen mag. Doch sicher wirst du ihn durch das praktische Erforschen oder darauf folgende Erläuterungen bald nachvollziehen können. Ich wünsche dir die nötige Offenheit, Heilung und Selbstheilung wirklich für möglich zu halten, die Tatkraft und den Mut, sie in dein Leben zu holen, und die Freude daran, sie zu erleben. Lass dich von dir selbst begeistern und von deinen Erfolgen überraschen.

Harald Daub

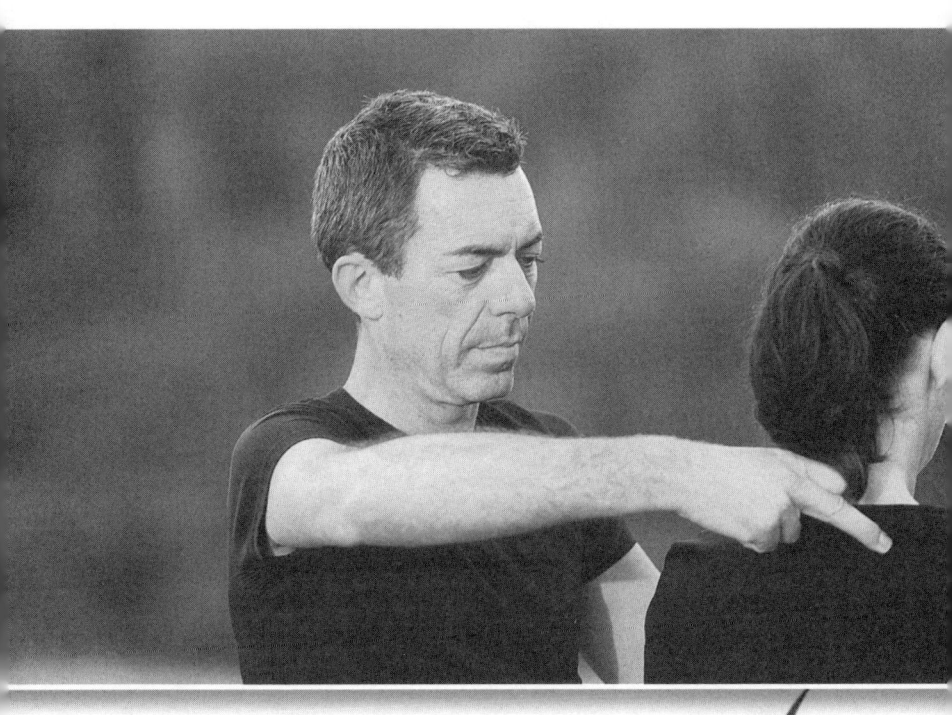

Das Wesen der Heilung

Die Basis von silent·touch

Lass mich dir zunächst kurz silent·touch vorstellen und beschreiben, wie es sich entwickelt hat und was man damit erreichen kann. silent·touch ist ein Projekt mit einer Vision, das die entsprechenden Programme und Kurse anbietet.

Die Vision

Die Vision von silent·touch ist die Gesundheit des Einzelnen ebenso wie die Gesundheit der Gemeinschaft. Durch gegenseitige Wertschätzung und konkrete Unterstützung tragen wir nachhaltig zum persönlichen und gemeinschaftlichen Erfolg bei. silent·touch möchte informieren und schulen sowie gegenseitiges Vertrauen und Selbstvertrauen wachsen lassen und zur Selbstermächtigung anregen. Es möchte dazu beitragen, dass wir Menschen mehr Achtung und Liebe zu unserem Körper, uns selbst gegenüber und auch gegenüber den Mitmenschen und der Welt entwickeln. Es möchte eine der Grundvoraussetzungen für all das schaffen, indem es die wesentlichen Zusammenhänge und die daraus resultierenden wundervollen Möglichkeiten bekannt macht.

Meine Motivation für die Entwicklung von silent·touch möchte ich anhand von zwei Begebenheiten symbolisch illustrieren. Zum Ersten bin ich inhaltlich engagiert, denn immer wieder kamen Menschen in meine Praxis, die so sehr unter Schmerzen litten, dass eine manuelle Behandlung fast nicht oder nur sehr schwierig durchzuführen war. Einmal erschien eine etwa 50-jährige Frau mit der Diagnose Fibromyalgie in der Sprechstunde und hatte trotz mehrerer Medikamente derartig starke Schmerzen, dass sie nur eine äußerst sanfte Berührung zulassen konnte. Was dann geschah, hat für mich später einen Kreis geschlossen: Ich spürte, wie Handeln und Fühlen im Einklang stehen und Synergien erzeugen können. Jegliche therapeutische Handlung erfährt durch das bewusste Mitfühlen und insbesondere das authentische Fühlen, wie wir es im Buch noch genau untersuchen werden, eine ganz neue Qualität und Effizienz.

Ich habe also meine Hände auf einen schmerzenden Körperbereich dieser Frau gelegt und einfach gefühlt. Ohne zu bewerten und ohne etwas »wegmachen« oder hinzufügen zu wollen. Ich habe das gefühlt, was ist. Nach einiger Zeit verspürte die Patientin eine enorme Erleichterung. Also habe ich sie gebeten, diesen Körperbereich inklusive der noch bestehenden Schmerzen ebenfalls zu fühlen und so gut es ihr möglich ist Bewertung und inneren Widerstand wegzulassen. Fühlen, was ist. Sie konnte sich zunehmend darauf einlassen, loslassen und entspannen. Die Behandlung war der Durchbruch zu ihrer späteren Genesung.

Das Krankheitsbild Fibromyalgie ist laut Schulmedizin ein sehr schwer zu behandelndes. Wenn sich nun durch eine Bewusstseinsqualität wie das Fühlen, auf die wir später noch sehr ausführlich eingehen werden, ganz neue Möglichkeiten der therapeutischen Unterstützung ergeben, sollten wir das doch nutzen und auch die Welt davon erfahren lassen, oder? Ich bin seither unentwegt drangeblieben, auf diese Weise zu arbeiten und die so entstehende Methode weiter zu vertiefen.

Zum anderen ist meine Motivation eher formaler Art. Als ich vor vielen Jahren Schmerzseminare für Therapeuten gegeben habe, damals noch vornehmlich auf der Basis der Muskel-Meridian-Therapie, hat sich einmal Folgendes zugetragen: Weil sie als Patienten so von der Methode begeistert waren, habe ich zu einem Seminar auch einen 24-jährigen Automechaniker und einen etwa

60-jährigen Lebensmittelvertreter zugelassen. Als die beiden einmal zusammen eine Übungsbehandlung machten, waren sie jeweils von der Art und Qualität der Behandlung durch den anderen und das Ergebnis begeistert. Sie kamen fast in einen – allerdings humorvollen – Streit, weil sie nicht glauben konnten, dass der jeweils andere kein Therapeut oder Arzt ist. Ich fand die Situation so bezeichnend und schön, dass sich damals die Idee entwickelte, meine Kenntnisse und Erfahrungen nicht nur an Therapeuten weiterzugeben, sondern möglichst jedem Menschen, der daran interessiert ist, zugänglich zu machen.

Was ist silent·touch?

Um dir einen kleinen Vorgeschmack zu geben, stelle ich dir die Werkzeuge, mit denen silent·touch arbeitet, zunächst in Kürze vor. Später wirst du sie dann ausführlich kennenlernen.

PEIoga-Training

PEIoga nenne ich eine spezielle Art von körperlichen Übungen, die sich zum Teil an das klassische Hatha-Yoga anlehnen. Die Übungen können sowohl allein als auch zu zweit durchgeführt werden. Bei manchen Themen ist eine Partnerübung vorzuziehen. Eine Sammlung von Übungen, die ich im Laufe der Jahre entwickelt beziehungsweise weiterentwickelt habe, ist Teil des zweiten Buchteils.

Den Namen PEIoga habe ich entwickelt, und zwar als Kombination von den Begriffen der bewussten Muskelanspannung und Aktivierung (P, *power*, »Kraft«) in der Dehnung (E, *extension*, »Ausdehnung«). Dazu kommt das bewusste und absichtsvolle Wahrnehmen und Fühlen der entsprechenden körperlichen Re-

Die Basis von silent·touch

aktionen, die integriert werden sollen (I für Integration). Da es dem Yoga verwandte Übungen sind, ergibt sich PEIoga. Es hat folgende Effekte:
- eine schnelle und effektive Steigerung der Beweglichkeit,
- Muskelkräftigung, die nicht zu Verspannungen führt und eine spezielle Tiefenwirkung im Gewebe aufweist – Stichwort histologischer Muskelaufbau,
- Entkrampfung und gleichzeitige Leistungssteigerung der Muskulatur,
- das Lösen von Schmerzen in der Muskulatur, vor allem in den Körperregionen, in denen bestehende Spannungen diese Schmerzen ausgelöst hatten,
- das Lösen von Schmerzen in Gelenken und im Bereich der Wirbelsäule, die durch Spannungen der Muskulatur ausgelöst wurden.

PEIoga-Übungen sind hervorragend im Alltag zu nutzen. Der modifizierte Sonnengruß stellt eine Übungskombination dar, die alle wichtigen Muskelketten mit einbezieht und damit eine Möglichkeit bietet, den Körper und die Muskulatur rundum in ein gesundes Gleichgewicht zu bringen und es mit relativ wenig Aufwand zu erhalten. Die einzelnen Übungen sind so gestaltet, dass auch spezielle Probleme, also Schmerzen oder Blockaden und anderes, nach und nach gelöst werden können. Natürlich sollte dabei umsichtig vorgegangen werden. Auch die Absprache mit dem behandelnden Arzt ist im Falle von bestehenden Beschwerden ratsam.

Das Besondere an den Übungen ist der Umgang mit Widerständen. Wenn wir sie zulassen und in Folge auch weglassen, können sich beeindruckende Veränderungen einstellen. Das kann mit PEIoga wunderbar erfahren und erlernt werden. Damit haben wir eine praktische Übungsplattform, deren Effekte weit über den kurzfristigen Nutzen hinausgehen.

Die Muskel-Meridian-Therapie

Die Muskel-Meridian-Therapie nach Daub (MTD) ist eine eigentlich therapeutisch ausgerichtete Methode, die aber in einigen Bereichen auch von jedem Laien angewendet und Schritt für Schritt vertieft werden kann. Wie in meinem Grundkurs stelle ich auch hier im Buch ihre Grundprinzipien vor, vor allem deshalb, weil sie wichtige anatomische und funktionale Zusammenhänge aufzeigen. Diese zu kennen ist bei der Anwendung der symptomorientierten silent·touch-Heilbehandlung sehr hilfreich. Sogenannte Waking Up Points (WUPs) sind der Kern der MTD. Sie sind vergleichbar mit Akupressur- oder Triggerpunkten. Die Bezeichnung soll hervorheben, dass man sich mit dieser Technik über die Punkte etwas bewusst macht, etwas aufweckt. Es geht also nicht darum, etwas, in unserem Falle meist Spannungen oder Schmerzen, »wegzudrücken«, sondern darum, einen körperlichen Regulationsmechanismus in Gang zu bringen, der dazu führt, dass sich Spannungen und daraus resultierende Schmerzen lösen. Der praktische Nutzen entspricht weitgehend dem von PEIoga.

Die MTD kann in ihrer Gänze von ausgebildeten Therapeuten oder erfahrenen Kursabsolventen als konkrete Maßnahme zur ursächlichen Schmerzlösung angewendet werden. Eine umfassende Anleitung dafür würde den Rahmen dieses Buches sprengen. Dennoch ist ihr Verständnis für die Inhalte dieses Buches eine sehr große Hilfe. Und ein paar wenige praktische Anregungen wirst du auch dazu erhalten.

Die silent·touch-Heilbehandlung

Stille Berührung ist Magie. Silent·touch im hier gebrauchten Sinne ist eine rein fühlende Berührung, ohne die manipulative Absicht, etwas wegnehmen oder hinzufügen zu wollen. Es ist ein

Seinlassen und Sich-Lösenlassen. Diese Art der Berührung eröffnet einen Raum der bewussten Widerstandslosigkeit und des reinen Gewahrseins. In diesem Raum findet Veränderung statt, es integrieren, lösen sich Störungen, und es geschieht Heilung im weitesten Sinne.

Die tiefe, wertfreie, mitfühlende Berührung dessen, was ist, auch beispielsweise eines Konfliktes im weitesten Sinne – ob körperlich oder seelisch – unterstützt den Menschen dabei, sich selbst wieder in seiner Ganzheit wahrzunehmen und zu fühlen. Der Organismus beginnt sich selbst zu heilen. Er darf einfach *sein*. Selbstheilungs- und Regulationsmechanismen sind ständig nötig und laufen auch ständig ab. Würde der Organismus diese Funktion nicht haben, würde er in kürzester Zeit in sich zusammenfallen. Sie sind eine Grundlage jeglichen Lebens. Krankheiten entstehen erst, wenn dieses Grundprinzip gestört ist. Das Hauptproblem ist, wenn wir uns unserer selbst nicht mehr wirklich bewusst sind, uns nicht mehr fühlen – die Entkoppelung von Körper und Geist.

Bei silent·touch geht es darum, zu erkennen und zu erfahren, dass nichts im Universum fehlt, dass kein Mangel besteht. So können wir erkennen und erfahren, dass nichts bekämpft oder besiegt werden muss. Es geht nicht darum, etwas hinzuzufügen oder etwas wegzunehmen, etwas zu transportieren (etwa Energie oder Ähnliches), sondern darum, es sein zu lassen. Es geht um Integration und um Kreation.

Wesentlich ist also das Wahrnehmen, Spüren, Fühlen und Seinlassen dessen, was ist. Seitens des Berührenden, des Behandelnden, ebenso wie seitens des Berührten, des Behandelten. Wir haben verschiedene Möglichkeiten der Anwendung. Einige Übungen aus PEIoga und vor allem der MTD benötigen dabei einen Partner. Wenn wir uns gegenseitig »behandeln«, unterstützt der eine den anderen dabei, sich selbst zu fühlen und die entsprechenden körperlichen oder seelischen Themen leichter zu integrieren. Mit einiger Erfahrung ist dann die Selbstanwendung, bei der wir sozusagen unser eigener Unterstützer sind, viel einfacher. Das Grundlegende ist uns dann schon vertraut. Dies alles und die heilsame Wirkung wirst du im Laufe des Buches eingehend erforschen und kennenlernen können, und dies auf verschiedene Art und Weise. Die stille Berührung wird dabei eines der markantesten Ziele auf unserer Reise, und im Laufe der Zeit wirst du auch immer besser verstehen, was genau ich damit meine.

Meine Geschichte und die von silent·touch

Rückblickend betrachtet beginnt die »Geschichte« von silent·touch eigentlich schon in meiner Kindheit. Vor einigen Jahren erst konnte ich mich wieder sehr bildhaft und lebendig daran erinnern, welche Faszination schon damals die Figur Jesus auf mich als etwa sechs- bis achtjährigen Jungen ausübte. Vor allem hat mich die Vorstellung begeistert, wie er in seiner liebevollen, aber auch direkten Art die Menschen durch sein Berühren verzauberte und damit ihre unmittelbare Heilung ermöglichte. Natürlich begeistert und interessiert mich dieses Phänomen auch aus wissenschaftlicher Sicht heute umso mehr.

Ich bin in dem Dorf Bechtoldsweiler bei Hechingen mitten im Schwabenland aufgewachsen. Mein Vater war gelernter Zimmermeister und »Häuslebauer«. Meine Mutter Hausfrau mit vier Kindern. Meine Eltern hatten eine Nebenerwerbslandwirtschaft von den Großeltern übernommen, so wie es damals bei uns im Dorf noch üblich war.

Ich war ein sehr gefühlvoller und eher »weicher« Junge, der die Lust an Kriegsspielen und Prügeleien nicht wirklich nachvollziehen konnte. Ich erinnere mich, wie ich als Junge im Grundschulalter abends im Bett lag und eine intensive Verbindung zu Jesus gespürt habe. Andere Jungs waren vielleicht von schnellen

Die Basis von silent·touch

Autos und Superhelden fasziniert, mich hingegen faszinierte das Bild des Heilens durch ein einfaches Berühren. Ganz natürlich und leicht. Selbst-verständlich. Ich muss direkt schmunzeln, wenn ich daran denke, weil es sich so lebendig anfühlte, von etwas zu 100 Prozent überzeugt zu sein. Ich hatte keinen Zweifel daran, dass unmittelbare und unspektakuläre Heilungen möglich und nicht mal so außergewöhnlich sind. Und ich bin überzeugt, dass mich diese Erfahrungen, die ich damals als so real erlebte, auf meinen Weg der letzten 20 Jahre brachten. Auch die Idee der Nächstenliebe und des friedvollen Umgangs miteinander konnte doch nur das sein, nach dem sich alle Menschen letztlich sehnen.

Mit Beginn der Pubertät begannen sich dann die kindliche Offenheit und Präsenz einzutrüben. Der Verstand und die damit einhergehenden Zweifel drängten sich in den Vordergrund. Was nicht erklärbar ist, kann halt doch nicht sein... Und ein Mann glaubt nicht an einen solchen »Quatsch« von »Heile, heile Gänschen, es ist bald wieder gut«... Zumindest glaubt das kein »richtiger« Mann... Natürlich spielten hierbei, wie bei jedem von uns, die Einflüsse der Umwelt und die Idee, normal und »richtig« sein zu wollen, eine entscheidende Rolle.

Ich war 17 Jahre alt, als mein Vater 45-jährig seinen ersten Herzinfarkt hatte. An seinem zweiten ist er dann 15 Jahre später gestorben. Und es war beim ersten schon sehr knapp. Ich erinnere mich, wie ich mit meiner Mutter und meinen beiden älteren Schwestern in einer Art Vorraum der Inneren Station unseres Kreiskrankenhauses saß und mit ihnen gemeinsam um sein Leben bangte. Nach einiger Zeit der Stille und des Wartens – ich nehme an, es waren durchaus einige Stunden – kam die erleichternde Nachricht: Man hatte ihn mittels eines »Elektroschocks« wieder ins Leben zurückholen können. Er war also schon »tot« gewesen. Unglaublich! Die haben ihm also wirklich das Leben gerettet. Oder ihm gar ein neues gegeben, dachte ich. Defibrillator (»Defi«) nennt man übrigens das Gerät, das meinem Vater gewissermaßen das Leben gerettet hatte. Ungefähr 20 Jahre später erfuhr ich von einer Krankenschwester, die bei seiner Reanimation damals mitgeholfen hatte, dass das Gerät kurz zuvor neu angeschafft worden und mein Vater der erste Patient war, bei dem die Defibrillation erfolgreich durchgeführt werden konnte. Solche Geräte sind heutzutage in vielen öffentlichen Einrichtungen griffbereit und so konzipiert, dass sie auch von Laien bedient werden können.

Nach diesem doch sehr einschneidenden Erlebnis begann in mir allmählich der Gedanke zu keimen, Medizin zu studieren. Bis zum Abitur war ich mir dann vollends sicher. Zunächst stand allerdings noch die Bundeswehr auf dem Programm. Ich wurde zu den Sanitätern eingezogen und machte meine ersten »medizinischen« Erfahrungen. Nach der Bundeswehrzeit und einem halben Jahr als Hilfsarbeiter in einer Metallfabrik begann ich dann mein Medizinstudium. Zunächst war es einfach sehr spannend, was mich da erwartete, und da ich zum Abitur hin in der Schule die Fächer Physik und Biologie als Leistungsfächer belegt hatte und das Medizinstudium mit diesen beiden Fächern auch begann, konnte ich das Studentenleben zunächst einmal sehr gelassen angehen, was sich später allerdings ändern sollte.

Schon bald war ich betroffen und unglücklich darüber, was den sozialen, menschlichen Umgang, den Blick auf weiterführende therapeutische Möglichkeiten innerhalb der strengen medizinischen Welt anbetraf und vor allem auch über das konkurrenzorientierte »Miteinander« nicht nur innerhalb der Ärzteschaft, sondern auch schon unter den Medizinstudenten. Ich orientierte mich frühzeitig über die vorgegebenen Grenzen hinaus. Glücklicherweise hatte ich einen sehr guten Studienfreund, der das auch tat, und wir konnten uns somit begleiten und gegenseitig unterstützen. Über den Kontakt mit einem erfahrenen und ideenreichen Heilpraktiker fanden wir schnell Einblick in für uns damals ganz neue Bereiche der alternativen Therapie, wie beispielsweise der Homöopathie oder der Bachblütentherapie. Über einen weiteren Kontakt zu einem sehr eigenwilligen, aber auf seine Art genialen Arzt lernten wir ganz neue Sichtweisen zum Thema Schmerz und den Möglichkeiten der Behandlung von Störungen des Bewegungsapparates kennen. So kam es, dass wir beide, zunächst gemeinsam und in späteren Jahren jeder für sich, viel Freude daran hatten, weiterführende und kreative Behandlungstechniken zu entwickeln. Hieraus entstanden dann später unter anderem die Muskel-Meridian-Therapie als eine spezielle Form der Osteopathie und auch PEIoga.

Schon in den ersten Semestern sollte es zudem sein, dass ich in Kontakt mit dem Thema Geistheilung kam. Aber natürlich war es äußerst schwierig, dies inhaltlich mit dem zu verbinden, was ich an der Universität erlebte und eben auch zu lernen hatte. Zugegeben, mein Verstand zweifelte oft an sich selbst. Über viele Jahre war ich buchstäblich zerrissen und innerlich gespalten. Man stelle sich nur mal die Unterhaltungen diesbezüglich mit den schulmedizinisch ausgerichteten Kollegen vor. Einigen sehr guten Studienfreunden zu erzählen, dass ich an einem Kurs für »geistiges Heilen« teilgenommen hatte, bedurfte schon sehr viel Vertrauen darin, dass sie mich dennoch weiter für voll nehmen würden. Aber natürlich machten diese Seminare unglaublich viel Spaß, ich lernte viele herzliche und offene Menschen kennen, und vor allem machte ich Entdeckungen und Erfahrungen, die es absolut wert waren, gemacht zu werden.

Meine Gedanken damals waren: Das Ziel eines Arztes ist ja in erster Linie der Heilerfolg. Und wenn ich einen Menschen behandle – wie beispielsweise damals bei einem Seminar für klassische englische Geistheilung bei Diana Craig –, der vor dem Handauflegen massive, chronische Schmerzen im Becken hatte und danach eben keine mehr, so muss ich doch aus einer wissenschaftlichen Haltung heraus diesem Phänomen, dieser Tatsache nachgehen und sie erforschen. Alles andere wäre gegen den Sinn des Arztseins.

Irgendwann meldeten zwei Freunde mich zu einem Yoga-Wochenende mit an. Einigermaßen sportlich war ich ja, wenn man von den männertypischen Ungelenkigkeiten einmal absieht. Überraschenderweise nahmen vornehmlich ältere Damen an diesem Kurs teil. Die Lehrerin selbst war, wenn ich mich recht erinnere, 73 Jahre alt, und wie sie sagte, begann sie mit Yoga, als sie mit 48 Jahren, nachdem sie sieben Kinder aufgezogen hatte, am Ende ihrer körperlichen Kräfte stand.

Das würde nun also wohl ein eher geruhsames Frühlingswochenende werden, mit diesen im Alter fortgeschrittenen Menschen, dachte ich mir. Nun, wer wird aber am meisten geschwitzt und gestöhnt haben? Die jungen Burschen natürlich. Die Seniorinnen hatten uns anscheinend einige Erfahrung voraus, und so staunten wir, wie zwar auch wir recht schnell Fortschritte machten, aber für einen dreiminütigen Yoga-Kopfstand, den uns die 73-jährige Lehrerin am Ende des Kurses vormachte, reichte es bei Weitem noch nicht. Diesen beherrschte ich dann allerdings im Laufe der nächsten Wochen. Und so zeigten uns die Junggebliebenen eindrücklich die Früchte von fleißigem Üben.

Später kam ich immer wieder in Berührung mit der chinesischen Kampfkunst Kung Fu. Ich habe einige Seminare bei einem auch sehr spirituell orientierten Trainer gemacht. Vor allem begeisterten mich seine Erzählungen und Demonstrationen von energetischen Phänomenen. Ich begann daraufhin, solche Phänomene für mich zu erforschen, und war erstaunt, wie einfach es sein kann, klar spürbare Energiekugeln zwischen den Händen entstehen zu lassen. Oder sich so energetisch zu verwurzeln, dass es mehreren kräftigen Männern nicht möglich ist, eine einzelne Person aus dem Gleichgewicht zu bringen. Man kann es kaum glauben, bevor man es nicht selbst erlebt hat.

Ab etwa dem dritten Semester nahmen nun die Auseinandersetzung mit dem Thema Schmerz und die Behandlung von Störungen des Bewegungsapparates und gleichzeitig die Entwicklung und Erforschung eigener Ansätze, neben dem Studium an der Universität, viel Raum ein. Das führte dazu, dass ich dann im siebten Semester die Zulassung als Heilpraktiker erworben habe und damit das Recht, therapeutisch tätig zu sein.

So eröffnete ich bald zusammen mit meinem Studienfreund Kurt die erste Praxis im Haus meiner Eltern. Kurz darauf kam die zweite Praxis im Haus von Kurts Eltern dazu. So hatten wir also ein recht ausgefülltes Programm: Medizinstudium und zwei Heilpraktiker-Praxen. Wir hatten zusammen mächtig viel Freude, zudem viele hochzufriedene Patienten und immer wieder neue Herausforderungen, sodass wir auch immer wieder neue Lösungswege finden mussten und sich unsere Arbeit stetig weiterentwickelte.

Gegen Ende meines Medizinstudiums, ich war inzwischen im Praktischen Jahr in einem Städtischen Krankenhaus, freundete ich mich mit Dr. Ruediger Dahlke an. Dieser Kontakt ist einem tiefen und unmittelbaren Herzenswunsch entsprungen, den ich spürte, als ich frustriert versuchte, mit meinen Kollegen beziehungsweise Vorgesetzten in der Klinik psychosomatische Aspekte körperlicher Symptome zu diskutieren und auch zumindest ein wenig therapeutisch umzusetzen. Es war leider aussichtslos und gelang mir damals noch nicht.

So kam es, dass ich dann wenige Monate später neben einer Tätigkeit in einer niederbayrischen Landpraxis auch bei den Dahlkes im Heilkundeinstitut für knapp zwei Jahre medizinisch und therapeutisch tätig war und die Ausbildung in Archetypischer Medizin und Atemtherapie mitmachen durfte. Ein weiterer wesentlicher Bereich der ganzheitlichen Medizin tat sich also für mich auf. Dr. Dahlke, unterstützt von seiner damaligen Frau Margit und seinen Mitarbeitern, hat es geschafft, über viele Jahre hinweg den Menschen auf internationaler Ebene ein ganz neues Bewusstsein für das ganzheitliche Verstehen und den Umgang mit Krankheit nahezubringen.[1]

1998 eröffnete ich dann ich Hechingen meine erste eigene

Das Wesen der Heilung

Arztpraxis mit dem Schwerpunkt der ganzheitlichen Behandlung von Schmerzen und Erkrankungen des Bewegungsapparates. In dieser Zeit hat sich mein Verständnis der ganzheitlichen Medizin entscheidend weiterentwickelt. Im Besonderen auch, seit ich mich ab 2003 noch intensiver mit dem Thema Bewusstseinserforschung beschäftige, wurde und wird mir immer noch klarer, dass Geist und Materie letztlich nicht voneinander trennbar sind. Beide Ebenen durchwirken sich intensiv. Je weiter wir uns dem Wesenskern des Menschseins nähern, desto mehr löst sich auch diese vermeintliche Polarität auf. Gedanken, Gefühle, Überzeugungen wirken sich nicht nur auf den Körper aus, sondern stehen mit ihm in unmittelbarer Verbindung. Für mich stellt sich nicht mehr die Frage, ob das so ist oder nicht. Ich frage mich, wie wir damit umgehen und es in seiner ganzen Bandbreite den Menschen nutzbar machen können.

Schon als Junge habe ich oft vergeblich versucht, zum Beispiel meinem Vater die »weibliche Sichtweise«, beispielsweise die meiner Mutter, nahezubringen. Und bis heute drängt mich das Bedürfnis, »die Welten zu verbinden«, die Menschen und ihre (teilweise nur angeblich) gegensätzlichen Ideen zusammenzuführen. Mir ist aber auch klar, dass es zunächst darum gehen muss, die Welten in mir selbst zu verbinden und einfach das zu sein und zu leben, was und wer ich bin. Das merke ich einfach deshalb an, weil ich mir gut vorstellen kann, dass es auch für dich ein Thema sein könnte, das dich bewegt.

Seit einigen Jahren bin ich nun auch als Trainer bei dem ganzheitlichen Training für Bewusstseinserforschung Free Spirit tätig. Hier konnte ich viele weitere und wesentliche Werkzeuge, die jedem Menschen dienlich sind, sowohl erlernen als nun auch weitergeben. Das Tolle daran ist, dass es mir in meinem Wirken als Arzt ein immer klareres Verständnis der körperlich-geistigen Zusammenhänge geben konnte.

Die Basis von silent·touch

Da ich aus einer Zimmermannsfamilie stamme, auch meine beiden Großväter hatten diesen Beruf, habe ich in meiner Jugend- und Studentenzeit sehr oft in der Zimmerei meines Onkels gearbeitet. Als Handwerker kennt man das Phänomen, dass man mit der Zeit eine ganz besondere Verbindung zum Material bekommt, mit dem man tagtäglich arbeitet. Ein erfahrener Zimmermann muss eine Dachlatte oft gar nicht mehr testen, um zu wissen, ob sie »etwas taugt« oder nicht. Er fühlt es geradezu, sobald er sie nur betrachtet. Allenfalls muss er sie kurz anfassen.

Im Laufe der Jahre entdeckte ich als manuell arbeitender Therapeut auch diesen »siebten Sinn« für den menschlichen Körper. Oft staunen meine Kursteilnehmer – und auch ich selbst – über die Treffsicherheit meiner Finger. Mit der Zeit wurde mir immer klarer, dass diese Fähigkeit jeder Mensch in sich trägt und trainieren kann, auch wenn vielleicht der eine etwas mehr Talent hat als der andere. Mir wurde klar, dass es nur für denjenigen schwierig zu sein scheint, der glaubt, dass es schwierig sei.

Ebenso sehe ich das mit allen anderen Bereichen des Lebens. Körperliches Fühlen (Fühlen mit und durch den Körper), geistiges Fühlen, das Fühlen des eigenen Körpers, das Fühlen der Inhalte des eigenen Bewusstseins und einiges andere, mit dem wir uns hier noch beschäftigen werden, ist in der Sache nicht schwierig oder kompliziert. Es ist einfach die Frage, ob du dich dafür interessierst und dich damit auch aktiv beschäftigst. Sehr gern möchte ich dich mit diesem Buch inspirieren und motivieren, es bezüglich silent·touch zu tun. Vor allem auch deshalb, weil es dir nicht nur wunderbare und zauberhafte Möglichkeiten bietet, sondern auch mächtig viel Freude machen kann. Und nebenbei bemerkt: Die Kosten in der medizinischen Versorgung würden drastisch zurückgehen, würden viele Menschen diese Möglichkeiten nutzen.

Meine Ausrichtung ist es also, nicht nur viele weitere gute Therapeuten auszubilden, sondern die Menschen generell dazu zu motivieren, Gesundheit und Heilung in die eigenen Hände zu nehmen – und dies im Doppelsinn der Formulierung – und gleichzeitig die Fähigkeit zu entwickeln, andere Menschen dabei zu unterstützen. Das wird nicht dazu führen, dass nun eine große Welle der Arbeitslosigkeit über die Therapeuten hereinbricht. Es wird sich aber das Niveau anheben, wenn alle, zumindest viele Menschen ihre Eigenverantwortung erkennen und bestrebt sind, das persönliche und gemeinschaftliche Heilsein, sowohl körperlich als auch seelisch-geistig, zu unterstützen und nachhaltig zu fördern.

Was ist Heilung?

Wohl die meisten Menschen denken in Bezug auf Heilung sofort auch gleich an den Begriff Krankheit. Von daher fühlt sich das Thema meist etwas schwer an, da sich ja niemand gern mit Krankheit auseinandersetzen mag. Und wer nicht krank ist, braucht oder muss ja auch nicht heil werden oder »heil gemacht« werden, oder? In gewissem Sinne stimmt das. Wir können hier aber viel tiefer gehen. Und das wollen wir im Folgenden auch Schritt für Schritt tun. Im ganzheitlichen Sinne ist Heilung nämlich viel mehr. Es ist letztlich ein ständiger Prozess des Wandels, der Entwicklung, des Wachstums und der Selbsterkenntnis.

Wundheilung, Symptomheilung, Schmerzheilung

Schauen wir uns doch einmal an, wie die Heilung einer einfachen körperlichen Wunde vonstatten geht. Nehmen wir an, es hat sich jemand in die Hand geschnitten. Nun kommt es darauf an, wie tief die Verletzung ist. Betrifft es nur die Haut, so genügt eine Reinigung, ein Pflaster oder ein kleiner Verband, damit sich die Wundränder wieder finden. In ein paar Tagen hat der Körper alles wie von selbst geregelt. Zurück bleibt, wenn überhaupt, nur eine kleine Narbe. Geht die Verletzung etwas tiefer oder wurde gar ein Stück Finger oder Fleisch abgetrennt, so bedarf es schon des chirurgischen Geschicks eines Arztes. Aber auch da ginge es in erster Linie darum, dass das voneinander getrennte Gewebe richtig zusammengefügt wird. Ist dies erfolgt, wird es auch hierbei der Körper selbst wieder richten.

Symptomheilung sähe hingegen so aus: Du hast einen juckenden Hautausschlag, oder der Magen drückt und es ist dir übel. Das ist unangenehm und stört dich. Also unternimmst du etwas: Du gibst Cortisonsalbe auf die juckende Stelle, gegen den schmerzenden Magen hilft vielleicht ein Tee, ein Magenbitter oder ein sogenannter Protonenpumpenhemmer. Das »löst« das Problem und du bist wieder fit. Das störende Symptom ist verschwunden beziehungsweise einfach nicht mehr wahrnehmbar – zumindest für den Moment. Ob wir hier tatsächlich von Heilung sprechen können, mag ich allerdings bezweifeln. Es ist aber die häufig übliche Vorgehensweise.

Bezüglich der Schmerzheilung bewegt sich die Medizin derzeit noch in vielen Bereichen auf der Ebene ebendieser Symptomheilung. Für einfache Schmerzen gibt es die klassischen Mittel, wie zum Beispiel die Salicylsäure (Aspirin), die schon im antiken Griechenland als Saft der Weidenrinde gegen Fieber und Schmerzen eingesetzt wurde und heute immer noch in großen Mengen verbraucht wird. Überdies ist eine kaum überschaubare Anzahl weiterer pharmakologischer Schmerzmittel auf dem Markt. Die Therapie von chronischen Schmerzen kostet laut Statistik der Krankenkassen etwa 40 Milliarden Euro jährlich. Etwa sechs bis acht Millionen Menschen in Deutschland leiden derzeit an chronischen Schmerzen. Rückenschmerzen, Kopfschmerzen und Gelenkschmerzen sind dabei am häufigsten.

Der Begriff »Schmerzheilung« ist aber eigentlich gar nicht gängig. In der Regel sprechen wir von Schmerztherapie oder gar schon von Schmerzmanagement, vor allem in den Fällen chronischer Schmerzpatienten, die interdisziplinär, also von verschiedenen Fachleuten auf unterschiedliche Art und Weise behandelt werden. Dies zeigt leider auch auf, wie ergebnisarm dieser Kampf gegen den Schmerz oft ist.

Schmerz als Warnsignal

Wir werden uns noch ausführlich mit dem Thema beschäftigen. Vor allem werden wir Wege und Möglichkeiten erforschen, die in eine ganz andere Welt als die der heutigen Medizin führen. Wenn du erst einmal die Angst vor dem Schmerz verloren hast, weil du weißt, wie du mit ihm umgehen kannst, worum es eigentlich geht und was die wirkliche Ursache ist, kannst du dich seinem Grund zuwenden und den Schmerz überflüssig machen.

Schmerz hat die biologische Funktion eines Warnsignals. Nur in speziellen und vor allem akuten Fällen macht es nachhaltig wirklich Sinn, den Schmerz einfach auszuschalten. Langfristig geht es darum, seine Ursache, auf die der Schmerz letztlich aufmerksam macht, zu entdecken und zu behandeln. Von Schmerzen sind wir dann wirklich befreit, wenn wir ihre Signalfunktion erkennen und überflüssig machen, indem wir die Ursache lösen. Dies bedarf bei vielen eines prinzipiellen Umdenkens. Mir geht es in erster Linie darum, das Wesen des Schmerzes zu verstehen und so auch im Laufe des Buches aufzuzeigen, was im Einzelfall die wirklichen Ursachen für das Schmerzsignal sind und welche neuen Lösungswege sich daraus ergeben.

Der Begriff »Heilung«

Unter Heilung verstehen wir im Allgemeinen den Prozess der Herstellung oder Wiederherstellung der körperlichen und/oder seelischen Integrität aus dem Zustand des Leidens oder einer Krankheit. Die Überwindung einer Verletzung oder einer Versehrtheit bezeichnet man eher als Genesung. Genesen (griechisch: *neomai*) bezeichnet dabei ursprünglich, wenn jemand einer Gefahr entkommen ist.

Bezüglich traumatischer körperlicher Verletzungen, die zum

Beispiel durch einen Unfall oder sonstige äußerliche Einwirkung entstanden sind, ist die Sachlage recht klar. Der Chirurg, der Anästhesist und eine gute Technik sind hier zunächst gefragt. Im Anschluss daran beginnt der Prozess der Genesung und der Heilung.

Etymologisch ist der Heilungsbegriff durch ein »Ganzwerden«, ein »Ganzsein« bestimmt. Und dies ist zugleich einer der wichtigsten Grundansätze meiner Arbeit. Ich spreche hier vom Prozess der Integration. Letztlich hat wirkliches Heilsein damit zu tun, in welchem Maße wir als körperliches und geistiges Wesen ganz sind. Ein Stuhl, dem ein Bein fehlt, ist nicht ganz und damit nicht »heil«. Nicht umsonst werden wir gefragt, was uns denn fehle, wenn wir leiden oder krank sind.

Alle möglichen Bausteine sind bei dieser Betrachtungsweise wichtig. Um die einzelnen Aspekte näher ansehen zu können, brauchen wir eine Haltung des Sowohl-als-auch. Zum einen ist die Erkenntnis wichtig, dass es verschiedene Ebenen innerhalb eines lebendigen Organismus gibt, wie zum Beispiel Körper, Geist und Seele. Zum anderen brauchen wir die Einsicht, dass diese Ebenen nicht voneinander trennbar sind, sondern eine Einheit bilden. Untersuchen wir nun in dieser Ausrichtung genauer, was Geist und Körper ausmachen.

Bewusstsein und Materie

In einem tollen Buch über außergewöhnliche Naturphänomene, das ich vor vielen Jahren einmal in der Hand hatte und leider nie mehr wiedergefunden habe, habe ich mehrere Bilder verschiedener besonderer Bäume gesehen, wie zum Beispiel das Foto einer wunderschönen, großen und prächtigen Eiche in der typischen äußerlichen Form. Aber: Es war in Wirklichkeit nicht eine Eiche, sondern insgesamt 17 einzelne Eichenpflanzen, die dicht beieinanderstanden und in die Form und damit in das Bewusstsein, in die geistige Matrix Eiche sozusagen, hineingewachsen waren. Ein anderes Foto zeigte, wie ein Laubbaum und ein Nadelbaum mit- und ineinander hineingewachsen waren. Sie haben allerdings jeweils ihre spezielle Form erhalten und sind damit der eigenen Form respektive Matrix jeweils treu geblieben. Ein ähnliches Beispiel hat mir ein Freund erzählt. In seinem Garten wuchsen zwei Tannen, ebenfalls ganz nah beieinander. Nach einiger Zeit hat sich, wie er mir sagte, der Gipfel der kleineren der beiden Tannen zur Seite geneigt und wurde dann zum Ast der größeren Tanne beziehungsweise zum Ast der einen Tanne, die somit entstand.

Dein Leben begann mit der Verschmelzung zweier »haploider« Zellen, also je einer Zelle von deiner Mutter und deinem Vater, die jeweils den halben Bestand an deinem Erbgut in sich trugen. So entstand deine erste und zunächst einzige Zelle. Beinhaltete diese Zelle damals schon jegliche Information darüber, wer oder was aus dir einmal werden wird? Wie du wann auf die Welt reagieren wirst? War damals schon alles in dieser winzigen Zelle determiniert und vorprogrammiert? Oder anders gefragt: Ist der

Mensch ein Automat, der allein durch seine materielle genetische Erbinformation bestimmt ist? Ist das wirklich logisch?

Diese eine und erste Zelle teilte sich und teilte sich. Und auch alle weiteren Zellen wurden und werden nicht müde, sich zu teilen, bis zum körperlichen Tod. Durch diese Zellteilung vermehren sich die Zellen, und auf diesem Wege erneuert sich dein materieller Körper ständig. Etwa alle sieben Jahre – zumindest rein rechnerisch – haben wir einen ganz neuen Körper (mit einigen wenigen Ausnahmen bestimmter Zelltypen). Der Körper baut innerhalb einer Sekunde Millionen von Zellen ab und ersetzt sie durch neue. Auch Strukturen, die recht statisch wirken und bei denen man es sich vielleicht gar nicht vorstellen kann, wie beispielsweise die Knochen, regenerieren sich ständig.

Während deiner körperlichen Entwicklung im Mutterleib gab es Phasen, da verwandelte sich eine der frisch geteilten, noch nicht spezialisierten Zellen in eine spezialisierte Organzelle, zum Beispiel in eine Leberzelle. Und eine andere verwandelte sich zum Beispiel in eine Augenzelle. Und wieder eine andere in eine Dickdarmzelle und so weiter. Woher wussten diese Zellen, wann und inwiefern sie sich in eine bestimmte Zellart verändern sollen? War auch diese Information, wie sich Milliarden von verschiedenen Zellen und eine Vielzahl verschiedener Zelltypen einmal spezialisieren werden, schon in dieser ersten Zelle gespeichert oder vorprogrammiert? Zu Beginn der embryonalen Entwicklung gibt es ja noch kein organisch manifestiertes Gehirn oder ein sonstiges Steuerorgan, das diese Prozesse regeln könnte. Ist dieses organisierende und steuernde Bewusstsein, ich nenne es der Einfachheit halber »die geistige Matrix des Körpers«, vielleicht etwas, das nicht materiell ist? Etwas, das einfach Information im weitesten Sinne ist und eben solche Prozesse bestimmt? Existiert ein spezifisches immaterielles Bewusstsein des Lebendigen, schon bevor oder zumindest während es sich manifestiert?

Woher wussten die oben beschriebenen 17 einzelnen Eichenpflanzen, wie sie jeweils wachsen und sich entwickeln mussten, damit das Bild respektive der »Organismus« einer einheitlichen Eiche entstehen konnte? Und welche Rolle spielt dieses Bewusstsein, diese geistige Matrix heute für deinen Körper und deine Gesundheit? Worin könnte zum Beispiel der Unterschied liegen, dass beim einen Menschen Zellen entarten und beim anderen nicht? Könnte dies in einer Veränderung oder Störung innerhalb dieses Bewusstseins liegen?

Es gibt Tiere, die abgetrennte Körperteile nachwachsen lassen können, so zum Beispiel der Axolotl, eine in Mexiko beheimatete Salamanderart, oder auch der Zebrafisch. Privatdozent Dr. Gerrit Begemann in Konstanz: »Zebrafische sind Meister auf dem Gebiet der Regeneration, denn ihre Selbstheilungskräfte sind ausgezeichnet: Nicht nur die Flossen, auch der Herzmuskel und andere Organe wachsen nach ihrer Verletzung wieder nach«.[2] Einige Forschungen untersuchen, welche Zusammenhänge dahinterstecken und warum dies nicht (oder ob dies doch auch) beim Menschen prinzipiell möglich sei. Antonio R. Damasio, Professor für Neurologie und Leiter des Department of Neurology an der University of Iowa, schreibt: »Zwar werden die Bausteine, aus denen sich unser Organismus zusammensetzt, regelmäßig ausgetauscht, doch die architektonischen Pläne für die verschiedenen Strukturen des Organismus werden sorgfältig gewahrt. Es gibt einen Bauplan für das Leben, und unser Körper ist ein Bauwerk.«[3]

Grundprinzipien der Heilung

Regulation und Selbstregulation, das Prinzip der Kybernetik

Sowohl in den technischen Wissenschaften als auch in den naturwissenschaftlichen Disziplinen wird das Prinzip des Regelkreises genutzt, um die Funktionsweise dynamischer Systeme zu erläutern. Im Gegensatz zu statischen Systemen befinden sich dynamische Systeme in einem Fluss der ständigen Veränderung und Entwicklung. So auch der menschliche Organismus. Sowohl äußere Faktoren als auch innere Prozesse nehmen Einfluss auf das Gleichgewicht des Systems, die Homöostase. Dieses Gleichgewicht gilt es zu erhalten, ohne einen natürlichen Wachstums- und Veränderungsprozess zu stören.

Als eigentlicher Begründer der Theorie kybernetischer Regelkreise gilt Norbert Wiener. Kybernetik, die Kunst des Steuerns ganz allgemein, befasst sich abstrahierend mit den Fragen bezüglich dynamischer Systeme. Im Besonderen untersucht sie die Wechselwirkung zwischen der Struktur und der Funktion eines Systems und seiner Informationen. Informationsübertragung, deren Speicherung und Verarbeitung und vor allem eben deren Regulation sind die Schwerpunkte dieser Forschungslehre.

Im Folgenden werde ich mit ein paar Schaubildern und einigen Beispielen versuchen, dieses aus meiner Sicht sehr anschauliche Grundprinzip des Lebendigen zu beschreiben. Es wird uns helfen, darauf aufbauend in Richtung Heilung weiterzugehen und dabei auch die spirituelle Dimension mit einzubeziehen.

Zunächst einmal das Schaubild eines einfachen Regelkreises:

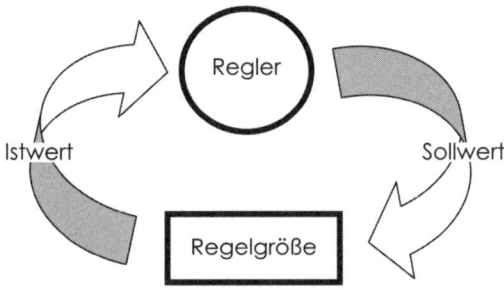

Die beiden Hauptelemente eines Regelkreises sind Regler und Regelgröße. Das zu Regulierende, also die Regelgröße, erhält vom regulierenden System, dem Regler, Informationen über den gewünschten (den optimalen und stets anzustrebenden) Zustand, Sollwert genannt. Gleichzeitig erhält der Regler von der Regelgröße Informationen über den tatsächlichen Zustand, Istwert genannt. Besteht eine Abweichung vom gewünschten, dem »gesunden« Zustand, so werden Mechanismen zur Korrektur in Gang gesetzt.

Hinzu kommen dafür nun der Sensor und das Stellglied:

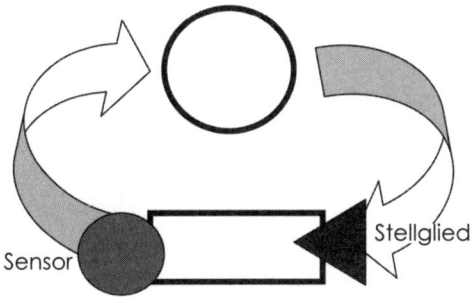

Die Korrekturmechanismen werden in erster Linie durch das Stellglied vermittelt. Hat die Regelgröße einen vom Optimum, dem Sollwert, differierenden Zustand, wird dies durch den Sensor registriert und diese Information als Istwert zum Regler weitergeleitet. Der Regler verarbeitet die Information und unternimmt entsprechende Schritte: Er vermittelt gezielte Befehle an das Stellglied, das dann Korrekturen am zu regulierenden System unternimmt.

Um das Ganze nochmals kurz zu veranschaulichen, kann uns ein oft verwendetes technisches Beispiel aus dem Alltag dienen: die Regulation der Raumtemperatur mittels eines Thermostats.

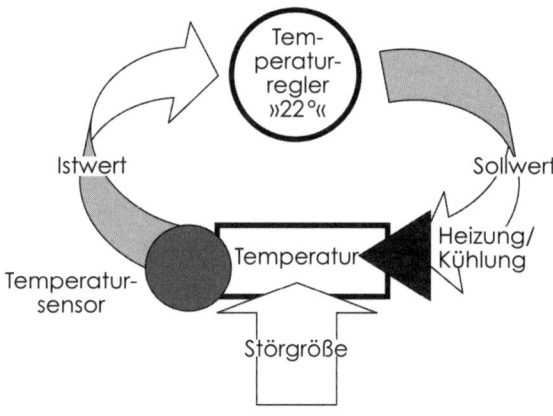

Am Temperaturregler stellen wir beispielsweise gewünschte 22 Grad ein. Dies ist dann unser Sollwert. Der Temperatursensor misst nun vielleicht tatsächliche 18 Grad, vermittelt diese Information als Istwert an den Regler, und dieser gibt über die Sollwertschiene an die Heizung den Auftrag einer vermehrten Aktivität. Und dies so lange, bis die gewünschte Sollwerttemperatur erreicht ist. Wird es zu warm, regelt das System die Temperatur entsprechend nach unten. In diesem Falle könnte eine mögliche externe Störgröße zum Beispiel die Außentemperatur sein.

Das Geist-Körper-Prinzip

Wenn ich dies nun im Folgenden auf den Körper und das Bewusstsein übertrage, erscheint dir das möglicherweise als ein großer Gedankensprung. Es ist gleichzeitig aber nur eine parallele Betrachtungsweise, die etwas Wesentliches veranschaulichen kann.

Nutzen wir das folgende Schaubild, um später ein paar Gedanken darauf aufzubauen.

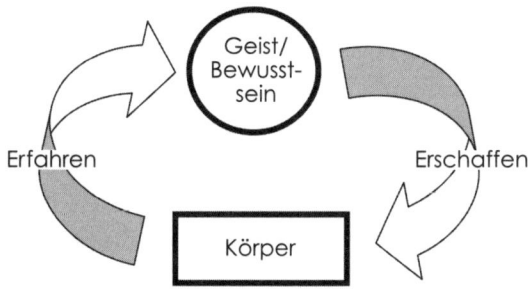

Nehmen wir einmal Folgendes an: Über unser Bewusstsein, die geistige Matrix, unsere persönliche geistige Ebene erschaffen wir absichtsvoll, also bewusst, oder nicht absichtsvoll, also unbewusst, unseren Körper. Natürlich könnte man sagen, dass wir uns in einem Körper wiederfinden und uns keinesfalls erinnern können, ihn so erschaffen oder freiwillig gewählt zu haben. Doch lassen wir diesen Gedanken zunächst beiseite. Betrachten wir erst einmal nur die Funktion des Körpers, und zwar anhand des Zustands der Muskulatur. Dabei lässt sich das Thema Spannung und Widerstand sehr anschaulich und prinzipiell erforschen, und es hat einen enorm praktischen Nutzen für dein körperliches Erleben.

Du kannst dir eine Menge körperlicher Schmerzen ersparen, wenn du dies verstanden hast und in dein Leben integrieren kannst.

Also: Unter Bewusstsein verstehe ich die Ebene, den Raum, die Wirkgröße, in der alle bewussten und unbewussten geistigen Inhalte meines Ichs, meiner Persönlichkeit, all dessen, was ich als geistiges Selbst bezeichnen und erfahren kann und könnte, enthalten sind. In dieser Weise verwende ich »Bewusstsein« hier auch im Buch. Die Begriffe Seele, Geist, Psyche, Ego, Ich, Selbst und eben auch Bewusstsein werden so unterschiedlich gebraucht, dass sich eigentlich immer Überschneidungen und auch Missverständnisse ergeben. Dies liegt wohl in der Natur der Sache, da unser Verstand, der es ja gewohnt ist zu definieren und einzugrenzen, diese Bereiche mit seinen Möglichkeiten nicht gänzlich erfassen kann. Also bleibt dir nichts anderes übrig, als zu »fühlen«, was ich meine, und einfach immer wieder »zwischen den Zeilen zu lesen«, um diese Dinge spielerisch forschend zu erfassen. Dennoch werde ich natürlich weiter versuchen, die passenden Worte zu finden.

Ich sehe es nicht so, dass sich das Bewusstsein räumlich im oder innerhalb des Gehirns befindet. Daher habe ich versucht, das entsprechend im folgenden Schaubild darzustellen. Das Gehirn kann sozusagen als die körperliche Empfangs- und Schaltstelle, die organische Manifestation betrachtet werden, die geistige Inhalte als regulierende Steuereinheit und »oberste Chefetage« umsetzt. Dennoch ist es das Organ, welches das Bewusstsein und den Verstand – nach heutiger allgemeiner Auffassung – körperlich repräsentiert.

Schauen wir uns das alles am Beispiel der neuromuskulären Regulation an:

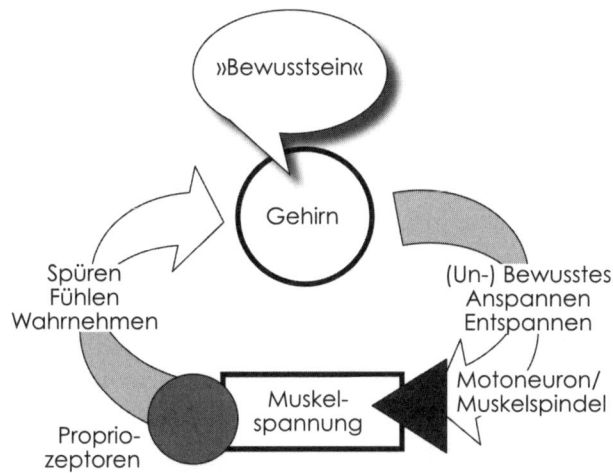

Wenn wir mit der Hand eine Faust machen wollen, schicken wir über unser Gehirn und dieses über die Motoneurone, das sind aktivierende Nervenfasern, und die sogenannten Muskelspindeln den Befehl an die zuständige Muskulatur, die sich dann entsprechend verkürzt, damit die Finger sich beugen und die Faust entsteht. Entsprechende Muskeln auf der Gegenseite dieser Beuger, die Strecker genannt werden, müssen in diesem Falle locker lassen, um die Fingerbeugung zu erlauben. Auch dies wird vom Gehirn gesteuert. Die Golgi-Sehnenorgane fungieren als Sensoren der Muskulatur (Propriozeptoren) und finden sich in großer Anzahl vor allem im Sehnenteil des Muskels. Sie registrieren den Spannungsgrad, sodass wir ihn, weitergeleitet durch die sensiblen Nervenfasern, über unser und in unserem Gehirn wahrnehmen und fühlen können.

Das bewusste Anspannen und Entspannen der Muskulatur sowie die Koordination unserer Bewegungen, aber eben auch die reine Grundspannung der Muskulatur, wenn wir zum Beispiel in Ruhe sitzen oder liegen, all das wird – wenn wir es rein körperlich betrachten – vom Gehirn reguliert. Verschiedene Regionen des Gehirns sind daran beteiligt und beeinflussen die Vorgänge. So ist zum Beispiel das Kleinhirn für die Feinmotorik und das Gleichgewicht zuständig, das Zwischenhirn hat eine Art Vermittlerfunktion, der Hirnstamm regelt lebenswichtige Automatismen wie Herzschlag, Atmung und so weiter, im Großhirn findet die Verarbeitung des Sehens, Hörens und so fort statt, und ihm wird zum Beispiel auch des Denken zugeordnet. Für die Art und Weise, wie diese Regionen zusammenarbeiten und sich gegenseitig beeinflussen, gibt es gesicherte Erkenntnisse. Es ist spannend zu beobachten, wie diese Erklärungskonzepte sich dennoch im Laufe der Jahre immer wieder erweitern oder zumindest verändern.

Nun aber zurück zu unserem praktischen Beispiel. Fall A: das absichtsvolle und damit bewusste An- und Entspannen der Muskulatur. Machst du die Faust zu fest und spannst du die Muskulatur in einem solchen Maße an, dass es am Ende schmerzt, kannst du die Spannung ganz leicht so regulieren, dass es wieder angenehm und stimmig wird.

Fall B: das unbewusste Anspannen der Muskulatur. Alle Muskeln deines Körpers, von denen du im Moment wahrnehmen kannst oder könntest, dass sie überspannt oder verspannt und möglicherweise in der Konsequenz auch schmerzhaft sind oder gar Schmerzen in ganz anderen Körperregionen verursachen, verspannen sich nicht von selbst. Jeder einzelne wird von dir – jetzt in diesem Moment – über das Regulationssystem deines Gehirns angespannt. Du machst es nicht absichtsvoll und damit bewusst, sondern eben: unbewusst. Aber: Du tust es. Allerdings haben auch Regulationsstörungen, die sich bereits körperlich manifestiert haben, wie zum Beispiel ein überlastetes Verdauungssystem oder sonstige Organbelastungen, hier ihren Einfluss, unter anderem vermittelt durch das vegetative Nervensystem.[4]

Anspannung kann also absichtsvoll und bewusst verursacht werden oder eben unbewusst. Je nach Ausmaß der Spannung – und es ist schier unglaublich, was ich da in den vielen Jahren bei den verschiedensten Menschen erlebt habe – kann dies wirklich ins Extreme gehen, teils ohne dass sich die Menschen dessen bewusst sind. Aber auch schon geringe Spannungen und Verkrampfungen können zu Blockaden und Reizungen an den Gelenken und der Wirbelsäule führen. Daraus resultieren dann akute und chronische Schmerzen, zum Beispiel aber auch verschiedene Arten von Kopfschmerzen und viele weitere schmerzhafte Beschwerden. Im Kapitel »Schmerzen« werde ich näher auf dieses Thema eingehen und die Betrachtung dieses Prinzips weiterverfolgen. Kommen wir nun aber zunächst zu einem weiteren Prinzip der Heilung.

Das Prinzip der Integration

Stell dir einen Wassertropfen vor, der ins Meer fällt. Er hat Form und Energie, eben die Menge an Wasser, die er beinhaltet. Löst er sich im Meer auf, so kehrt seine Energie dahin zurück. Die Form ist verschwunden. So können wir auch mit dem umgehen, was wir als fremd erfahren oder bezeichnen – zum Beispiel auch die Ursache eines Schmerzes. Denn eigentlich und ursprünglich ist es ein Teil von uns. Wir nehmen es an und damit zurück, gewinnen dabei Energie und werden ein Stück ganzer. Der Schmerz als Warnsignal wird überflüssig, weil sich dessen Ursache auflöst. Sie wird integriert.

Vielleicht ahnst du bereits an dieser Stelle, dass die Hauptursache der meisten Schmerzen massive Überspannungen sind, in die wir unbewusst und eigentlich unnötig einen großen Teil unserer körperlichen Energie investieren. Beim Entspannen oder Lösen gewinnen wir diese Energie wieder zurück.

Wir befassen uns in den ersten beiden Buchteilen vorrangig mit dem Körperlichen. Da sich das Integrieren aber nicht nur im Körperlichen sehr heilsam umsetzen und anwenden lässt, sondern auch im Geistig-Seelischen, halte ich die Formulierungen im Folgenden stärker allgemein. Eine körperliche Krankheit oder ein Symptom, wie zum Beispiel chronische Gelenkschmerzen und deren eigentliche Ursache, bezeichne ich im Folgenden ebenso als Kreation wie auch zum Beispiel eine Emotion wie Hilflosigkeit, die anscheinend über mich kommt, die ich aber in Wirklichkeit selbst erschaffe und in die ich somit geistige Energie investiere.

Als Kreation bezeichne ich das, was entstanden ist, was sich manifestiert hat, was von mir erschaffen, also kreiert wurde und was aber ebenso durch mich erlebt und erfahren wird, kurz: die von mir sowohl erschaffene als auch erlebte Manifestation. Wo etwas ist und damit erschaffen wurde, da gibt es auch denjenigen oder die Ebene, die Kraft, die es erschaffen hat. Da es nicht immer gleich ganz klar und möglicherweise auch nicht wirklich zu erfassen ist, welche Instanz in mir etwas erschaffen hat, nutze ich auch hier etwas allgemeiner den Begriff »Bewusstsein«, wobei in diesem Zusammenhang natürlich auch wieder das mir Unbewusste dazugehört und besonderes Interesse verdient.

Integration als Begrifflichkeit meint im Allgemeinen: Einbeziehung, Einbindung, Zusammenführung und Verschmelzung. Letztlich führt die Integration zum Wieder-Ganz-Sein und Eins-Sein. Gegensätze wären zum Beispiel: Ausgrenzung, Abkapselung, Abschottung, Isolation und Widerstand. Das Ergebnis hiervon wäre Zwietracht (von: »sich entzweien«) und Trennung beziehungsweise Getrennt-Sein.

Das älteste mir gegenwärtige Bild einer echten Integration ist das biblische Gleichnis des verlorenen Sohnes. Es wird auch als das Gleichnis des liebenden Vaters bezeichnet. In dieser Geschichte hätte es eine Menge Verstandesgründe für den Vater gegeben, den Sohn zu verstoßen und in Zwietracht und Projektion zu bleiben. Die Liebe des Vaters und damit das Ja zum Sohn allerdings führte zur Heilung und damit zum Ganz-Sein der Familie.

Die Konsequenzen einer inneren Ablehnung unserer Verantwortlichkeit gegenüber unserer körperlichen oder seelischen Integrität im weitesten Sinne (Unversehrtheit, Ganzheit, Heil-Sein), in die Tat umgesetzt durch entsprechende Handlungen oder Nicht-Handlungen, können zu Erkrankungen und zu körperlichem und seelischem Schmerz und Leid führen. Am Ende tun sie das wohl immer. Ich gehe davon aus, dass dies jedem von uns eigentlich klar ist oder zumindest bei genauerer Betrachtung klar wäre. Aber wenn wir dann mit einer entsprechenden Kreation, also Konsequenz konfrontiert werden, sehen wir das ganz anders. »Da kann ich doch nichts dafür, dass mein Rücken schmerzt...«, »Ich habe meine Selbstzweifel doch nicht gemacht, die sind einfach nur da...« Solche Aussagen kenne ich nur zu gut, auch von mir selbst. Und es geht hierbei auch nicht darum, sich oder andere anzuklagen, jemandem etwas vorzuwerfen oder Schuld zuzuweisen. Es geht um das Erforschen und das Erkennen der eigentlichen Zusammenhänge und das Entdecken der daraus entstehenden Lösungsmöglichkeiten. Es geht aber ebenso darum, sich diese Zusammenhänge und das eigene Wirken bewusst zu machen, die persönlichen Fähigkeiten und die entsprechende kreative Macht. Wir alle haben die Macht zum »Heilsein«, die Macht, gesund und glücklich zu sein.

Was geschieht prinzipiell beim meist unbewussten Erschaffen und Kreieren und dem dann möglichen bewussten Integrieren? Wie kann uns der unbewusste Vorgang bewusst werden? Nehmen wir zum Beispiel das sehr weit verbreitete Phänomen der Angst: Über mein Bewusstsein erschaffe ich mir (unbewusst) eine Angst, die dann scheinbar plötzlich und unvermittelt da ist. In den nächsten Schritten löse ich sie wieder auf.

Angst ist als Beispiel zu heftig? Stell dir doch kurz eine Frage: Wer außer dir kann das Gefühl, das du im Moment hast, so fühlen, wie du es gerade fühlst? Und wer außer dir kann es erschaffen haben? Die Situation zum Beispiel, in der du eine bestimmte Emotion hast, erschafft diese nicht, sie löst sie aus. In Wirklichkeit reagierst du mit dieser entsprechenden Emotion auf etwas, das einfach da ist. Du hättest auch anders damit umgehen können. Vielleicht hast du sogar beim Lesen gemerkt, wie du auf die Erwähnung von Angst reagiert hast. Nehmen wir das Gefühl der Überforderung, um die einzelnen Schritte vom Erschaffen und Integrieren bewusst werden zu lassen. Da ist ein Auslöser, eine Situation, die ist, wie sie ist, und du reagierst. Möglicherweise befindest du dich auf einem dir noch unbekannten Flughafen, musst deine Maschine erreichen und die Zeit ist knapp. Oder du wachst morgens mit Rückenschmerzen auf, hast aber ein wichtiges Vorstellungsgespräch und weißt auf die Schnelle nicht mit der Situation umzugehen. Du reagierst und erschaffst dir (unbewusst) das Gefühl der Überforderung.[5]

Die Abbildung zeigt das unbewusste Erschaffen:

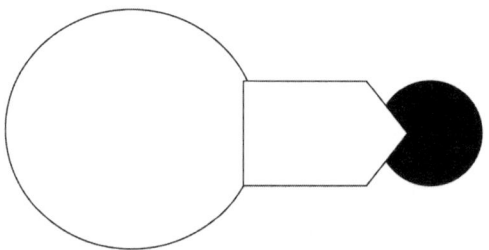

Grundprinzipien der Heilung

Nun ist diese Emotion manifest. Sie ist da, und natürlich wirkt sie auf dich. Wir erkennen die Wirkung der Kreation:

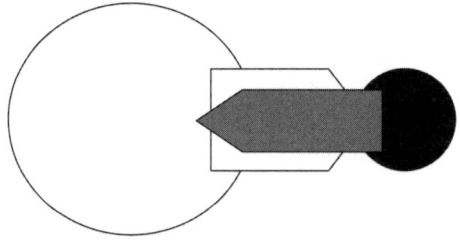

Diese Wirkung ist an sich wertneutral. Es könnte einfach eine Wahrnehmung dessen sein, was ist, nämlich, dass da ein Gefühl der Überforderung ist. So wie du einen Stein oder irgendeinen Gegenstand wahrnimmst, ohne ihn zu bewerten. Gäbe es da nun nicht den Widerstand gegen diese Emotion: »Ich will mich nicht überfordert fühlen.«[6] Widerstand aber nährt. Durch deinen Widerstand gibst du der Kreation weiter Futter, also schöpferische Energie.

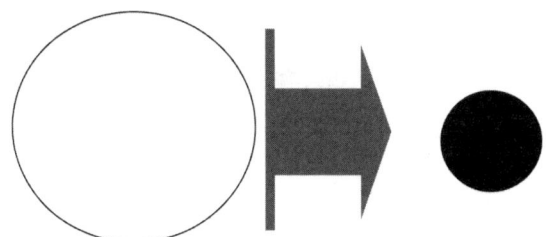

Da sich jede Kreation behaupten und weiter existieren will – oder anders formuliert: gehört, gefühlt, erfahren und/oder erlebt werden will –, nimmt sie vom Schöpfer, also in unserem Beispiel von dir, wie über eine Nabelschnur weiterhin kreative Energie, so lange, bis sie entweder ihren Zweck erfüllt hat oder gefühlt wurde. So investierst du deine Energie sowohl in die Kreation als auch in deinen Widerstand dagegen. Oder aber dieser Kreation wird die Energie vom Erschaffer selbst absichtsvoll und bewusst entzogen. Das Wesentliche und scheinbar Paradoxe an der ganzen Geschichte ist also, dass derjenige, der erlebt, auch der ist, der das Erlebte selbst erschafft. Das ist so theoretisch vielleicht nicht gleich komplett nachvollziehbar. Im praktischen Teil kannst du es dann auch körperlich erforschen und dich darüber hinaus im Alltag dafür sensibilisieren.

Damit kommen wir zu der Stelle dieses Prozesses, an der wir meist jäh und sehr unangenehm mit der Situation konfrontiert werden. Plötzlich ist da der Schmerz oder wie im Beispiel auch die Emotion, die wir nicht haben, nicht erfahren und auch nicht fühlen wollen. Erst hier beginnt für uns bewusst die Leidensgeschichte, wie wir sie in der Regel erleben.

Wogegen du dich wehrst, bleibt bestehen. Von dem, gegen das du kämpfst, bekommst du mehr. So sagte es sinngemäß auch C. G. Jung. Widerstand nährt und tut seine Wirkung:

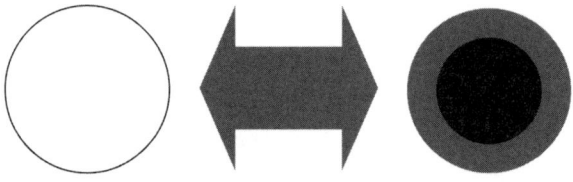

Ein innerlich abgewehrter Schmerz und seine ursächliche Verspannung oder eine gesundheitliche Störung, die du nicht willst, oder eine Emotion, die du nicht fühlen magst – all das scheint nun größer und mächtiger und immer stärker unkontrollierbar zu werden. Und das scheint uns kleiner zu machen. Wir verlieren weiter Energie, indem wir kämpfen und uns damit immer weiter in den Widerstand und das Leid hinein verkrampfen.

Führe doch einmal deine linke Hand vor deinen Brustkorb. Sie stellt die Kreation dar. Nun halte die rechte Hand dagegen und drücke: der Widerstand. Je mehr die eine Hand drückt, umso mehr drückt auch die andere. Was entsteht, ist immer mehr Spannung. Du verbrauchst Kraft und Energie, ohne dass sich wirklich etwas verändert. Im Gegenteil. Der Kampf wird zum Krampf.

Für viele Menschen ist das der Punkt, von dem es kein Zurück mehr gibt, weil sie nicht erkennen können, wer denn in Wirklichkeit ihr Leiden erschafft. Hier beginnt beim einen ein nicht enden wollendes Schmerzdrama, das nur die Möglichkeit erlaubt, mit immer stärkeren Schmerzmitteln den Kampf gegen das vermeintliche Übel aufzunehmen. Hier beginnen die Burn-outs sich als totale Zusammenbrüche zu manifestieren, die Depressionen sich einzunisten – und im Extremfall wird das Leben hier rundum verbittert.

Erinnern wir uns noch einmal an die Geschichte des liebenden Vaters, das Gleichnis des verlorenen Sohnes. Der Vater stößt den Sohn nicht ab, sondern nimmt ihn an, als er nach seiner langen Abwesenheit zurückkehrt. Ebenso in der Bibel begegnet uns der Satz: »Liebet eure Feinde.« Es geht hierbei letztlich immer um unsere inneren Feinde, um die Kunst, den inneren Widerstand gegen das bislang Abgewehrte, das als getrennt Erlebte, ins Unbewusste Verbannte und Bekämpfte Schritt für Schritt wieder an- und zurückzunehmen, also zu integrieren. Es geht darum, zu erkennen, was ist, und es sein zu lassen.

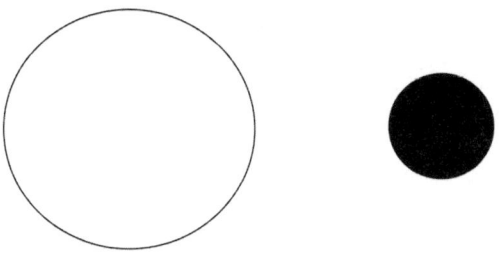

Da bist du, dein Bewusstsein, und da ist etwas, was ist, was existiert. Vielleicht denkst du nun, dass es nicht möglich sei, auf Schmerzen oder ein von dir als bedrohlich bewertetes Gefühl nicht – und vor allem nicht mit Widerstand – zu reagieren. Doch natürlich ist das möglich. Du kannst damit in Berührung gehen, dich annähern.

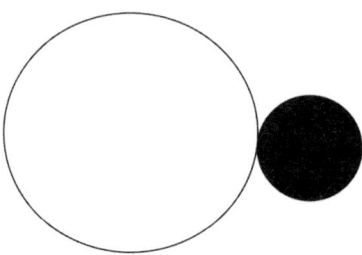

Du brauchst hierzu die Bereitschaft und möglicherweise auch eine Portion Mut, das, was ist, was existiert[7], wertneutral zu fühlen. Aufgrund dessen, was wir uns im Abschnitt zur Regulation bereits veranschaulicht haben, kannst du vielleicht erkennen, wie wichtig und für die Regulation notwendig es ist, den bewussten inneren Kontakt zum eigenen Körper herzustellen. Nur dann kannst du authentisch fühlen, was wirklich ist, und damit dem Gehirn respektive dem Bewusstsein die nötigen Informationen zukommen lassen: den tatsächlichen und ungefilterten Istwert. Es geht also darum, dass du eine echte Berührung mit der – und das heißt immer mit deiner – Kreation zulässt.

Würde die Bereitschaft dazu gleich echte 100 Prozent betragen, würde das passieren, was geschieht, wenn zwei Wassertropfen sich berühren. Sie fließen mehr oder weniger unmittelbar ineinander und verschmelzen. Wasser ist Wasser, so oder so. Die Trennung in zwei Tropfen geschieht nur durch eine äußere Form. Auch wenn das im Moment für einen Schmerz oder ein unangenehm erscheinendes Gefühl etwas abstrakt wirken mag, so ist es dennoch im Prinzip dasselbe. Die Energie, die du unbewusst in die Verkrampfung deiner Muskulatur investierst, ist deine. Solange sie der Verkrampfung dient, ist sie gegen dich gerichtet, und so reagierst du dann auch mit Widerstand. Löst du die Verkrampfung auf, indem du den Prozess der Integration gehst, gewinnst du deine Energie wieder zurück.

Da uns im praktischen Leben die Bereitschaft zu einem hundertprozentigen Ja zu dem, was ist, meist schwerfällt, wie geübt wir auch sein mögen, entwickelt sich der Integrationsprozess manchmal auch in mehreren Schritten. Das ist in Ordnung, schließt aber zugleich nicht aus, dass dieses vollkommene Ja unmittelbar möglich ist.

Der Prozess des Integrierens noch einmal in Bildern:

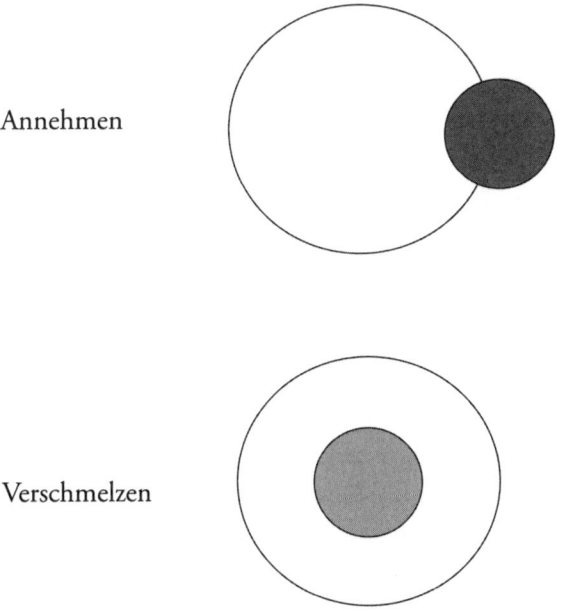

Annehmen

Verschmelzen

Fühlen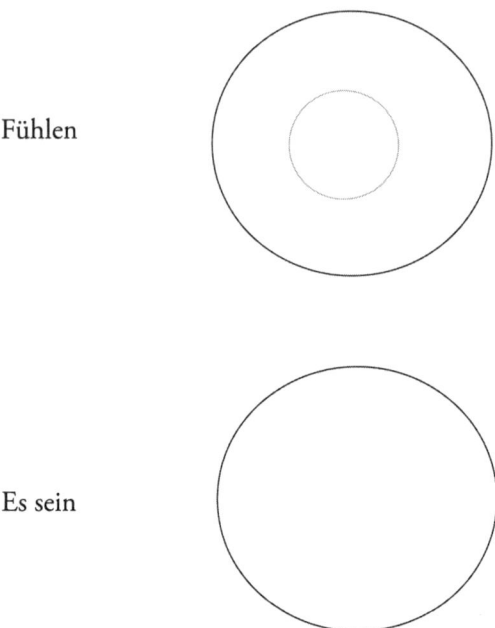

Es sein

Integrieren ist also letztlich ein Prozess, während dem wir uns dessen bewusst werden, was unbewusst war oder von uns abgewehrt und verdrängt wurde. Integration ist sowohl ein Aufwachen als auch eine Art Verschmelzen. Wir kommen in Frieden, sind in Frieden mit dem, was zuvor als vermeintlicher Feind wahrgenommen wurde. Für eine echte Integration braucht es ein Ja, die Liebe im weitesten und wertfreiesten Sinne. Integration ist Einswerdung.

Damit kommen wir zum letzten Punkt dieser Betrachtungen, zum bewussten Kreieren: Sobald wir uns bewusst sind, auch darüber, was wir tun, können wir frei und in eigener Wahl erschaffen. Wir können das manifestieren, was wir uns wünschen. Falls du Zweifel daran hast, so erlaube dir vielleicht zunächst einfach, dies zumindest als theoretische Möglichkeit in Betracht zu ziehen.

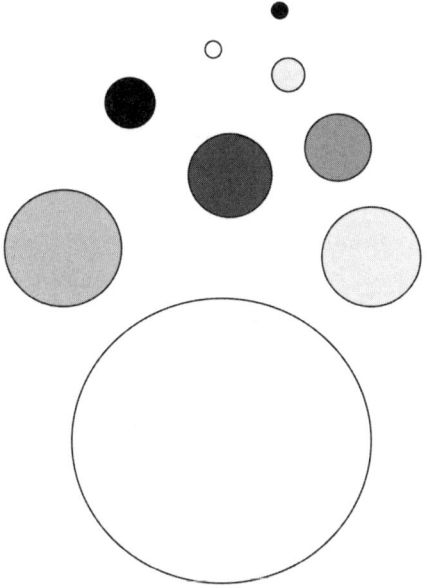

Es gibt beinamputierte Balletttänzer, Menschen, die mit den Füßen malen und essen, es gibt alles Mögliche auf der Welt und in allen Bereichen entsprechende Menschen, die beweisen, was alles machbar ist. Vor allem gibt es auch viele Menschen, die sich von schweren Erkrankungen oder Krisen heilen konnten, nicht indem sie dagegen gekämpft haben, sondern indem sie im hier vorgestellten Sinne integriert haben, bewusst oder auch unbewusst.

Die Vertreter der evidenzbasierten Medizin, die ausschließlich wissenschaftlichen Beweisen glauben, führen immer wieder das Argument an, dass diesbezüglich keine anerkannten Studien vorliegen. Das aber ist logisch, denn ein solcher Beweis kann im Rahmen des eingeschränkten Verständnisses einer rein rational und materialistisch orientierten wissenschaftlichen Haltung gar nicht erbracht werden. Dennoch fand ich bei meinen Recherchen zum

Thema viele Hinweise darauf, dass sich auch die Schulmedizin dem Thema immer weiter annähert und es viele Wissenschaftler gibt, die der spirituellen Dimension der medizinischen Heilung immer mehr Aufmerksamkeit schenken.

Folgendes Zitat hierzu habe ich dem Deutschen Ärzteblatt entnommen: »Tatsächlich sind einige Fälle von SR (Spontanremissionen, Spontanheilungen) gut dokumentiert, die mit einem religiösen Hintergrund und tiefer Gläubigkeit einhergingen. Ob hierbei eine ursächliche oder zufällige Assoziation vorliegt, bleibt unbeantwortet. Sicher ist, dass psychosoziale Faktoren für das Krankheitsverhalten, die Krankheitsbewältigung und die Lebensqualität von Karzinompatienten eine große Rolle spielen. Es kann eine existenzielle Transformation ausgelöst werden, durch die der Kranke das Sein oder Gott entdeckt. Er ist dann dankbar für seine Krankheit, und diese Einstellung setzt psychoimmunologische Mechanismen in Gang, die eine SR fördern können.«[8]

Es hat jeder Einzelne selbst in der Hand, sich darüber zu informieren, sich damit zu beschäftigen und diese Phänomene zu beleuchten. Letztlich auch dazu möchte ich dich anregen. Einige Schlüsselworte hierzu könnten sein: Mut, Verantwortlichkeit, Eigenermächtigung und echtes Forscherbewusstsein.

Der Zauber der Berührung

Wenn du einen Menschen oder das Leben berührst und das nichts mit dir macht, dann hast du diesen Menschen oder das Leben nicht wirklich berührt. Sich nicht berühren zu lassen, das hängt oft mit der Idee zusammen, sich vor etwas schützen zu müssen, bei medizinisch oder therapeutisch Arbeitenden oft sogar vor einem Menschen, den sie behandeln. Es steckt auch die Angst vor der eigenen Berührtheit und Verletzbarkeit dahinter. Wenn du nicht bereit bist, gerührt zu sein, kannst du auch nicht wirklich berühren.

Halte dich auch in diesem Teil des Buches weder an meinen Worten noch an Begrifflichkeiten fest. Nicht einmal ein Wort wie »Baum« sagt aus, was ein Baum ist. Wir verknüpfen lediglich unsere Gedanken, Erfahrungen und Ideen mit dem Begriff. Fühlen ist Berühren und Berühren ist Fühlen. Aber eben, es ist mehr als das … Lies insbesondere die folgenden Seiten zwischen den Zeilen und störe dich nicht an vermeintlichen Widersprüchlichkeiten. Ich werde hier eine Art Struktur für unseren Verstand aufbauen, die wir dann letztlich auch wieder weglassen können, wenn uns das Grundprinzip vertraut geworden ist.

Sich berühren (lassen)

Berührung ist das grundlegende Thema in diesem Buch und der Methode, die nicht umsonst silent·touch heißt. Sogar in einer der sachlichsten aller Wissenschaften, der Mathematik, beschäftigt man sich mit dem Thema Berührung: Man spricht hier beispielsweise von einem »Berührpunkt«, wenn zwei mathematische Kurven gemeinsame Tangenten haben.

Betrachten wir weiter die Berührung rein sachlich: Es ist das Ereignis, wenn zwei oder mehrere Dinge aneinandergeraten. Es geht um das Zusammenkommen und Aufeinandertreffen. Eine Berührung kann zufällig geschehen und sie kann auch ohne jegliche Konsequenz bleiben, zumindest theoretisch. Aber kann dies im echten Leben, in unserem Leben auch so sein? Selbst wenn zwei leblose Objekte aneinandergeraten, sich also strukturell und materiell berühren, würde es zum Beispiel zu Interaktionen zwischen den Molekülen, Elektronen und anderen physikalischen Elementen der beiden Materialien kommen. Selbst eine solch neutrale Berührung bleibt also nicht ohne Konsequenz. Jeglicher noch so geringe elektromagnetische Ladungsunterschied würde sich aufgrund einer solchen Berührung verändern.

Berührung, so scheint es nun, ist immer eine Interaktion, ein Austausch. Ob dies von uns bemerkt wird oder nicht, ändert nichts an dieser Tatsache.

Bloßes Aufeinandertreffen – und echtes Berühren

Wie die körperliche Berührung als Tastsinnesempfindung im Lebewesen, also auch beim Menschen, rein anatomisch und physiologisch wahrgenommen und vermittelt wird, ist für uns hier spannend. In der Haut gibt es eine Vielzahl von entsprechenden Sinneszellen, die Berührungen verschiedenster Art registrieren. Beispielsweise zuständig für die Wahrnehmung leichter und sanfter Berührungen sind laut Forschern um Ellen Lumpkin und Huda Zoghbi vom Baylor College of Medicine in Houston (Texas), die sogenannten Merkelzellen.[9] Etwa 60 Milliarden dieser Zellen befinden sich in der Haut eines Menschen. Man geht in der Medizin prinzipiell davon aus, dass diese Sinneszellen ihre Impulse über die Nerven an verschiedene Hirnregionen weitervermitteln, die dort entsprechend verarbeitet werden. Der entsprechende Sinneseindruck entsteht im Gehirn wie bei allen anderen Sinnen auch. Wir sprechen beim passiven Berührtwerden von taktiler Wahrnehmung und von haptischer Wahrnehmung beim aktiven Erkennen dessen, was berührt wird.

Aber natürlich geht es uns nicht nur um Berührung in diesem Sinne. Taktile und haptische Wahrnehmung sprechen lediglich an, wie eine Berührung entstehen, vermittelt und erlebt werden kann. Berühren und berührt werden ist aber etwas, das unsere ganze Persönlichkeit, unser ganzes Sein betrifft – oder betreffen kann. Es gibt nämlich auch »Pseudoberührungen«, die wir in den verschiedensten Formen erleben können. Das kennt jeder: Ein Handschlag, eine Umarmung, das Begrüßungsküsschen, sie können vollkommen leer sein. Und diese Leere kann auch jeder leicht spüren. Außer einer körperlichen Wahrnehmung des Hautkontaktes passiert möglicherweise rein gar nichts. Die menschliche Seele wird nicht im Geringsten berührt, außer eben durch diese Leere.

Natürliche, liebevolle körperliche Berührungen sind etwas ganz anderes, und sie sind lebenswichtig. Dies ist zwar allgemein bekannt und wurde auch in diversen Studien mehrfach bewiesen, und dennoch leidet unsere Gesellschaft an Berührungsmangel. Dies hat in manchen Kulturen inzwischen eine, ich möchte fast sagen, perverse Dimension angenommen. Aus Angst, wegen sexueller Belästigung belangt zu werden, berühren sich bekanntermaßen viele Menschen in den USA rein gar nicht mehr. Die meisten Menschen in der westlichen Welt schmusen zwar noch mit ihren Babys, allenfalls Kindern und Lebenspartnern und berühren und umarmen noch ihre Freunde zur Begrüßung und zum Abschied, aber das war es dann auch, wenn nicht Hund oder Katze die Berührungskultur etwas beleben würden.

Dies mag auch der Grund dafür sein, warum in den letzten Jahren ein Boom in der Wellnessbranche stattgefunden hat. Wir sehnen uns danach, berührt zu werden. In afrikanischen Kulturen zum Beispiel schlafen die Menschen auf engem Raum mit ständigem Körperkontakt. Und dies nicht nur deshalb, weil Platzmangel herrscht, sondern weil sie es gewohnt sind und es genießen, einander zu berühren. Muslimische Männer gehen zum Teil Händchen haltend durch die Stadt zu ihrem Arbeitsplatz. Das könnte man sich bei uns kaum vorstellen. Berührung bedeutet und schafft Vertrauen und natürliche Verbindung. Der Austausch gefühlter körperlicher – und damit auch seelischer – Berührungen ist also etwas sehr Wesentliches. Berührung ist Magie, und Berührung ist heilig, denn sie heilt.

Berührung auf persönlicher und sozialer Ebene

Soziale Berührung, soziales Verbundensein, das ist Lebensqualität. Wir leben im Moment in einer Gesellschaft, in der sehr viele Menschen unter sozialer Kontaktarmut und damit Einsamkeit leiden. Es liegt natürlich an jedem Einzelnen, für welche Beziehungen er sich öffnet und wen er anzieht. Wer keine Freunde hat, muss in erster Linie bei sich selbst schauen, woran das liegen mag.

Probleme in der sozialen Begegnung – und auch ihre Lösung – finden sich vor allem in den Bereichen Aufrichtigkeit und Ehrlichkeit. Viele sogenannte Freundschaften oder Bekanntschaften basieren auf Eigenprofit und nicht in erster Linie auf echter und gefühlter Zuneigung. Man versucht, ein gutes Geschäft zu machen. Man kennt den und den, profitiert und bezahlt. Man ist pseudo-rücksichtsvoll und hält seine wahre Meinung zurück, um den anderen nicht zu verletzen und zu verprellen, man spielt den Coolen oder Selbstbewussten, auch wenn es einem ganz anders geht, man »tut« freundlich und zuvorkommend und lädt zum Essen ein, obwohl man eigentlich gar keine Lust dazu hat, und, und, und. Solche Beziehungen sind von Unehrlichkeit geprägt, sie können zwar jahrelang aufrechterhalten werden, sind aber nicht wirklich erfüllend geschweige denn berührend. Sie gehen irgendwann meist unschön zu Ende, weil irgendeine der Lügenblasen platzt.

Echte, berührende Beziehungen lassen den Raum offen für Schwächen, auch für ein Nein, für Ehrlichkeit und Authentizität. Berührend sind Beziehungen, wenn man den anderen so liebt, wie er ist, und ihn auch so sein lassen kann, wie er ist. Und vor allem auch dann, wenn wir dem anderen erlauben, uns so zu lieben, wie wir sind, wenn wir uns offen zeigen und einander anvertrauen.

Die Berührung deines individuellen Wesens

Oft fragen wir uns, ob ein Wunsch oder ein Bedürfnis aus unserem Verstand kommt, ob also das Ego etwas will oder ob ein echtes Herzensbedürfnis vorliegt. Ich habe mich intensiv gefragt, welchen Begriff ich für die folgenden Betrachtungen wählen soll. Passt da Seele, Herz, Ich oder Selbst? Nun habe ich mich für »Wesen« entschieden. Dein Wesen, das, was du in Wirklichkeit bist, ist nur unbefriedigend mit dem Verstand zu erfassen. Es ist so unendlich groß und gleichzeitig so »wesentlich«. Deshalb halte ich es für enorm hilfreich, sich auf den Weg zu machen, um das eigene Wesen zu entdecken und endlich wirklich zu berühren und zu fühlen. Möglicherweise reicht ein Erdenleben nicht dafür aus, möglicherweise gelingt es dir unmittelbar, vielleicht sogar jetzt.

Wie gehen wir also mit unserem Wesen in Berührung? Wenn du alles weglässt, was mit Angst zu tun hat ... Wenn du alles weglässt, was mit Gier zu tun hat ... Wenn du alles weglässt, was mit

Dominanz, Rechthaberei, Kritik, Missachtung, Neid, Eifersucht zu tun hat ... Was bleibt dann übrig?

Was ist das tiefste Bedürfnis deines Wesens? Könnte es sich darum handeln, geliebt zu werden und vor allem: zu lieben? Könnte es sein, dass du in innerem Frieden mit dir selbst, deinem Körper, deinen Mitmenschen und der Welt sein willst? Könnte es sein, dass du einfach nur sein willst und einfach nur blühen willst wie eine Blume auf der Wiese?

Der Verstand und unser Ego, vor allem aber auch unsere Ängste, halten uns dauerhaft davon ab, mit uns selbst, unserem eigentlichen Wesen in Berührung zu sein. Deinem innersten Wesen geht es nicht um egoistische Bedürfnisbefriedigung, es geht ihm um das essentielle grenzenlose Sein.

Um mit deinem Wesen in Berührung und Verbindung zu kommen und zu bleiben, bedarf es einer Entscheidung – und ab und zu einer Selbsterinnerung daran. Der Körper und die bewusste, gefühlte Berührung spielen dabei eine wichtige Rolle. Um mit sich selbst wieder in Kontakt zu kommen, sich selbst wieder zu spüren, bedarf es so lange einer Hinwendung, eines In-Berührung-Gehens, bis wir mit uns selbst wieder verbunden, verschmolzen und vereint sind, bis wir wieder »wesentlich« sind.

Die Berührung des Göttlichen

Wieder eine Frage des Begrifflichen. Wie sollen wir es nennen? Gott, Urgrund, Universum, Universelle Schöpferkraft oder einfach nur die Göttlichkeit? Als Kind hatte ich es da recht leicht, und vielleicht geht es dir genauso. Obwohl die Kirche sehr geschickt und subtil die verschiedensten Arten von Gottesbildern vermittelt, war da für mich vorrangig eine liebende und schützende väterliche Figur, auf die ich mich stets verlassen konnte. Dennoch war da eine Trennung.

Obwohl es keine wissenschaftlich anerkannte Definition des Begriffes Religion gibt, ist wohl ursprünglich die Rückverbindung (latein *religare*, »zurückbinden«) zum Ursprung damit gemeint. Zu deinem Ursprung. Zu dir selbst. Zu deiner göttlichen Natur. Ohne an einen Gott in irgendeiner Form konkret glauben zu müssen, ist wohl doch jedem Menschen insgeheim bewusst, dass es etwas Größeres, Umfassenderes gibt oder geben muss, als es unser Verstandesbewusstsein ist, auch wenn wir ihm meist das größte Vertrauen schenken.

Wie können wir nun mit dem, was nicht definierbar, nicht sichtbar, nicht vorstellbar ist, in Berührung und in Verbindung kommen? Zunächst ginge es darum, die Hindernisse einer solchen Verbindung aus dem Weg zu räumen. Der Verstand mit seinen Ideen und Vorstellungen ist da wohl das erste Hindernis. Gäbe es Gott in Form eines alten Mannes mit Bart, so könnten wir ihn uns vorstellen und mit ihm in dieser Vorstellung kommunizieren. Wollen wir uns aber mit dem Göttlichen wirklich verbinden, damit verschmelzen und es erfahren, so wäre der Verstand ebenso wie eine konkrete Vorstellung das falsche Instrument, die dem Vorhaben nicht entsprechende Bewusstseinsqualität.

Also ginge es zunächst darum, jegliche Vorstellung wegzulassen, so wie es auch die Bibel und andere Religionsschriften empfehlen. Die Buddhisten sagen: Wenn dir auf dem Weg zu deiner Erleuchtung Buddha begegnet, dann töte ihn. Dies meint, dass man sich Gott nicht nur nicht vorstellen sollte, sondern es auch nicht kann, weshalb jede Vorstellung von ihm falsch und demnach irreführend sein muss. Kein Verstand in diesem Universum dürfte in der Lage sein, sich zum Beispiel die Unendlichkeit definitiv vorzustellen.

Es gibt aber eine Bewusstseinsqualität, der das möglich ist. Es ist das Fühlen. Das Geistige, das Göttliche, der »Urgrund allen Seins«, wie man es im Zen bezeichnet, es kann nur fühlend in Erfahrung gebracht und damit erlebt werden. Verbindung entsteht durch Berührung. Berührung ist in diesem Sinne eine aktive, selbstmotivierte Handlung, eine Hinwendung, ein Offensein, ein Verschmelzen, ein Fühlen und ein Sein. Hat die Berührung erst einmal stattgefunden, bist du berührt. Es rührt sich etwas in dir. Es entsteht Veränderung, Wachstum und Reife. Jede Berührung ermöglicht eine neue Erfahrung.

Die Welt, die Wirklichkeit ist nicht das, was dein Verstand wahrnimmt. Im Vergleich ist der Verstand eine Erbse, das Göttliche oder Geistige und auch dein Wesen, die Unendlichkeit. Wie können wir mit dieser Unendlichkeit in Berührung kommen? Wie können wir sie erlebbar machen? Nun, wir erlauben dem Verstand, sich eine Auszeit zu gönnen. Wir erlauben uns selbst, uns eine Auszeit vom Verstand zu gönnen, von dem Bedürfnis oder dem Anspruch, etwas verstehen und kontrollieren zu wollen. Wir öffnen uns dem, was nicht beschreibbar, definierbar und einzugrenzen ist. Wir berühren die Göttlichkeit und lassen uns von ihr berühren. Erst dann, wenn wir eins mit der Göttlichkeit sind, wenn wir sie selbst sind, können wir sie auch erfahren. Das mag abstrakt klingen, wenn du es noch niemals erfahren hast. Es wird aber sicherlich im Verlaufe der Kapitel noch klarer, konkreter und praktischer.

Die Berührung des Körperlichen

Über das Berühren des Körpers, sowohl des eigenen als auch eines anderen, und die entsprechende körperliche Wahrnehmung einer solchen Berührung haben wir bereits gesprochen. Es gibt aber auch einen geistigen Aspekt der physischen Berührung. Es geht dabei um das Einssein mit dem Körper. Viele asiatische Kulturen kennen und schulen das seit Langem. Im Tai Chi beispielsweise werden bestimmte und zum Teil lange und komplizierte Bewegungsabfolgen sehr langsam und bewusst immer neu wiederholt.

Kampfkünstler ebenso wie ganz normale chinesische Bürger trainieren dadurch ein enorm feines Körperbewusstsein und Körpergespür. Die Entspanntheit dieser Menschen hat nur in zweiter Linie etwas mit den Bewegungsabfolgen an sich zu tun. In erster Linie liegt diese Wirkung darin, dass der Übende diese feinsten Bewegungen nur deshalb so präzise durchführen kann, weil er eine ausgeprägte Körperpräsenz besitzt beziehungsweise dafür entwickeln muss. Diese nahezu hundertprozentige Körper-Geist-Verbindung entsteht und erhält sich durch ständiges Üben. Ein in dieser Form Tai Chi Praktizierender kennt deshalb in der Regel auch keine Verspannungen oder chronischen Schmerzen.

Machen wir eine kleine gedankliche Reise: Materiell gesehen und von außen betrachtet hat unser Körper Grenzen. Ist dem auch in Wirklichkeit so? Vielleicht kennst du die Filmanimationen, bei denen zuerst eine Reise hinaus ins All gezeigt wird, eine Reise hinaus in das Große, durch Galaxien und noch größere Räume, so lange, bis klar wird, dass diese Reise unendlich lang und weit gehen könnte. Anschließend geht es dann zurück in das Universum der Materie. So eine Reise könnten wir hier auch imaginieren. Du tauchst dabei in deiner Vorstellung (oder eben über die Bilder dieser Animationen) immer tiefer hinein in anatomische Strukturen, Moleküle, Elektronen, Atome, Atomkerne, Quarks und so weiter. Je tiefer du tauchst, desto größer werden auch hier die Räume... Auch hier wird schnell klar, dass diese Reise unendlich lange und weit gehen könnte. Es geht immer noch tiefer hinein und gleichzeitig hinaus in die Unendlichkeit. So eine Reise nach »außen« wie nach »innen« in das Universum deines Körpers kannst du dir gedanklich vorstellen, du kannst sie aber auch erlebbar machen: durch das Fühlen.

Das Fühlen – praktische Erfahrungen

Fühlen im Sinne von »Wahrnehmen« kann prinzipiell jeder, zumindest könnte es jeder. Fühlen im Sinne von »Erleben« tust du ständig. Aber meist ist es eine Art Pseudoerleben. Die Frage ist nämlich, ob du das, was du fühlst und erlebst, auch an dich heran- und in dich hineinlässt. Lässt du es wirklich auch in dein Bewusstsein und fühlst du es, ohne es zu filtern? Viele Menschen wissen mit dem Fühlen generell wenig anzufangen. Denken ist ihnen geläufig, das echte Fühlen haben sie hingegen verlernt. Fühlen aber ist eine Bewusstseinsqualität, so wie es das Denken auch ist. So wie es im Denken verschiedene Variationen gibt, wie zum Beispiel Planen, Vorausdenken, Nachdenken, Analysieren, können wir auch verschiedene Arten des Fühlens unterscheiden. Später allerdings werden wir sehen, dass Fühlen einfach Fühlen ist.

Fühlen beginnt mit Interesse. Eine innere Haltung wie: »Na gut, dann fühle ich das halt…« oder »Ich fühle das (zum Beispiel einen Schmerz) ja eh die ganze Zeit schon…« führt nicht zum wirklichen Fühlen. Sie lässt uns das, was ist, allenfalls ertragen oder erleiden. Eine eher angebrachte Haltung wäre, dass du das, was ist, wirklich erleben und erfahren *möchtest*, ohne es bewerten oder filtern zu wollen. Wenn wir unser Körperuniversum ganz erfühlen wollen, geht es vor allem darum, uns auch für die Bereiche zu interessieren, zu denen wir im Moment keinen Zugang oder keine Verbindung haben. Erinnerst du dich an das Prinzip der Integration? Fühlen ist das Instrument, das Integration erst möglich macht.

Kommen wir damit zu einer ersten praktischen Erfahrung. Du brauchst die folgenden Sätze einfach nur zu lesen und dir danach jeweils etwas Zeit zu geben, um das Gesagte umzusetzen und zu erforschen. Lass dabei am besten jeglichen Perfektionismus, jeglichen Leistungsanspruch beiseite.

Erfahrung: Interesse und Fühlen

- Wähle einen Bereich deines Körpers aus, beispielsweise die Füße.
- Lenke deine Aufmerksamkeit auf und in deine beiden Füße. Spüre sie. Folge der Spur deiner Aufmerksamkeit und nimm wahr, was auch immer du wahrnimmst.
- Entscheide dich nun, dich für das, was du wahrnimmst, was auch immer es ist, zu interessieren. Fühle es genau so, wie es sich für dich im Moment anfühlt. Dabei kann es sich verändern oder auch nicht, es kann sich auch auflösen und eine andere Wahrnehmung kann sich zeigen.
- Spüre bewusst hin, ob du irgendeinen Widerstand oder irgendwelche Bewertungen bezüglich dessen, was du wahrnimmst, hast. Wenn ja, erkenne einfach nur, dass es deine Bewertungen sind – ob positiv oder negativ spielt dabei keine Rolle. Nimm sie einfach wahr. Vielleicht werden sie schwächer oder lösen sich am Ende ganz auf? Oder du lässt sie nun absichtsvoll weg, hörst also einfach auf, weiter diesen Widerstand zu nähren, zu erschaffen.
- Nun kehre zurück zur Wahrnehmung deiner Füße. Hat sie sich verändert? Was auch immer nun da ist, fühle es. Erlebe es bewusst. Sei voller Interesse, spüre und verschmelze mit dem Gefühl.
- Fühle weiter hinein in das Universum deines Körpers, also im Moment in deine Füße. Geh noch tiefer mit deinem Fühlen dessen, was ist. So lange, bis du dich eins fühlst mit deinen Füßen. Dann kannst du zu einer anderen Körperregion gehen oder die Übung beenden.

Im zweiten Buchteil werden wir die verschiedenen wesentlichen Aspekte des Fühlens noch genauer betrachten. Dann kannst du mit der Erfahrung und deinem Verständnis noch tiefer gehen.

Das Spüren

Spüren bedeutet, einer Spur zu folgen. Ich habe da beispielsweise das Bild eines interessierten, neugierigen und klar ausgerichteten kleinen Hundes vor mir, der ganz aufgeregt und schwanzwedelnd eine Spur verfolgt. Diesem Hund geht es im Moment nicht um das, was er später haben wird, und er stellt es sich wahrscheinlich auch nicht vor, so wie wir das in der Regel tun. Und er hat wohl auch keine konkrete Erwartung, was da sein wird. Er weiß einfach, dass da etwas ist, folgt seinem Instinkt und möchte dorthin, wo auch immer dieses Dort sein wird. Genauso macht es ein kleines Kind, das voller Lebensfreude etwas erforscht, je nach Alter vielleicht auch in den Mund nimmt und alles Mögliche damit anstellt, um das Objekt seiner Forschungen kennenzulernen und zu erfahren. Ebenso ein von einer Sache vollkommen begeisterter Forscher, ob das nun ein Archäologe oder ein Erfinder ist, der eine Spur verfolgt, um das zu entdecken, was es zu entdecken gibt.

Das Spüren lässt sich auch anhand des Lauschens erklären. Kennst du den Unterschied zwischen Lauschen und Hören? Du hörst zum Beispiel, dass da ein Geräusch ist. Falls dich dieses Geräusch weiter interessiert oder du dich dafür entscheidest, dich dafür zu interessieren, hörst du genauer hin und richtest deine Aufmerksamkeit entsprechend aus. Du lauschst dem Geräusch.

Aber da könnte auch zunächst kein Geräusch sein, das deine Aufmerksamkeit auf sich zieht. Da ist vielleicht erst mal nichts in deiner Wahrnehmung. Dennoch bist du in der Lage zu lauschen.

Du kannst sogar in einem schallisolierten Raum sitzen und lauschen. Und wenn du das immer bewusster und feiner tust, wirst du schließlich doch etwas wahrnehmen. Und sei es die Pulsation deiner Gefäße oder einfach die Stille. Du kannst sogar der Stille in den Geräuschen lauschen. Dies ist eine Art des Meditierens, wie sie im Zen praktiziert wird.

Folgende zwei Erfahrungen sind Anregungen, die dich recht unkompliziert und direkt ins Fühlen bringen.

Erfahrung: Lauschen

- Begib dich an einen ruhigen Ort, vorzugsweise in der freien Natur. Such dir einen schönen Platz oder mach einen Spaziergang.
- Erlaube dir, dich für eine gewisse Zeit nur dem Hören zu widmen. Entspanne dich und lausche. Lausche dem, was ist, was du im Moment hörst. Und lausche auch dem, was du nicht hörst, was für dich im Moment (noch) nicht da ist. Lausche und sei einfach.

Bei all den Erfahrungen hier geht es darum, zu erfahren und zu erforschen, und nicht darum, perfekt zu sein oder etwas Tolles zu leisten. Wenn dir beispielsweise immer wieder der Verstand dazwischenfunkt oder dich beim Lauschen visuelle Eindrücke ablenken, dann nimm das einfach wahr und lenke deine Aufmerksamkeit ganz gemütlich wieder zu dem, was du dir vorgenommen hast: in diesem Falle das Lauschen.

Die nächste Erfahrung könntest du zuerst einmal an einem ruhigeren, dann aber auch an einem belebteren Ort machen und später dann immer und überall da, wo du gerade bist. Du musst sie nicht »verstehen«, lass dich einfach eine Erfahrung machen.

> ### Erfahrung: Der Stille lauschen
>
> - Setz oder stell dich entspannt hin, schließ, wenn du magst, die Augen. Nun lausche der Stille zwischen all den Geräuschen, die du wahrnimmst.
> - Lausche dann der Stille in allem, was du wahrnimmst. Es kann eine Weile dauern, bis du dem näher kommst. Nur Geduld. Lass dir Zeit.

Spüren ist also dem Lauschen vergleichbar. Wir spüren, um zu fühlen, so wie wir lauschen, um zu hören, und schauen, um zu sehen. Im Film *Avatar* wird der Satz gesagt: »Ich sehe dich«, der viele Zuschauer wohl sehr beeindruckt und berührt hat. Um zum Beispiel einen anderen Menschen in diesem Sinne wirklich zu sehen, müssen wir tief schauen, ihm beispielsweise lange in die Augen schauen, bis wir den Kontakt zu seinem Wesen gefunden haben. Um ihn zu hören, müssen wir dem Menschen lauschen, nicht nur seinen Worten. Wir können darauf achten, ob seine Stimme beispielsweise gepresst oder frei klingt. Um ihn wirklich zu fühlen, braucht es zunächst und immer wieder das Spüren. Es braucht das Interesse an ihm und die Bereitschaft, mit seinem Wesen in Berührung zu kommen. Auch um dich selbst zu fühlen, du selbst zu sein, ist all das sehr hilfreich.

Das Interesse

Hast du Interesse an dir? An deinem Körper, deinem Leben? Wirklich? Hast du schon alles an dir entdeckt, was es zu entdecken gibt? Dinge interessieren uns und Dinge interessieren uns nicht. Manche Dinge erwecken dein Interesse und andere wiederum nicht. Wer aber bestimmt dein Interesse? Ja, manches wollen wir einfach nicht haben und anderes ersehnen wir uns. Da sind Abneigung und Vorliebe, Widerstand und Wunsch. Unsere Urteile über die Erfahrungen des Lebens bestimmen auch unsere Aufmerksamkeit und eben das, was uns interessiert. Das kann sich dann ändern, wenn wir neu entscheiden, beispielsweise aufgrund einer Erfahrung.

Inter-esse (Latein) bedeutet wörtlich »dazwischen sein«, und etwas freier übersetzt meint es »mittendrin sein«, »in etwas sein«. Um mittendrin zu sein, bedarf es allerdings eines Hineingehens, einer aktiven Hinwendung und Handlung. Du entscheidest, wofür du dich interessierst, wo du hingehst und wo du dann ankommst und bist.

Um in Berührung zu kommen und in Berührung zu bleiben oder um zu lauschen, zu spüren, zu schauen, ist es hilfreich, ein Interesse an all dem, was wir erforschen oder erleben wollen, aufzubauen und aufrechtzuerhalten. Möglich wird das erst dann, wenn wir unsere Bewertungen, Vorlieben, Abneigungen und Widerstände ablegen. Der wertfreie, neutrale Umgang mit dem Leben und all dem, was wir erleben, ist möglich. Ich behaupte nicht, dass es immer einfach geht und mal eben dauerhaft gelebt werden kann, da wir diesbezüglich stark geprägt sind. Aber es ist möglich und auch trainierbar. Das Schöne daran ist, dass es frei macht und neue, wundervolle und heilsame Möglichkeiten bietet.

Das Verschmelzen

Einen weiteren Aspekt oder Schritt des bewussten Fühlens könnte man als das Verschmelzen bezeichnen. Immer wieder höre ich Aussagen wie: »Ja, diesen Schmerz fühle ich doch schon die ganze Zeit« oder »Ich fühle mich ja schon ständig so oder so …« Um etwas zu integrieren und damit aufzulösen, was wir selbst erschaffen haben, bedarf es nicht nur der Wahrnehmung dessen, was ist. Wir müssen uns überdies damit verbinden, damit verbunden sein: eine Verschmelzung. Es ist so, wie wenn du einen Apfel vor dir hast und ihn nicht einfach nur wahrnimmst, sondern dann auch wirklich beginnst, ihn zu essen. Fühlen in unserem Sinne ist also nicht passiv, sondern eigentlich ein Handeln, ein aktives Erleben, ein Eintauchen und eben auch: ein Verschmelzen.

»Es ist«

Auch das Sein oder das »es Sein« gehört zum Fühlen. Das »Ich bin« zu fühlen ebenso wie das »Es ist« zu fühlen, sind wesentliche Qualitäten der stillen Berührung während der silent-touch-Heilbehandlung, die du noch genauer kennenlernen wirst. Eigentlich wird der Begriff »Berührung« wirklich nur einer fühlenden Berührung gerecht. Eine Berührung hat nicht wirklich stattgefunden, wenn nichts passiert, wenn nicht zumindest ein Eindruck in irgendeiner Form hinterlassen wurde. Eine echte Berührung ist berührend, sie muss berührend sein. Sie rührt an und macht lebendig. Das aber heißt nicht, dass eine Reaktion vonnöten wäre. Die Lebendigkeit zeigt sich im puren Sein und im Geschehenlassen.

Diese letztlich eher künstliche Unterteilung, die Betrachtung des Fühlens unter verschiedenen Aspekten und in verschiedenen Schritten, wie wir sie hier unternehmen, ist wichtig, damit auch unser Verstand folgen kann. Es sind einfach praktische Tipps, die man nutzen kann, um sich dem Fühlen wieder anzunähern. Sie stammen aus der Seminar- und Coachingpraxis, wenn Trainer immer wieder Erklärungen für Menschen, die sich damit schwertun, suchen. Da nur sehr wenige Menschen es gewohnt sind, rein fühlend und wertneutral wahrzunehmen, ist es sehr hilfreich, zumindest anfangs, sich dieser Schritte zu bedienen.

Gehen wir in unserer noch stark theoretischen Betrachtung nun weiter zum Schmerz, einem Phänomen, wegen dem viele Menschen nach alternativen Wegen der Heilung zu suchen begonnen haben – Ärzte und Therapeuten ebenso wie Betroffene.

Schmerzen

Plötzlich ist er da, der Schmerz. Manchmal beginnt er sich ganz leise zu zeigen, um sich dann allmählich zu steigern, und ein anderes Mal kommt er mit aller Wucht. Unvermittelt, scheinbar über Nacht. Schmerz macht den meisten Menschen Angst. Er scheint unberechenbar zu sein, und wir fühlen ihm uns in der Regel ausgeliefert. Auch wenn ich diese Art des Schmerzerlebens sehr wohl nachvollziehen kann, vor allem deshalb, weil ich es auch vielfach selbst so erlebt habe, kann ich aus ärztlicher und fachlicher ebenso wie aus ganz persönlicher Sicht sagen: Es gibt einen Weg, mit Schmerzen so umzugehen, dass eine echte Lösung, ein Überflüssig-Machen von leidvollem Schmerz möglich ist. Auf diese Lösung möchte ich in diesem Abschnitt zunächst theoretisch zu sprechen kommen.

Der Schmerzbegriff

Früher wurde der Begriff für seelischen und körperlichen Schmerz einheitlich genutzt. Im Altgriechischen findet sich ein gemeinsamer Wortstamm in *algos, algia* und *algedon*. Er bezeichnet sowohl physische als auch psychische Schmerzbereiche.[10] In der medizinischen Fachsprache versteht man zum Beispiel unter einer Lumbalgie den Schmerz des unteren Rückens und unter einer Fibromyalgie den Bindegewebe-Muskelschmerz.[11]

Im Begriff »Nostalgie« finden wir noch denselben Wortstamm und verstehen darunter den seelischen Sehnsuchtsschmerz. Ursprünglich bezeichnet das Wort »Pein« auch sowohl die seelischen als auch die körperlichen Aspekte des Schmerzes. Im späten Mittelalter war die »peinliche Befragung« vor Gericht mit körperlichen Schmerzen verbunden, denn es war eine Befragung unter der Folter. Im Englischen bezeichnet das aus dem Urgermanischen stammende Wort *pain* heute gleichfalls den Körper- und den Seelenschmerz, und das aus dem Indogermanischen stammende, damit verwandte lateinische *poena* (»Strafe«) weist darauf hin, dass Strafe in alter Zeit mit Schmerzen verbunden war.[12] Schmerz gleich Strafe – das geistert noch immer im meist unbewussten Gedankengut vieler Menschen umher.

In der heutigen Zeit hat die Naturwissenschaft, so wie es generell üblich ist, auch die Komplexität des Schmerzerlebens in verschiedene Bereiche aufgeteilt. So hat sie zum Beispiel auch das Schmerzerleben von der Schmerzempfindung getrennt. Viele medizinische Studien versuchen Schmerzen zu klassifizieren und zu kategorisieren. Fragestellungen wie zum Beispiel die, ob es einen Unterschied in den verschiedenen Kulturen und Gesellschaften gibt, wie Schmerz wahrgenommen wird, stehen dabei oft im Vordergrund. Einige Autoren stellen diesbezüglich Unterschiede fest, andere wiederum nicht. Das Erleben von Schmerz ist auch meiner Meinung nach schwer zu objektivieren. Es ist letztlich ein subjektives Phänomen, im Besonderen geprägt dadurch, wie der Einzelne damit umgeht und wie er ihm begegnet.

Schmerztheorien

Bis heute findet die sogenannte Spezifitätstheorie allgemeine Anerkennung in der Schulmedizin. Von Frey postulierte, dass Schmerz die spezifische Antwort auf die Erregung freier Nervenendigungen sei.[13] Eine weitere Theorie ist die Summations- oder Intensitätstheorie nach Anton Goldschneider von 1900. Nach dieser Auffassung kommen Schmerzen, unabhängig von der Erregung spezifischer Rezeptoren, durch eine über das Maß hinausgehende Summation von Reizen zustande.[14] Eine weitere sehr bekannte Ansicht ist die Gate-Control-Theorie nach Melzack und Wall. Es ist eine Art Zusammenfassung verschiedener Schmerztheorien: Sie kombiniert die Spezifitätstheorie mit der Idee der kontrollierenden Hemmung im Rückenmark (Interaktionstheorie) sowie mit zentralen Aspekten der Informationsverarbeitung im Gehirn (Affekttheorie).[15] Es existieren noch eine Vielzahl weiterer Theorien, wie Mustertheorie, Neurotheorie, Primärtheorie und so fort, die lange Zeit sehr kontrovers diskutiert wurden und noch werden und sich zum Teil nachhaltig widersprechen. Auch die Schulmedizin arbeitet also in diesem Bereich letztlich mit Theorien, die sich im Laufe der Zeit sehr wohl verändern.

Im Folgenden möchte ich eine kurze und nur sehr grobe, für unseren Zusammenhang hier ausreichende Zusammenfassung verschiedener Schmerzaspekte erstellen, wie sie derzeit üblicherweise formuliert werden. Nach dem Ort der Schmerzempfindung unterscheidet man somatischen und viszeralen Schmerz: Der somatische, also körperliche Schmerz wird in einen Oberflächenschmerz und einen tiefen Schmerz unterteilt. Der Oberflächenschmerz betrifft zum Beispiel die Haut bei Stichen oder Kratzern, der Tiefenschmerz betrifft Muskeln, Bindegewebe, Gelenke ebenso wie zum Beispiel Kopfschmerzen. Viszeraler Schmerz ist der Eingeweideschmerz. Beispiele hierfür wären eine Blinddarmreizung, eine Nierenkolik, ein Magengeschwür oder sonstige organische Schmerzphänomene.

Nach der Dauer unterscheidet man den akuten Schmerz mit direkter Warn- und Schutzfunktion, auf den man dann zum Beispiel mit einem Zurückziehen der Hand vom Elektrozaun reagiert oder mit heilungsfördernden Maßnahmen wie Schonhaltungen oder Bettruhe. Daneben gibt es den chronischen Schmerz, für den nach allgemeiner Ansicht eine Dauerschädigung oder bleibende Störung verantwortlich gemacht wird. Inzwischen gibt es auch die Diagnose: chronische Schmerzkrankheit. Der Schmerz selbst wird hierbei zur Erkrankung erklärt.

Derzeit unterteilt man weiterhin in folgende Schmerztypen:
- Der Nervenschmerz (Neuralgie, neuralgiformer Schmerz) soll durch eine Schädigung peripherer Nerven entstehen. Ein Beispiel hierfür ist die Theorie der Schädigung der Nervenwurzel durch mechanischen Druck der Bandscheibe bei einem sogenannten Bandscheibenvorfall.
- Davon abzugrenzen sind die echten Neuritiden, Nervenentzündungen, wie zum Beispiel bei der Herpes-Zoster-Infektion (Gürtelrose), bei der eine Entzündung eines Nervenganglions vorliegt. Bei den meisten uns geläufigen Neuralgien handelt es sich allerdings nicht um echte Entzündungen des Nervs, wie oft geglaubt wird, sondern um funktionale Störungen mit neuromuskulärer Ursache. Bekannte Beispiele hierfür sind die Ischialgie, die Trigeminusneuralgie, das Karpaltunnelsyndrom und viele andere weniger bekannte sogenannte Neuralgien.
- Unter dem übertragenen Schmerz versteht man zum Beispiel die Schmerzhaftigkeit der Schulter bei einer Gallenkolik. Hierbei geht man davon aus, dass ein Nerv, der auch ein entsprechendes Hautareal (Dermatom) versorgt, mitreagiert.[16]
- Beim sogenannten zentralen Schmerz geht man von einer Schädigung oder Funktionsstörung von Zellen des Gehirns oder des Rückenmarks aus.
- Der projizierte Schmerz beschreibt das Phänomen, dass er an einer anderen Stelle empfunden wird als der, an der er ausgelöst wurde.
- Von psychosomatischem Schmerz spricht man, wenn keine körperlichen Störungen oder Defekte nachzuvollziehen sind. Der körperliche Schmerz wird dann als Ausdruck seelischer Belastungen beschrieben.

Ist der Schmerz eine Sinnesqualität?

Derzeit geht man in der Schulmedizin prinzipiell davon aus, dass es einen Schmerzsinn gibt, wie es auch die erwähnte Spezifitätstheorie nahelegt. Schmerzempfinden wäre demnach eine Sinnesqualität wie zum Beispiel Sehen, Hören, Riechen, Schmecken und Tasten.

Der Sinnesapparat eines entsprechenden Sinnes nimmt ja die Reize über seine Sinneszellen, die Rezeptoren auf und leitet die entsprechenden Informationen an das zentrale Nervensystem weiter. Lange Zeit hat man vergeblich versucht, dem entsprechende konkrete Sinneszellen für das Schmerzempfinden, also spezifische Schmerzrezeptoren, zu finden. Inzwischen schreibt man diese Funktion den freien Nervenendigungen, also den Enden der feinsten Körpernerven, zu und bezeichnet sie als Nozizeptoren (von Latein *nocere*, »schaden«).[17] Belegt ist meiner Kenntnis nach allerdings nur, dass diese Nervenendigungen auf starke spitze Reize, Hitzereize und stärkere chemische Reize reagieren. Diese aber decken ja nur einen winzigen Bruchteil aller möglichen Schmerzqualitäten ab. Wirklich schlüssig sind die Theorien also nicht.

Der Schmerz als Feindbild – ein großes Missverständnis?

Ich persönlich beschäftige mich nun schon über zwei Jahrzehnte intensiv mit dem Thema Schmerz und dem Umgang damit. Als approbierter Arzt und Naturwissenschaftler, als Forscher im Bereich Bewusstsein, als interessierter und stets kritischer Alternativmediziner, als Entwickler neuer Therapieverfahren im Schmerzbereich, als persönlich Betroffener und vor allem auch als logisch denkender Mensch komme ich zu folgendem Schluss: Es gibt einige grundlegende Missverständnisse im Umgang, in der Theorie und in der Therapie von Schmerzen. Dies sowohl in der Gesellschaft allgemein als auch in Fachkreisen im Speziellen.

Zum einen: Schmerz ist kein eigenständiges Ding und auch nicht etwas, was als konkretes Phänomen von außen kommt und demnach als Sinnesreiz wahrgenommen werden kann. Natürlich gibt es äußere Reize und Auslöser, wie zum Beispiel ein Schlag oder ein Schnitt in die Haut und Ähnliches, und natürlich gibt es auch Reize aus dem Körperinneren, wie Entzündungen und innere Verletzungen, die prinzipiell zu Schmerzen führen. Aber es ist eindeutig, dass Schmerzen erst als eine Reaktion auf diese Reize, Situationen, Zustände oder Störungen entstehen. Der Schmerz ist demnach eine Art Botschafter und deshalb völlig ungerechtfertigt zum Feindbild geworden.

Das zweite Missverständnis ist für mich die Idee, dass wir den Schmerz prinzipiell bekämpfen müssen, anstatt ihn als Signal zu erkennen und uns der wahren Ursache zu widmen. Hiervon profitiert ein ganzer Industriezweig: Wir alle kennen die Werbespots für entsprechende Schmerzmittel, in der ein angeblich im Körper befindlicher Schmerz in greller Farbe grafisch dargestellt wird. Das heilende Mittel dringt dabei tief bis zum Schmerz vor und bekämpft ihn, heißt es dann. Dies aber ist eine Vorstellung, wie sie auch schulmedizinisch betrachtet absolut nicht logisch nachzuvollziehen ist. Aber sie ist im Bewusstsein der meisten Menschen vorherrschend.

Die biologische und damit natürliche Funktion einer Schmerzempfindung ist die eines Signals. Dies wird meist nicht verstanden. Anstatt sich auf die Ursachenebene zu begeben, versuchen die meisten Menschen – Patienten ebenso wie Ärzte und Therapeuten – aufgrund des vordergründigen Gefühls der Bedrohung und dem daraus resultierenden Widerstand auf der Symptomebene nach Lösungen zu suchen. Das aber ist nur die Ebene der Auswirkungen, nicht die der Ursachen.

Diese Versuche enden in der Regel in einem Verdrängen, Vermeiden oder Bekämpfen. Echte Lösungen allerdings sind nur auf der entsprechenden Ursachenebene zu finden. Echte Heilung ist erst auf dieser Ebene möglich – es ist die besagte Integration, sowohl körperlich als auch seelisch-geistig. Dies gilt im Übrigen nicht nur für den Schmerzbereich, sondern für die Heilung von Krankheiten ganz allgemein.

Schmerzen im Bereich des Bewegungsapparates machen einen Löwenanteil der akuten Krankheitsfälle in einer Allgemeinarztpraxis aus. Ich erinnere mich an einen Bericht, der gar von einer Zahl von über 70 Prozent ausgeht. Dies scheint mir etwas viel, dennoch bestätigten mir aktuell einige befreundete Kollegen, die hausärztlich tätig sind, dass zumindest ein Drittel bis etwa die Hälfte der Fälle damit zu tun haben. Dies entspricht auch meinen Erfahrungen aus dem ärztlichen Bereitschaftsdienst. Silent·touch zeigt speziell für diesen Beschwerdebereich erprobte Lösungswege auf, die tatsächlich an den Ursachen wirken. Weit verbreitet ist allerdings die Annahme, dass an der schmerzenden Stelle etwas kaputt sein muss, dass also in erster Linie ein Schaden, eine Entzündung oder Ähnliches für einen Schmerz verantwortlich ist. Dies ist durchaus eine Möglichkeit, aber zugleich meist nur die Folge eines funktionalen Problems und somit nach meinen Erfahrungen und auch den Erkenntnissen vieler manuell arbeitender und ganzheitlich orientierter Kollegen der deutlich kleinere Anteil aller echten Ursachen für ein Schmerzgeschehen. Der Großteil aller Schmerzsyndrome resultiert aus einem bestimmten Zustand heraus, der uns in der Regel komplett unbewusst ist.

Um dies zunächst prinzipiell zu veranschaulichen, ein analoges Beispiel: Der Chef einer Firma weist einige Mitarbeiter an, 20 Kaffeemaschinen für den Versand zu verpacken. Diese stellen bei ihrer Arbeit allerdings fest, dass ihnen fünf Kartons fehlen, und wollen dies dem Chef per Telefonat rückmelden, damit er entsprechend reagieren und zum Beispiel weitere Kartons bestellen kann. Da der Chef aber nicht ans Telefon geht, weil er dauerhaft mit ganz anderem beschäftigt ist und vor allem auch nicht nachfragt, ob der Arbeitsvorgang vorangeht, kommt es zu einer Störung im System – es wird nicht ausgeliefert. Die Arbeiter sind natürlich zunächst einfach nur ausführende Organe innerhalb des Systems, haben aber auch ein Bewusstsein und ein Verantwortungsgefühl dahingehend, dass der Betrieb läuft und damit ihre Existenz gesichert ist. Wenn eine solche Störung ein nicht mehr tragbares Maß annimmt, weil zum Beispiel ein zu großer Schaden entstehen könnte, müssen sie handeln. Sie werden »laut« werden müssen, um sich und dem Thema Beachtung zu verschaffen. Sie müssen einen Weg finden, um ein entsprechend durchdringendes Signal zu setzen, damit der Chef endlich reagiert.

In unserem Körper geschieht etwas Ähnliches. Wiederum ein Beispiel zur Anschauung: Ein Mensch erlebt – und das heißt auch: er erschafft sich unbewusst – einen gewissen Druck, weil er glaubt, etwas Bestimmtes leisten zu müssen. Er hat aber gleichzeitig die Idee, dass ihn das überfordert und er es möglicherweise nicht leisten kann. Über längere Zeit gibt er alles, macht und tut, was er kann, und steht unter dauerhafter innerer Anspannung. Sein Augenmerk ist auf das Außen gerichtet, auf das Problem und die Frage, wie er es lösen kann. Die zunehmende und dauerhaft sich aufbauende körperliche Spannung in seinen Oberschenkeln (Stabilität), seinem Becken (Urvertrauen), seinem Bauch (Annehmen und Loslassen), seinem Rücken (Rückhalt und Sicherheit) – alles mögliche Zuordnungen – nimmt er allerdings nicht wahr. Er hat kein Bewusstsein, keine ausreichende körperliche Sensibilität dafür, denn seine Aufmerksamkeit ist auf das Außen gerichtet. Er kämpft um sein Ziel, sein Gehirn stellt die Muskulatur auf Hochspannung, seine Drüsen produzieren die verschiedensten Leistungshormone, und der ewige Kampf wird mal wieder zum Krampf. Und dies alles geschieht ungewollt und im Hintergrund. Lange Zeit kompensiert das System diese Situation. Die Gelenke und die Wirbelsäule zum Beispiel aber drohen wegen der dauerhaften Anspannung der Muskulatur nun mit der Zeit Schaden zu nehmen, und irgendwann ist das Maß der Kompensationsfähigkeit überschritten. Der Körper, ich nenne es das Körpergewissen, schickt nun durchdringende und eindrucksvolle Signale: Schmerzen.

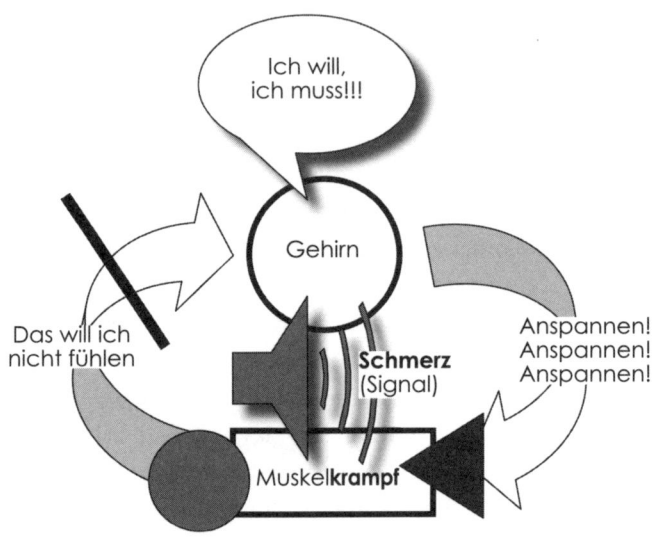

Anfangs sind es vielleicht nur Spannungsgefühle, Sensibilitätsstörungen wie Taubheits- oder Kribbelgefühle (Parästhesien), Steifheit und zunehmende Unbeweglichkeit, Reizungen, körperliche Schwächegefühle und Müdigkeit. Später gehen die Symptome dann vielleicht über in Brennen, Druckgefühle und schließlich in einen mehr und mehr zunehmenden Schmerz, der dann gern als Neuralgie bezeichnet wird. In vielen Fällen allerdings kommt der massive Schmerz auch ganz abrupt, ohne jegliche wahrgenommene Vorankündigung. Auch die meisten Bewegungsblockaden und Lähmungserscheinungen, die nicht auf einer echten Verletzung und damit strukturellen Schädigung basieren, sind oft die Folge solcher funktionalen Störungen und Ausdruck der systemischen Überlastung. Sogar Phänomene wie Ohrgeräusche, Sehstörungen und andere Sinnesstörungen resultieren aus systemischen Überlastungen.

Welche Rolle spielt hier das Körpergewissen? Erinnerst du dich an das Bild der Eiche oder besser: der 17 Eichenpflanzen? Oder auch an die embryonale Entwicklung eines Lebewesens? Könnte man anhand dessen nicht sagen: Das Bewusstsein, das Wissen des Organismus darüber, wie es stimmig und richtig und von der Natur gedacht ist, damit der Organismus harmonisch und gesund leben und überleben kann, ist uns und allen Lebewesen mit der Existenz gegeben? Man kann es als zentrale Bewusstseinsebene bezeichnen, als eine Ebene, die sehr wesentlich und mit dem Verstand nur schwer zu begreifen und zu definieren ist. Vereinfacht könnte man sagen, dass aus einer tieferen Ebene des Bewusstseins Signale zur Sicherung der körperlichen Unversehrtheit an das wahrnehmende Verstandesbewusstsein, das seine Verantwortlichkeit gerade missachtet, gesendet werden. Schmerz wird also nicht nur von uns, unserem Bewusstsein, wahrgenommen, sondern auch von uns, unserem Bewusstsein im weitesten Sinne, erschaffen.

Projektion versus Integration

Körper und Geist sind zwar verschiedene Ausdrucksformen des einen Wesens – aber sind sie in ihrer Funktion voneinander trennbar? Krankheit ist Ausdruck einer körperlich-geistig-seelischen Dysregulation oder kann zumindest als ein solcher betrachtet werden. Grundsätzlich gibt es zwei Sichtweisen bezüglich des Phänomens Krankheit. Die erste ist, dass Krankheit einfach entsteht, ohne dass wir darauf einen Einfluss haben (bewusst oder unbewusst). Die zweite sagt, dass wir Krankheit (unbewusst) erschaffen. Man könnte nun sagen, dass beides stimmt und jeweils seine Logik hat. Und so ist es auch. Beides stimmt, je nach Ansicht und Bewusstheit des Betrachters.

Anhand eines der empfindlichsten, aber gleichzeitig auch anschaulichsten Themen diesbezüglich, nämlich dem Prinzip der Infektion, möchte ich diese beiden Betrachtungsweisen noch einmal veranschaulichen: Legst du einen gesunden, frischen und einen angeschnittenen oder verletzten Apfel in deine Küche, so werden sich nach zwei bis drei Stunden Fruchtfliegen, die vorher nirgends zu sehen waren, auf dem angeschnittenen oder verletzten Apfel niederlassen und beginnen ihn zu zersetzen. Mit der Zeit werden es immer mehr werden. Beim gesunden Apfel geschieht nichts. Nimmst du dann den »kranken« Apfel weg, so werden nach einer gewissen Zeit, meist wiederum einige Stunden, diese Fruchtfliegen verschwunden sein. Sind nun die Fruchtfliegen das Problem? Oder liegt die Ursache, warum sie den einen Apfel zersetzten, den anderen nicht, im Zustand des jeweiligen Apfels vorab?

Viele Bakterien und Viren beispielsweise sind allgegenwärtig vorhanden. Sie vermehren sich dann, wenn es, streng biologisch gesehen, Sinn macht. Es geht also darum, zu erkennen, dass das funktionierende Immunsystem diesbezüglich eine ausgewogene Regulation und damit die Basis einer stabilen Gesundheit darstellt. Diese Erkenntnis sollten wir auch praktisch nutzen – und genau dazu lädt silent·touch ein.

Mir ist schon bewusst, dass ich hier ein Dogma in Frage stelle, das für viele Menschen eine absolute Wahrheit ist, nämlich: Ich muss mich vor krankheitserregenden »bösen« Keimen schützen, denn sie sind es, die eine Krankheit verursachen. Sie sind an diesem Geschehen beteiligt, natürlich. Aber sind sie wirklich die Ursache, das eigentliche Problem? Auch hier empfehle ich, zumindest ein Sowohl-als-auch in Betracht zu ziehen.

Letztlich muss sich jeder ein eigenes Bild machen und durch seine Erfahrungen reifen lassen. Die Auseinandersetzung mit Überzeugungen, die tief verankert sind, benötigt unter Umständen einiges an Aufmerksamkeit und Zeit, aber auch die nötige Offenheit und Bereitschaft für neue Standpunkte. Das heißt auch, dass wir das bislang Angenommene immer wieder überprüfen sollten. So geschieht eine Entwicklung hin zu immer stimmigeren und hilfreicheren Ansätzen.

Fragen wir uns also am Beispiel der Krankheitserreger: Gebe ich die Verantwortung in irgendeiner Form nach außen und suche nach dem Schuldigen oder dem Feind? Wenn ja, dann macht es wohl Sinn, diesen Feind zu bekämpfen. Erkenne ich hingegen, dass es eine tiefere Ursachenebene in mir selbst gibt, auch ohne dass ich gleich weiß, worum es sich im Speziellen handelt, so wäre es logisch, den Weg der Integration zu gehen.

Natürlich müssen Infektionen in vielen Fällen durchaus auch antibiotisch behandelt werden, und ohne Zweifel kann es sinnvoll und wichtig sein, mit Schmerzmitteln zu arbeiten. Vor allem natürlich in Notsituationen. Das tue ich selbst, zum Beispiel im

Notdienst, auch. Oft gibt es auf die Schnelle keine echte Alternative. Andererseits kann zum Beispiel ein Antibiotikum eine Krankheit oder ein Symptom chronifizieren, weil nicht an der wirklichen Ursache angesetzt wurde. Ich plädiere daher dafür, diese Themen gemeinschaftlich, bodenständig und objektiv wissenschaftlich weiter zu erforschen. Die wissenschaftliche Herangehensweise sollte sich allerdings hierbei nicht nur auf rein materialistischem Gedankengut bewegen. Die Medizin ist und bleibt eine empirische Wissenschaft.

Die Schlüssel der Heilung

Der Umgang mit dem Begriff, dem Thema, der Wissenschaft und der Philosophie des Heilens ist in unserer Gesellschaft sehr vielfältig, und wir sollten wissen, worüber wir genau reden. Schnell kann man sich hier in Verwechslungen und Missverständnissen wiederfinden. Schnell kann es geschehen, dass der Schulmediziner den Heiler auslacht und gegebenenfalls auch umgekehrt, vor allem eben dann, wenn beide von verschiedenen Standpunkten oder aus verschiedenen Konzepten heraus kommunizieren, ohne den Standpunkt des anderen sehen und demnach auch ohne ihn verstehen zu können. Immer liegt es an uns allen, ob wir uns gegenseitig zuhören, um gemeinsam das Beste herauszufiltern und zu nutzen. Wieder einmal geht es um die echte gegenseitige Unterstützung und das wertschätzende und liebevolle Miteinander.

Die folgenden Schlüssel zur Heilung sind eher Inspiration als Werkzeug, können aber im weiteren Sinne sehr wohl auch praktisch nutzbar sein. Es sind Aspekte aus einer ganzheitlichen Sichtweise, die ich versuche in Worte zu fassen, um dir verschiedene Möglichkeiten zu bieten, deinen persönlichen Schlüssel zur Heilung zu finden. Möglicherweise sind darunter auch mehrere Schlüssel, die dir in Kombination oder nacheinander nützlich sind. Sie lassen sich ohnehin nicht so streng voneinander trennen. Heilung, ebenso wie das Leben an sich, ist ein Prozess des stetigen Wandels und der immerwährenden Entwicklung, sofern wir ihn zulassen. Nimm die folgenden Ausführungen daher als Anregung.

Die neun kleinen Schlüssel

1. Bereitschaft

Bist du bereit, dich auf dich selbst und das, was ist, wirklich einzulassen? Bist du bereit, deine Gesundheit und deine Heilung in deine eigenen Hände zu nehmen, was natürlich keinesfalls ausschließt, dass du dich dabei unterstützen lässt und dir Ratschläge, Wissen und sonstige Hilfestellungen holst, von wem auch immer du willst? Bist du bereit, die Verantwortung zu übernehmen? Bist du bereit, neue Standpunkte einzunehmen, dich für Möglichkeiten zu öffnen, die du vielleicht über den Verstand noch nicht nachvollziehen kannst? Bist du auch bereit, dir einzugestehen, dass du möglicherweise Fehler machen wirst? Und bereit, diese einfach als wichtige und nützliche Erfahrung zu nehmen, die dich einen Schritt weiterbringen? Bist du bereit, Entscheidungen wenn nötig zu korrigieren? Bist du bereit, ein gewisses Maß an Mut aufzubringen, dein Kontrollbedürfnis und dein Sicherheitsdenken aufzugeben und dich nicht durch deine Angst, sondern durch deinen klaren Menschenverstand leiten zu lassen? Bist du bereit, dich deinen Ängsten zu stellen und zu erkennen, dass viele von ihnen einfach Illusion sind?

Unter Bereitschaft verstehe ich auch so etwas wie Standfestigkeit, die unter anderem auf Vertrauen basiert, gepaart mit echter Offenheit und dem Willen voranzugehen.

2. Interesse

Mit dem Interesse haben wir uns ja bereits beschäftigt und dabei auch die eigentliche Wortbedeutung betrachtet. Wenn du bereit bist, dir die Dinge, so wie sie sind, anzuschauen und vorwärts zu gehen, könnte dein absichtsvolles Interesse daran den Prozess erst so richtig in Schwung bringen. Neugier in spielerischer Art könnte diese Form von Interesse auch ganz gut beschreiben. Wenn du deine Bewertungen – auch bezüglich des Leidvollen oder Schmerzlichen – weglassen könntest oder dich zumindest nicht daran festhalten würdest, könntest du dich bewusst für das eigentliche Thema, so wie du es im Moment wahrnimmst, interessieren. Man kann sich dafür entscheiden, sich für etwas zu interessieren. Je mehr man sich dann damit beschäftigt und damit forscht, umso interessanter und ertragreicher wird es mit der Zeit von selbst. Interesse weckt Interesse.

3. Spüren

Auch mit dem Spüren haben wir uns bereits befasst. Mit Spüren meine ich nicht das eigentliche Erfühlen, sondern eher ein Auf-Spur-Gehen oder Einer-Spur-Folgen, das absichtsvolle und interessierte Hinfühlen. Auch das Spüren bedarf der echten Offenheit, um all das wahrnehmen und erkennen zu können, was da ist. Das Spüren ist aber kein Schritt, der irgendwann abgeschlossen ist, sondern eine Grundhaltung, die bestehen bleibt, da sich ja immer wieder Neues entdecken, wahrnehmen und erkennen lässt.

4. Wahrnehmen und erkennen

Zwei Worte, die man mit verschiedenen Inhalten füllen kann. Als Schlüssel zur Heilung beschreiben sie insbesondere die Momente, in denen wir ein »Aha« empfinden. Wenn wir hinter etwas schauen konnten und eine Art Erkenntnis haben, wenn wir etwas wahrnehmen können, was uns zuvor nicht zugänglich, nicht klar oder bewusst war. Etwas Neues, Augenblickliches. Natürlich könnte es sein, dass dich eine solche Erkenntnis zunächst einmal erschreckt, doch auch dies könntest du dann einfach als solches wahrnehmen. Es ist weniger ein analytisches Erkennen und Interpretieren mit dem Verstand. Eher ein Gespür dieser Art: »Aha, so nehme ich das also im Moment wahr. So ist das für mich. Interessant.«

Das aber möchte ich nicht unerwähnt lassen: Wir können rein gar nichts als das wahrnehmen, was es in Wahrheit ist, da wir immer nur unser Bild, unsere Projektion oder Vorstellung dessen, was wir wahrnehmen, erfassen können. Die Welt, und damit zum Beispiel auch unser Körper, dient uns somit als Spiegel unserer Bewusstseinsinhalte. So gesehen können wir immer nur wahrnehmen, wie wir augenblicklich denken und fühlen, das, was wir glauben.

Dennoch können wir uns dem Wesentlichen nähern. Es macht daher unbedingt einen Unterschied, ob wir etwas vordergründig betrachten oder ob wir bereit sind, immer noch tiefer zu gehen. Es ist etwa so wie in der Physik. Da gibt es zum Beispiel die Gesetze der klassischen Mechanik, die bis zu einem gewissen Grad auch stimmig sind, und dennoch sind sie nicht mit den Gesetzen der modernen Quantenmechanik kompatibel. So müssen wir also einmal mehr damit leben können, dass nicht nur die Schönheit im Auge des Betrachters liegt, sondern auch die Wahrheit und sogar die Logik. In Bezug auf die Prinzipien der Integration und Regulation sind solche Widersprüche ganz normal, da wir uns in einem beständigen Prozess des Ganzwerdens, der Entwicklung und damit der Lebendigkeit befinden. Leben ist ein stetiger Wandlungsprozess und ein Prozess des unentwegten Erkennens.

5. Zulassen und sein lassen

Das Zulassen in der hier verstandenen Weise lässt sich am Bild einer verschlossenen Tür erklären: Es geht darum, diese nicht weiter verschlossen zu halten, sondern darum, sie absichtsvoll zu öffnen.

Die Schlüssel der Heilung

Zulassen ist ein Geschehenlassen, ein Hereinlassen. Du bist bereit, das, was vor deiner Tür steht und anklopft, hereinzulassen. Zulassen könnte man auch als bedingungsloses Annehmen bezeichnen. Es kann sehr viel Mut kosten. Nehmen wir mal an, es wäre eine Krebserkrankung oder eine drohende Katastrophe. Der Teufel klopft an deine Tür. Furchtbar oder super? Jetzt zuzulassen, das ist wohl der schwierigste Schritt des Heilungsprozesses, der uns am meisten herausfordert. Für den einen ist dieser Teufel sein chronisch schmerzendes Knie, für den nächsten sein Alkoholproblem, der dritte sorgt sich um seine Beziehung, und der vierte würde sehr gern seinen Rollstuhl verlassen und wieder oder endlich zu Fuß gehen.

Zulassen erfordert Vertrauen. Zulassen ist Vertrauen. Wem oder was können wir aber vertrauen? Dem Arzt, der Natur, der Technik? Gott? Der Wissenschaft? Sobald du dem Leben an sich oder dem Universum vertraust, manche nennen es auch Göttlichkeit, bist du im Urvertrauen. Auf dem Weg dahin kannst du deine eigene Vertrauenswürdigkeit dir selbst gegenüber überprüfen und eventuell optimieren, damit du zunächst einmal dir selbst (wieder) vertrauen kannst. Danach wird es sehr einfach sein, prinzipiell zu vertrauen und sich darüber im Klaren zu sein, wem du im Speziellen und im Außen vertrauen kannst.

Das Sein-Lassen ist eines der Zauberworte von silent·touch. *Let it be*, das ist auch ein bekannter Titel der Beatles. Lass es sein. Entspanne dich, sei da und lass alles da sein, was da ist. Dies ist der Schlüssel zum Heilsein. Wenn ich nicht wüsste, dass dieser Schlüssel so unglaublich hilfreich ist, würde ich mich nicht trauen, auch Missverständnisse oder persönliche und fachliche Kritik in Kauf zu nehmen, wenn ich diese Zusammenhänge hier so beschreibe. Doch es ist plausibel: Die Idee, gegen das zu kämpfen, das du selbst erschaffen hast, ist weit verbreitet, allerdings vor allem dadurch bedingt, dass das Bewusstsein dafür, dass wir der Schöpfer unserer Realität sind, nicht vorhanden ist oder verschüttet wurde.

Immer dann, wenn wir einer Herausforderung oder eben einem Problem gegenüberstehen und, anstatt es zu handhaben, dagegen kämpfen, entsteht Konflikt und letztlich Krieg. Natürlich kann der vordergründige Kampf gegen gesundheitliche Störungen auch erst einmal Sinn machen. Und natürlich kann es wichtig sein, sich nach außen hin zu schützen oder gar zu wehren, wenn ein Angriff erfolgt. An so einer Erfahrung wachsen wirst du aber allerdings erst dann, wenn du die volle Verantwortung dafür übernimmst – und das heißt, wenn du die Situation als Teil deines Lebens und Wirkens anerkennst und so sein lässt, wie sie ist.

Funktionelle Rückenschmerzen kannst du mit Schmerzmitteln behandeln. Du kannst sie als deinen Feind betrachten, so wie viele Menschen ihren Körper als Last empfinden, der ihnen vermeintlich nur Probleme macht. Du kannst die Situation, so wie sie nun mal ist, aber auch da sein lassen, um dann das Thema wirklich an der Wurzel zu packen und aufzulösen und damit wirklich zu heilen. Du kannst in einer Beziehungsproblematik gegen deinen Partner kämpfen und ihm Vorwürfe machen, du kannst dich selbst dauerhaft für deine Unzulänglichkeiten verurteilen – oder aber du kannst den Kampf beenden und die Dinge, so wie sie sind, da sein lassen. Das schließt auch deine Emotionen mit ein, die du fühlen und integrieren kannst. Etwas da sein zu lassen ist ein Friedensangebot an das Leben und an dich selbst. Dich selbst sein zu lassen, so wie du bist, ist ein Geschenk und ein Dankeschön an die Schöpfung.

6. Das innere Berühren

Das Berühren, das In-Berührung-Gehen, das Sich-berühren-Lassen und das Berührt-Sein, ist etwas, das vor allem in deinem Bewusstsein, in deiner Wahrnehmung von dem, was du bist, stattfindet. Sei es dein Körper, seien es deine Emotionen, Gedanken oder Handlungen.

Vieles von dem, was uns ausmacht, wollen wir nicht wahrhaben oder annehmen. Wir wollen es nicht »berühren«. Wir sind im Widerstand mit uns selbst. Es können Dinge sein, die wir deshalb ablehnen, weil wir sie als negativ bewerten, sie als schlecht empfinden. Es können aber auch Dinge sein, von denen wir glauben oder auch glauben gemacht wurden, dass wir sie nicht besitzen: Mut, Vertrauen, Liebe, innere Größe vielleicht. Nun können wir uns also entscheiden, mit all dem, was uns im Außen begegnet, und mit all dem, was wir in uns haben und was uns ausmacht, in Berührung zu gehen, uns davon berühren zu lassen und berührt davon zu sein. Jede Berührung macht etwas mit uns. Die heilsame stille Berührung ist eine, die da sein lässt, die fühlt und das, was ist, authentisch erlebt. Berührung macht lebendig und bewusst. Lass dich von all dem, was ist, berühren.

7. Verschmelzen

Die Aspekte, die ich hier versuche in verschiedenen Begrifflichkeiten zu erfassen, sind natürlich nicht wirklich voneinander trennbar, sondern fließen ineinander über. Und genau dies ist auch das Wesen des Verschmelzens, mit dem wir uns ja auch schon beschäftigt haben. Verschmelzen ist ein Ineinander-Überfließen und ein gleichzeitiges Sich-miteinander-Verbinden. In dieser Verbindung lösen sich die beiden zuvor getrennten Bereiche ineinander auf. Mit etwas zu verschmelzen ist ein aktives Zugehen auf etwas, das zugleich eine Öffnung für das andere erfordert.

8. Fühlen

Fühlen ist zunächst auch wieder nur ein Begriff. Was Fühlen letztlich ist, kannst du nur erfahren, wenn du es tust. Das Fühlen hat aus meiner Sicht die wesentlichen Aspekte des Spürens, des Wahrnehmens, der Berührung, des Verschmelzens und letztlich des Es-Seins in sich. Viele Menschen können mit dem Fühlen wenig Konstruktives anfangen, weil sie es als rein passive Bewusstseinsqualität erleben oder es in ihrer Vorstellung eine solche ist. Oft sogar ist es so, dass Menschen ihren Körper letztlich nur über den Schmerz fühlen können, ja selbst das ganze Dasein ist oft bestimmt durch das schmerzvolle Erleben. Da bekommt das Fühlen schnell die Qualität des Ertragens oder Erleidens. Wenn wir uns weigern, das, was ist, so wie es ist, zu erleben, es authentisch zu fühlen und zu integrieren, entstehen aber nun mal vor allem Schmerz und Leid.

Das Fühlen könnte man als den folgenden und konsequenten Schritt hin zum bewussten Zulassen beschreiben. Zugleich ist es ein bewusstes Es-Sein. Die Fähigkeit, Bewertungen, Reaktionen, Projektionen und Interpretationen als eigene Kreation zu erkennen und sie wegzulassen, ist eine Voraussetzung dafür, überhaupt wirklich fühlen zu können. Das wird vielen Menschen deshalb nie zu 100 Prozent möglich sein. Doch wir können unsere Filter einfach weiter bewusst wahrnehmen, uns nicht daran festhalten. Wir können auch sie da sein lassen und gewissermaßen durch sie hindurch fühlen, was dann dazu führen kann, dass sie sich auflösen. Dann ist das authentische Fühlen möglich.

9. Loslassen

Dieses »Zauberwort«, das von vielen immer wieder als Ratschlag kommt, hat in unserem Denken oft die Assoziation mit dem endgültigen Lösen. Jeder weiß oder glaubt, dass Loslassen oft die ausschlaggebende Lösung wäre. Aber wie funktioniert es? Wie kann ich meine Spannungen und Probleme loslassen, die mir so viele Beschwerden machen? Wir können all das, was wir loswerden wollen, womit wir also in Widerstand sind, gerade deswegen nicht loslassen, weil wir im Widerstand sind. Widerstand ist eine Fixierung. Nochmals das Beispiel aus dem Schmerzbereich: Viele Schmerzen entstehen in der Folge von Verspannung. Sie sind ein körperlich ausgedrückter Konflikt, in dem in der Regel bereits ein Widerstand enthalten ist. Die Schmerzen und deren ursächliche Verspannungen können wir letztendlich nicht loswerden, wenn wir sie nicht zunächst einmal zulassen, wahrnehmen und sie uns bewusst machen. Dann können wir sie fühlen, ohne im Widerstand dagegen zu sein. Erst daraus ergeben sich dann die bewusste Loslösung, das Loslassen und damit die Heilung.

Vor allem im Bereich der Ängste ist das Prinzip oftmals schwierig zu leben. Es sind ja gerade unsere Ängste, die uns davon abhalten, uns zu 100 Prozent einzulassen, uns hinzugeben und das, was ist, eben auch zu 100 Prozent anzuerkennen und zuzulassen. Es ist der Mangel an Vertrauen und die unbewusste Entscheidung dafür, nicht wirklich verantwortlich sein zu wollen. Letztlich aber gilt hier wie auch bei den anderen Schlüsseln: Übung macht den Meister.

Die neun großen Schlüssel

1. Selbstverantwortung

Schuld und Verantwortung – das immens große und immens weit verbreitete Missverständnis. Verantwortung aber ist nicht Schuld. Verantwortung zu übernehmen macht frei und groß, sich dagegen schuldig zu fühlen, macht abhängig und klein. Aber es hat auch einen Vorteil: Schuldbewusstsein scheint vordergründig eine Möglichkeit zu sein, sich weiter vor der echten und wertfreien Verantwortung zu drücken. Es ist eine Form der Selbstbestrafung. Lieber bestrafen sich die Menschen mit einem Schuldgefühl und wiederholen das entsprechende Verhalten, als dass sie die Verantwortung wirklich übernehmen und eine entsprechende Veränderung herbeiführen. Ebenso ist es mit dem Opferbewusstsein: »Ich kann doch nichts dafür, dass ich krank bin oder ein Problem habe!«

Wir könnten aber doch zumindest sehen, dass wir maßgeblich Einfluss darauf nehmen könnten, ob etwas bleibt, wie es ist, oder ob es sich wandelt. Es so zu sehen ist kein Angriff oder Vorwurf, sondern die Anregung, sich die eigene Macht über das Leben zurückzuholen. Verantwortung fühlt sich allerdings für denjenigen, der sie bezüglich eines Lebensthemas noch nicht übernommen hat, sehr schwer und wie eine große Last an. Diese Schwere resultiert aber in Wirklichkeit aus der Weigerung. Derjenige, der seine Verantwortung angenommen hat, verspürt nämlich eine große Befreiung und Leichtigkeit.

Wie können wir uns also selbst die Verantwortung schmackhaft machen? Zunächst einfach einmal durch ein paar Argumente für den Verstand: Nimmst du ein Projekt aus deinem Leben, sei es beruflich oder privat, in die Hand, so bist du es, der bestimmen kann, in welche Richtung es läuft, der gestalterisch und kreativ sein kann, und du hast die Macht der Entscheidungen. Willst du eine Fähigkeit besitzen, zum Beispiel das Musizieren auf einem Instrument, so wird dir das am besten gelingen, wenn du dir einen Lehrer suchst und regelmäßig und begeistert übst. Du übernimmst die Verantwortung für deinen Wunsch und handelst entsprechend.

Verantwortung eröffnet dir ungeahnte schöpferische Möglichkeiten. Sie abzulehnen und in der Opferhaltung zu bleiben, gibt dir allerdings auch etwas: die Macht, dich selbst, deine Mitmenschen und das Leben schlechthin weiterhin anzuklagen, zu sabotieren und dadurch ebenfalls in gewisser Weise zu bestimmen. Unser Ego profitiert in Wirklichkeit sehr von der Opferrolle. Wollen wir da aussteigen, müssen wir zu einem echten Opfer bereit sein. Vor allem die destruktive Macht geht uns dabei verloren. (Wenn wir jetzt aber wiederum den Weg wählen, uns bezüglich unserer Destruktivität schlecht und schuldig zu fühlen, sind wir erneut in eine Falle getappt, und das Spiel geht von Neuem los.)

Je mehr Verantwortung für all das, was in unserem Leben geschieht, wir bereit sind, auf uns zu nehmen, desto freier, unabhängiger und selbstbestimmter werden wir. Unsere innere Größe nimmt immens zu. Unser Ego allerdings wird sich zunächst wehren und uns über unseren Verstand alle möglichen Argumente unterbreiten, die das Gegenteil behaupten. Nun entscheidest du. Hast du dich für die Selbstverantwortung entschieden, aber ständig kommen gegenteilige Gedanken und Zweifel auf, Schuldgefühle und Opferbewusstsein? Was machst du dann? Auch hier könnte das Prinzip der stillen Berührung die Lösung sein. Du nimmst all das wahr, lässt es zu und lässt es da sein. Du fühlst es als das, was es ist, und lässt es los, wenn du so weit bist. Du übernimmst auch damit die Verantwortung.

Dabei kommt es darauf an – und auch das entscheidest du –, ob du diese Zusammenhänge aus deinem Wesen heraus betrachtest oder aus deinem Ego. Da gilt es, sehr aufmerksam zu sein.

2. Ganzheitliche Verantwortlichkeit

Ein Samenkorn fällt in die Erde, vielleicht nur ein paar Millimeter groß. Aus diesem Korn wächst eine Blume, vielleicht sogar ein großer Baum. Es entwickeln sich Stiel und Blätter, Blüten und Früchte. Das Blatt und die Blüte, sind das zwei verschiedene Dinge? Die Pflanze und deren Bewusstsein, sind das zwei verschiedene Dinge? Oder sind Aspekte des einen nicht nur miteinander verbunden, sondern wirklich eins?

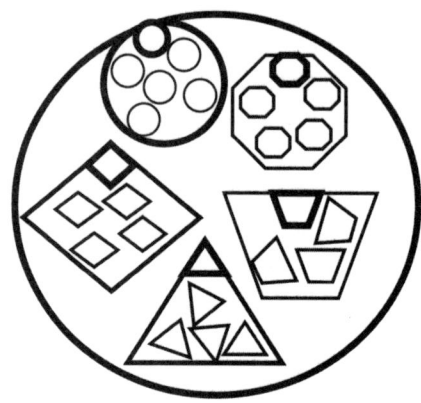

Nehmen wir dieses Schaubild: Aus der einen Zelle entsteht zunächst ein Zellhaufen, aus dem Zellhaufen entstehen Organe und daraus ein Organismus. Die Zellen sind zu keinem Moment wirklich voneinander getrennt. Sie entstehen aus sich selbst und entstammen sozusagen alle demselben Bewusstsein, der einen Idee. Es gibt spannende moderne Theorien über die direkte Kommunikation der Zellen über weite Entfernungen hinweg, die nachweisen, dass ein echtes Getrennt-Sein der Zellen nicht möglich ist.[18]

Analog dazu: Die Gesundheit des Gesamtorganismus hängt von der Gesundheit seiner Organe ab und diese wiederum von der Gesundheit der jeweiligen Zellen. Der Zustand der Zelle hängt von der Gesundheit des Organs ab, dessen Bestandteil sie ist, und das einzelne Organ wird in seiner Gesundheit vom Gesamtorganismus bestimmt. Die Zelle ist zwar eine individuelle Einheit, so wie auch ein Organ als eine individuelle Einheit und auch der Organismus als Einzelindividuum betrachtet werden kann. Aber das Große kann nicht ohne das Kleine, es kann weder existieren noch gesund sein – und umgekehrt.

Bei der Erarbeitung eines regionalen, gemeinschaftlichen Gesundheitsprojektes bin ich auf den altbekannten Ausdruck gestoßen: *in corpore sano*. *In corpore* bedeutet zum einen »im Körper«, zum anderen bedeutet es auch »in der Gesamtheit« (so wird es zum Beispiel in der Juristenfachsprache verwendet). Es bedeutet zudem »in Gemeinschaft«. Körperliche, medizinische Gesundheit, geistige Gesundheit, ganzheitliche Gesundheit und Gesundheit der Gemeinschaft, in der Gemeinschaft und durch die Gemeinschaft: *in corpore sano*.

So wie eine Zelle, sowohl als Teil des Ganzen als auch als Individuum, nur wirklich gesund sein kann, wenn es auch der Gesamtorganismus ist. Und so kann der einzelne Mensch nur wirklich rundum gesund sein, wenn es auch der Welt um ihn herum, seinen Mitmenschen, der Natur und eben letztlich der gesamten Welt, in der er lebt, gut geht. Damit meine ich natürlich nicht ein nur körperliches Funktionieren, sondern ein echtes körperlich und seelisch-geistiges Gesund-Sein. Ein Gesund-Sein aus dem tiefsten Wesen heraus.

Eine innere, von Herzen getragene Verantwortung für sich selbst, seinen Körper, für seine Gedanken und Handlungen, für seine Mitmenschen, die Natur und die gesamte Welt macht das Individuum erst wirklich gesund. Kannst du wirklich von Herzen glücklich sein, wenn neben dir jemand leidet und du ihm nicht deine Unterstützung anbietest? Wir können solche Dinge zwar verdrängen, aber sie machen uns langfristig krank. Dies ist kein Vorwurf, sondern soll dich für einen wesentlichen Aspekt der Heilung und des Heilseins sensibilisieren.

3. Vertrauen

Wo ist derjenige, was ist dasjenige, das mir die richtige Lösung für meine vielen Fragen und Probleme bieten kann? Wem oder was kann ich vertrauen? Wem kann ich mich zu 100 Prozent anvertrauen? Mir selbst? Einem Meister? Der Wissenschaft? Der Religion oder Kirche? Meinem Verstand? Oder meinem Herzen? Einem Gott oder der Göttlichkeit, dem Universum, wie auch immer wir es nennen wollen? Der Verstand traut meist nur dem Verstand, also sich selbst, so auch das Ego. Einige setzen den Verstand und das Ego gleich. Ich persönlich sehe den Verstand neutral und eher als eine Art Werkzeug an und unterscheide allenfalls den Egoverstand vom Herzensverstand. Vertrauen auf der Verstandesebene gilt daher etwa der (Verstandes-)Wissenschaft oder der (Verstandes-)Kirche.

Sollten wir uns nicht in erster Linie selbst vertrauen? Du kannst dir aber erst selbst vertrauen, wenn du weißt beziehungsweise fühlen kannst, wer oder was du in Wirklichkeit bist. Auch deinem Herzen oder einer Göttlichkeit kannst du erst dann vertrauen, wenn du sie auch fühlen kannst. Viele Menschen wollen auf ihr Herz hören, wissen aber oft nicht, ob nun das Herz spricht oder der Verstand. Unser Kopf, der die Fragen stellt, vertraut dem Herzen nicht, er zweifelt daran, dass es überhaupt als antwortende Instanz existiert. Mit etwas, zu dem wir kein Vertrauen haben, sind wir nicht verbunden, wir sind davon abgetrennt. Unser Misstrauen lässt die Verbindung nicht zu, sodass wir es nicht wirklich wahrnehmen und fühlen können – und deswegen können wir ihm auch nicht vertrauen, weil da ja nichts Sicheres ist. Ein Teufelskreis.

Du kannst dir selbst nicht vertrauen, wenn du dich nicht wirklich fühlst. Als den, der du in Wirklichkeit bist. Und deshalb bleibt eben oft nur der Verstand übrig, da er uns am ehesten präsent ist. Aber du bist nicht dein Verstand. Du hast einen Verstand.

Echtes Vertrauen hat zunächst gar keinen Adressaten. Willst du Gott finden, musst du zunächst vertrauen, dass es ihn gibt, ihm einen Platz geben, ihn für möglich halten, um ihn danach überhaupt wahrnehmen zu können. Später erst kann die Gewissheit kommen, nachdem du dich ihm vertrauensvoll zugewandt hast. Auch dir selbst musst du erst blindlings vertrauen, erst dann wirst du dich wirklich fühlen können. Mit jeder Erfahrung dieser Art kannst du dann weiter auf dich bauen.

Auf das Universum oder Gott können wir uneingeschränkt vertrauen, ebenso auch auf unser reines Herz. Unseren Verstand und unser Ego sollten wir allerdings auf Vertrauenswürdigkeit immer wieder prüfen und uns fragen, was gerade ihre wahren Motive sind.

4. Integrität

Bist du ehrlich? Wirklich ehrlich, authentisch und integer? Immer dann, wenn du deinen Körper verletzt oder ihm schadest, leidet deine Seele und du verletzt auch sie. Immer dann, wenn du deine Seele verletzt, leidet auch dein Körper. Immer dann, wenn du einem anderen Wesen bewusst schadest, verletzt du deine persönliche Integrität und damit dich selbst. Und immer dann, wenn du nicht aus einem reinen Herzen heraus handelst, verletzt du dich selbst.

Natürlich machen wir alle unsere Erfahrungen. Niemand ist perfekt. Man kann beinahe alles wiedergutmachen und heilen, wenn es von Herzen gewünscht wird. Und man sollte es auch tun. Unsere Integrität ist einer der großen Schlüssel zur Heilung – den wir leider nur allzu oft vergessen.

5. Liebe

Die Liebe ist wohl das Größte, was wir leben, fühlen und sein können. Viele Autoren schreiben über die Liebe in den verschiedensten Formen und Facetten. Die Menschen sprechen darüber und haben sehr differierende Vorstellungen davon, was Liebe ist. Ich möchte an dieser Stelle lediglich ein paar Gedanken anführen, die dich inspirieren mögen, damit du die Liebe, deine Liebe, für dich finden und erleben kannst, so wie es für dich stimmig ist. Sicher geht es uns da allen ähnlich: Auch ich habe immer wieder Liebe mit Begierde, Verlangen, Wunsch und Besitzanspruch verwechselt, vor allem im Bereich von Partnerschaft oder Freundschaft. Das liebe ich und das liebe ich nicht. Das aber heißt nur: Das will ich und das will ich nicht. Auch dem Leben und unserem Körper gegenüber gibt es diese Haltung: Das liebe ich an meinem Leben und das liebe ich nicht. Das aber ist nicht Liebe. Das ist Bewertung, Wunsch und Widerstand, Ja und Nein.

Natürlich sind wir frei, etwas zu bevorzugen oder zu mögen und etwas anderes eben nicht. Aber das ist nicht Liebe. Liebe ist bedingungslos und ganz. Entweder du liebst deinen Körper, das Leben, deinen Partner, die Welt – oder du liebst sie nicht. Du kannst etwas als hässlich bezeichnen, und dennoch kannst du lernen, es zu lieben. Würdest du es bereits lieben, könntest du auch die Schönheit darin entdecken. Liebe ist sehr groß. Und das Ego ist sehr klein. Das Ego kann in Wirklichkeit nicht lieben, es hat andere Aufgaben. Aber du kannst dein Ego lieben. Seine lichten wie auch seine dunklen Seiten. Du kannst dich selbst lieben, das Leben, deinen Körper, die Welt. Und auch hier die lichten und die dunklen Seiten.

Die Liebe ist immerwährend und überall, nur fühlen wir sie oft einfach nicht. Warum? Weil wir der Angst verfallen sind, unserem Ego und unserem Eigenprofit. Daher erleben wir uns meist als zu klein dafür. Aber in Wirklichkeit sind wir Liebe. Tief in unseren Herzen, tief in unseren Wesen gibt es nichts anderes als die Liebe, das pure liebende Sein. Und sicher hast auch du das schon öfter erfahren. Oft sind es die ganz alltäglichen Situationen, auch während des Arbeitens mit Menschen, in denen nichts mehr da ist außer der Liebe. Seien es zum Teil auch nur ganz kurze Momente.

Die Liebe ist da, so oder so, wir brauchen sie nicht irgendwo zu suchen oder zu erschaffen. Wir brauchen uns nur von dem zu lösen, was uns davon abhält, sie zu sein. Und das geht am schnellsten, indem wir einfach lernen zu lieben, eben auch das, was uns bislang davon abhielt. Indem wir die Dinge anschauen und wirklich annehmen, so wie sie sind. Dann sagen wir das große Ja der Liebe zu ihnen. Es war nur der Verstand, der Angst hatte, die Kontrolle zu verlieren. Diese Liebe macht frei, und sie heilt alle Wunden.

6. Mut

Um dich der Liebe und deinem Leben hinzugeben, um zu vertrauen, dir selbst und dem, was größer ist als dein Verstand, um dich deinen Ängsten zu stellen, einer eventuellen Krankheit, deinen Schatten, deinen vermeintlichen Fehlern und Unzulänglichkeiten, braucht es Mut. Selbst wenn du zu deiner Größe, zu deiner Kraft, deiner Kreativität, deiner Ehrlichkeit, zu deinem Glück und deinen Fähigkeiten stehen willst, brauchst du Mut. Selbst mutig zu sein, erfordert Mut.

Mut bedeutet nicht, rücksichtslos, leichtsinnig oder leichtgläubig, kopflos oder euphorisch zu sein. Echter Mut ist klar, umsichtig, ruhig und ausgerichtet. Wenn jemand meint, nun mal nicht mutig zu sein, dann mag das im Moment stimmen. Aber oft ist es nur eine Ausrede. Mut heißt auch, etwas für sich selbst zu wagen – und sogar in Kauf zu nehmen, dass man dabei versagen könnte. Haben wir den Mut, auch damit klarzukommen und uns durch ein Versagen nicht entmutigen zu lassen, so ist ein echter Erfolg letztlich unausweichlich.

7. Entscheidung und Ausrichtung

Heute triffst du eine Entscheidung und morgen verwirfst du sie wieder? Weil du innerlich umgekippt bist – oder weil du eine noch bessere Ausrichtung gefunden hast? Das macht einen großen Unterschied. Wer hat die Entscheidung getroffen, welcher Persönlichkeitsanteil von dir? Oder anders gesagt: Aus welcher Bewusstseinsebene heraus hast du die Entscheidung getroffen? Aus deinem Egoverstand heraus, der auf kurzfristigen Gewinn aus ist? Aus Angst oder Bequemlichkeit? Oder hast du sie aus der Ebene deines Wesens und des klaren Verstandes heraus getroffen, der Verantwortung für das Ganze übernimmt und bereit ist, gegebenenfalls auch vermeintliche persönliche Vorteile zu opfern? Aus einem reinen Herzen? Aufgrund eines schlechten Gewissens oder aufgrund eines reinen Gewissens? Es gibt beinahe unendlich viele Möglichkeiten. Aus welcher Ebene heraus wir entscheiden und handeln, bestimmen wir jeweils selbst. Bewusst oder unbewusst. Nichts ist falsch oder richtig. Die Frage ist, ob wir wirklich dazu stehen, ob uns wirklich bewusst ist, wer da entschieden hat, oder ob wir uns etwas vormachen.

Entschiedenheit hat eine heilsame Qualität. Wenn du dir wirklich klar darüber bist, was du willst, und weißt, dass eine bestimmte Entscheidung für dich (inklusive deinem Gewissen) das Beste ist, solltest du eine solche Entscheidung nicht leichtfertig verwerfen. Du solltest dich zumindest eine gewisse Zeit danach ausrichten, und falls du schwach wirst, dich einfach wieder neu dafür entscheiden. Auch wenn du schon viele Schritte auf einem Weg gegangen bist und ab und zu die Richtung gewechselt hast, so kann doch jeder neue Schritt die Richtung einnehmen, die du ihm gibst. Es kann sehr hilfreich sein, wirklich bedacht zu sein und sich vorzunehmen, aufkommenden Zweifeln nicht leichtfertig das Zepter zu überlassen. Sie kommen aus dem verwirrten Verstand und dem Ego, das immer nur das vordergründig beste Stück des Kuchens möchte.

8. Bewusstes Handeln aus der Präsenz

Entspricht unser Handeln immer dem, was wir wirklich wollen? Ich kenne so viele Menschen, die A wollen (oder vorgeben, es zu wollen) und B tun. Gerade im Gesundheitsbereich liegt hierin eine der größten Herausforderungen. Da gibt es eine Unzahl offensichtlich widersprüchlicher Handlungen, die die Betroffenen aber nicht wahrhaben wollen. Jedes Handeln hat Konsequenzen, so auch jedes Wort, jedes Gefühl und jeder Gedanke. Das weißt du schon, sicher, du hast es schon zigmal gelesen oder gehört. Und dennoch, handelst du entsprechend? Denkst du und fühlst du entsprechend? Wenn du zum Beispiel weißt, dass dir dein inneres Angespannt-Sein nicht guttut, gehst du es an, erforschst du es und integrierst du die wirklichen inneren Ursachen? Oder wartest du, bis du ernsthaft krank wirst?

Ich hoffe, dass du an dieser Stelle einfach über dich schmunzeln kannst. Wir alle ertappen uns doch immer wieder dabei, »es« zu wissen und dennoch nicht danach zu handeln. Die Lösung aber liegt nur bei jedem selbst – und beim Heilschlüssel Präsenz. Du hast es in der Hand, präsent zu sein und so zu handeln, wie es jetzt und auch langfristig deinen wirklichen Zielen und Wünschen, deiner Gesundheit und deinem Glück hilfreich ist. Es gibt letztlich keine echten und absoluten äußeren Zwänge, wenn wir bereit sind, die gesamte Verantwortung für unser Handeln zu übernehmen und liebevoll damit umgehen.

Bewusstes Handeln entsteht aus der Präsenz. Dies meint nicht nur ein Zugegen-Sein im zeitlichen und räumlichen Kontext, sondern ein klares und alles durchdringendes Da-Sein, frei von Emotionen, Widerständen und sonstigen Reaktionen. Das Handeln wird dann unmittelbar.

9. Hingabe

Sein-Lassen ist Zulassen und Loslassen zugleich, wenn du dich von etwas lösen willst. Es ist ein Zulassen und Dalassen, wenn du dir etwas erschaffen möchtest. Willst du beispielsweise Verkrampfungen und die daraus resultierenden Schmerzen loslassen, so geht der Weg zunächst über das Zulassen, Wahrnehmen und Fühlen. Willst du einen muskulösen Körper haben, so ist dir die Idee, dass du ein Schwächling seist, nicht hilfreich. Du könntest sie also zulassen und erkennen, dass es deine Idee ist. Du kannst sie »fühlen« und damit integrieren – und loslassen. Danach könntest du die Idee zulassen, dass auch du muskulös sein kannst, und gegebenenfalls entsprechend handeln, ein Training beginnen und dann diesen neuen Zustand da sein lassen.

Gehen wir noch einen Schritt weiter: Wer sagt uns denn, dass das, was uns widerfährt, weil wir es bewusst oder unbewusst erschaffen haben, nicht genau das Richtige für uns ist? Könnte es nicht auch sein, dass wir auf der Ebene unseres Höheren Selbst genau die Lernaufgaben, die uns nun bewegen, vorbereitet haben? Wäre es eine Möglichkeit, auch darauf zu vertrauen? Nicht mit der Absicht, dadurch die Verantwortung abzugeben und das Leben weiter zu »ertragen«, sondern mit der Hingabe an das, was ist. Mit der Bereitschaft, es anzunehmen und so sein zu lassen und authentisch zu erleben. So können wir die darin verborgene Lernaufgabe und das entsprechende Lebensthema vielleicht auch irgendwann abschließen, oder gar unmittelbar.

Ein absolut authentisches Erleben dessen, was ist, ist Hingabe und führt zum reinen Sein. Für viele Menschen scheint dies ein unendlich langer Weg zu sein, aber auch das ist nur eine Idee. In Wirklichkeit wäre nur eine einzige hundertprozentige Entscheidung nötig. Deine Entscheidung. Fast alle Spontanheilungen bei sogenannten unheilbar Kranken, die ich persönlich erlebt habe, basierten unter anderem auf einer solchen Entscheidung und damit der Hingabe im weitesten Sinne. Das pure Sein ist dann möglich, wenn wir ein klares Ja sagen, wenn wir uns zu 100 Prozent dem hingeben, was ist. Es ist einer der großen Schlüssel echter Heilung, wiederum einer, den man nur annähernd beschreiben kann. Du kannst ihn nur selbst erleben.

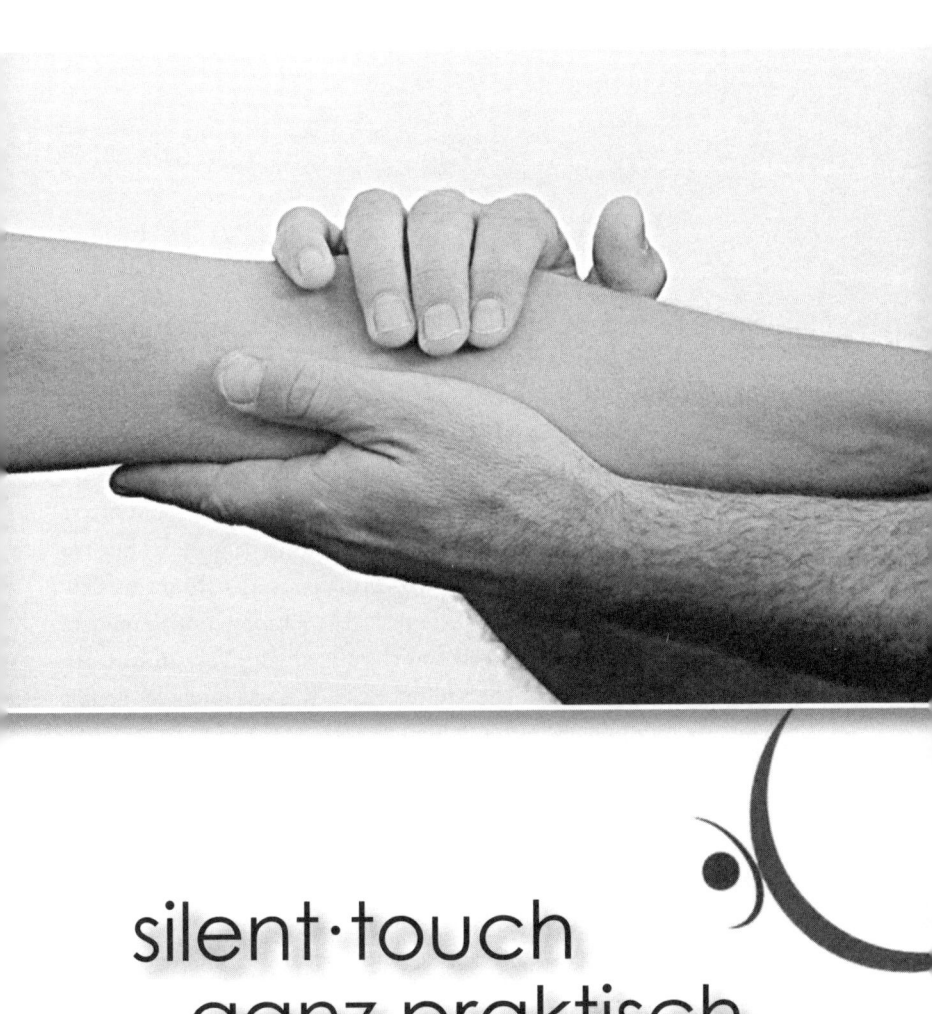

silent·touch
ganz praktisch

In diesem Buchteil lade ich dich zu praktischen Übungen ein. Während du eigene, möglichst heilsame Erfahrungen machst, wirst du gleichzeitig mit einigen grundlegenden Prinzipien vertraut, die sowohl im Bereich der Muskel-Meridian-Therapie nach Daub (MTD) und des PEIoga-Trainings spannende und neuartige Möglichkeiten bieten und die zudem der symptomorientierten Anwendung der silent-touch-Heilbehandlung zugrunde liegen. Es handelt sich hierbei um die Prinzipien der funktionalen Schmerzprojektion in die Gelenke, der schmerzinduzierenden Antagonistenhemmung sowie um das allgemeine Verständnis der myogenen Kausalität des Schmerzsignals. Was das nun alles genau bedeutet, ergibt sich im Laufe des Textes.

Das anatomische Ziel der PEIoga-Übungen sowie der Stimulationspunkte der MTD (du erinnerst dich, die WUPs) ist es, die Spannungsrezeptoren (Stichwort Golgi-Sehnenorgane) der Muskulatur zu stimulieren. Das führt zu einer vermehrten Informationsflut[19], die an das Zentrale Nervensystem und damit ins Gehirn und ins Bewusstsein weitergeleitet wird. Die Golgi-Sehnenorgane befinden sich in hoher Anzahl vor allem im Sehnenteil des Muskels. Demnach ist der sehnige Muskelansatz direkt am Knochen die für uns interessante Region. Bei einigen wenigen Ausnahmen werden auch jene Regionen wichtig, in denen Sehnenzüge direkt ineinander übergehen, ohne am Knochen anzusetzen.

Die Informationsverstärkung kann nur dann wirklich zu einer heilsamen Veränderung führen, wenn sie auch bewusst wahrgenommen und zugelassen wird. Damit erst wird sie dem Bewusstsein überhaupt zugänglich. In der silent·touch-Heilbehandlung wird dies dann zum zentralen Element. Deshalb ist unser vorrangiges Ziel die zunächst körperliche Wahrnehmung. Das heißt: Spüre beim Üben, was in dir geschieht. Erfühle möglichst wertneutral, was sich tut – kurzum: Beachte den in Teil 1 ausführlich geschilderten Aspekt der Integration.[20]

PEIoga-Training – die Basisübungen

Entscheidend ist die sogenannte PEIoga-Aktivierung. Darunter können wir uns eine Art Belebung vorstellen. Aktive Stimulation kommt hier damit zusammen, sich das Körperliche bewusst zu machen. Die jeweilige Muskelgruppe oder Muskelkette wird gedehnt – dafür steht wie bereits erläutert auch das E: Extension. Wir arbeiten dabei in der Regel mit einer Leitstruktur, zum Beispiel einem Muskel, den wir gedanklich in den Vordergrund stellen und der repräsentativ für den jeweiligen Muskelmeridian steht. Unter einer Muskelgruppe verstehen wir hierbei Muskeln, die zum Beispiel in ihrem Verlauf parallel angeordnet sind, prinzipiell die entsprechende oder eine synergistische Funktion haben und sich damit in ihrer Wirkung und Kraft summieren. Zum Beispiel sind die vorderen Muskeln des Oberschenkels für die Kniestreckung zuständig. Unter einer Muskelkette verstehe ich in einer Reihe angeordnete Muskeln oder Muskelgruppen, die wie eine Kette in funktionaler Hinsicht wirken. Muskelketten, die sich gewissermaßen um den Körper winden, nenne ich auch Muskelschlingen. Unter einem Muskelmeridian verstehe ich eine funktionale Wirkgröße auch in Form von Kraft- und Zugwirkung, die sich aus mehreren Muskeln und demnach auch Muskelketten zusammensetzen kann, deren anatomische Richtung aber nicht einheitlich sein muss. So besteht zum Beispiel der vordere Muskelmeridian aus einer linearen vorderen Kette, im Brustbereich wirkt aber auch die Funktion der Brustmuskulatur, die anatomisch gesehen quer dazu verläuft, mit hinein, da sie durch ihre Fächerform auch eine funktionale Wirkung in Längsrichtung, also in Richtung der vorderen Kette hat. Ein Meridian ist also diesbezüglich vergleichbar mit einem mathematischen Vektor. Die PEIoga-Übungen haben allesamt einen inhaltlichen Bezug zu den jeweiligen Muskelmeridianen.

In der Dehnung aktivierst du die entsprechende Muskulatur und damit auch den Meridian – P für Power. Genau dadurch werden die beschriebenen Spannungsrezeptoren im Sehnenteil der Muskeln stimuliert. Die restliche Körpermuskulatur ist – so weit wie möglich – entspannt.

Das Wesentliche ist nun das I – Integration: Du nimmst deinen Körper und im Besonderen die aktivierte Region bewusst wahr, ebenso alle Reaktionen, die daraus entstehen (dies könnte zum Beispiel auch ein Schmerzsignal an einer ganz anderen Stelle sein). Du lässt alles zu, was da ist, und erfühlst es absichtsvoll und bewusst. Natürlich ist beim Üben zu beachten, dass sowohl das Maß der Dehnung als auch das der Aktivierung entsprechend gewählt wird. Die Dehnung geht sanft bis an die Grenze heran, wobei gilt: Lieber zu wenig als zu viel! Es geht nicht darum, die Zähne zusammenzubeißen oder irgendeinen Leistungsanspruch zu erfüllen. In dieses Muster verfallen die meisten immer wieder sehr schnell – wenn du dich dabei erwischst: bitte entspannen.

Die Atmung nutzen

Eine große Hilfe für dieses Entspannen kann die Atmung sein. Ich empfehle dir, in den Anfängen mit PEIoga deine Atmung immer wieder zu beobachten und auch gern etwas tiefer werden zu lassen, aber dennoch ruhig und gelassen. Stellst du fest, dass du sehr schnell atmest oder gar den Atem anhältst, kannst du dich bewusst wieder in eine stimmige innere Haltung bringen. Das ruhige und etwas tiefere Atmen kann dich auch unterstützen, immer mehr ins Fühlen zu kommen und deine Körperwahrnehmung zu schulen. Du solltest hierbei die innere Haltung einnehmen, in die Verspannung oder den Schmerz hineinzuatmen. Verwechsle das nicht mit der Idee, die Beschwerden wegzuatmen, denn dies würde wieder eine Bewertung oder gar einen Widerstand erschaffen.

Die Atmung soll dich anfangs dabei unterstützen, das praktische Integrieren umzusetzen. Wenn du dann das Fühlen verstanden hast, eben auch im ganz praktischen Sinne, dann empfehle ich dir natürlich, immer darauf deine Aufmerksamkeit zu lenken und das Beobachten des Atems nur dann zu nutzen, wenn du merkst, dass du Widerstand aufbaust. Wenn du nämlich im Fühlen bist, gleicht sich die Atmung ganz von selbst an und optimiert den Prozess. Ein fühlender Mensch atmet ganz von allein sehr ruhig und etwas tiefer. Vor allem atmet er eher in den Bauch. Darauf kannst du anfangs auch etwas achten. Eine etwas tiefere Bauchatmung entspannt und zentriert, macht eher präsent und beruhigt den Verstand.

Noch eine Anmerkung dazu: Bei der Bauchatmung wölbt sich bei der Einatmung zunächst der Bauch etwas nach vorn, da sich das Zwerchfell nach unten zieht. Danach erst füllt sich die Lunge weiter nach oben und außen, wobei sich der Brustkorb öffnet und damit weitet. Bei der Ausatmung ist das umgekehrt: Zuerst senkt sich der Brustkorb, und danach zieht sich der Bauch wieder nach innen.

Allein und mit Partner üben

Viele Übungen kannst du allein machen, andere sind als Partnerübungen konzipiert. Für sie gilt Folgendes: Einer ist jeweils der Übende, der Aktive – der Einfachheit halber nenne ich ihn A – der andere – B – unterstützt und begleitet ihn, er übernimmt die

Führung und bewegt den Körper von A, sodass dieser sich ganz entspannen kann. A bestimmt, wie weit die Dehnung gehen soll, sodass er die sich zusätzlich aufbauende Spannung und ein eventuelles leichtes Schmerzempfinden noch gut zulassen kann. Wichtig ist, dass A trotz äußerer Anspannung innerlich entspannt bleiben und den Prozess zulassen kann. Ihr solltet ausmachen, dass A ein Zeichen gibt, wenn die Grenze der Dehnung erreicht ist, das heißt, wenn ein mäßiges Ziehen in der gedehnten Muskulatur entsteht, das bis hin zu einem leichten Schmerzgefühl gehen kann, das aber eben noch gut und entspannt zugelassen werden kann. Das Wichtigste – und das kann ich nicht oft genug wiederholen – ist das Wahrnehmen, Zulassen und Erfühlen. Wenn beide Partner mit den Grundlagen vertraut sind, macht das die Sache leichter – und tief greifender.

B stellt oder setzt sich immer möglichst so hin, dass auch er sich gut entspannen kann. Es hat sich bewährt, dass er das eigene Körpergewicht nutzt, um sich das Gegenhalten zu erleichtern.

A und B sind ein Team. Besonders B achtet darauf, dass er stets in gutem Kontakt mit A ist und wahrnimmt, wie es dem Übenden geht. B achtet auch darauf, dass A sich nicht übernimmt, und erinnert ihn gegebenenfalls immer wieder daran, sich innerlich zu entspannen, zu spüren und zu fühlen.

Bei den Soloübungen gilt ebenfalls das Wahrnehmen, Zulassen, Erfühlen. Die Positionen sind so gewählt, dass die Aktivierung des Muskelmeridians entweder durch das Halten des eigenen Körpergewichts entsteht oder durch ein selbständiges Gegenhalten, sodass niemals zu viel Eigenspannung der restlichen Muskulatur nötig ist.

Die Aktivierung wird etwa 20 bis 30 Sekunden durchgeführt, außer es wird anders angegeben. In dieser Zeit wird sich in der Regel eine Spannungsänderung einstellen, die A (und mit etwas Erfahrung natürlich auch B) wahrnehmen kann. Möglicherweise kann es auch etwas länger dauern als 20 oder 30 Sekunden, oder es geht schneller bei jemandem, der schon viel geübt hat. Manche Menschen tun sich anfangs aber auch schwer, eine Veränderung überhaupt wahrzunehmen. Als Richtwert sind daher die 20 bis 30 Sekunden ideal. Die Aktivierung wird dreimal durchgeführt, auch das ist natürlich nur eine Orientierung.

Ich gebe jeweils an, bei welchen Beschwerden sich die Übungen bewährt haben. Letztlich hat natürlich jedes Symptom seine individuelle Ursachenkonstellation. Von daher sind die Aussagen prinzipiell als Möglichkeit zu verstehen. Es sind unzählige weitere Anwendungen möglich, die ich nicht alle im Einzelnen aufzählen kann. Mit einem Zuwachs an persönlicher Erfahrung ergeben sich weitere Varianten, wie mir auch Kursteilnehmer immer wieder bestätigen.

Die Übungen im Alltag

Wenn du keine konkreten Beschwerden hast und du die Übungen nutzen willst, um deine Beweglichkeit und deine Muskeleffizienz zu steigern und möglichen Beschwerden vorzubeugen, empfehle ich dir den PEIoga-Sonnengruß als Grundprogramm, das du durch weitere Basisübungen, die dich ansprechen, ergänzen könntest. Ein solches Übungsprogramm kannst du täglich anwenden, ab etwa 15 Minuten wird es effizient. Aber auch wenn du dir ein- bis zweimal in der Woche eine halbe Stunde dafür Zeit nimmst, wirst du davon nachhaltig profitieren. Natürlich schadet es nicht, sich auch länger Zeit einzuräumen.

Hast du leichtere Beschwerden in einem bestimmten Körperbereich, ist ein solches Alltagsprogramm ebenfalls sinnvoll. Möglicherweise ergibt sich eine Linderung oder gar Auflösung deiner Symptome schon dadurch. Natürlich ist es sinnvoll, zudem schwerpunktmäßig die Übungen zu nutzen, die speziell für die entsprechende Muskelkette geeignet sind. Bei sanftem Üben kannst du die Übungen prinzipiell wieder täglich machen. Bist du schon etwas fortgeschritten und praktizierst eine spezielle Übung sehr intensiv, so ist es sinnvoll, immer ein bis zwei Tage mit dieser Übung auszusetzen, da der Körper eine Art Regenerationsphase benötigt, in der es zu Umbauprozessen kommt. Dies kann sich auch in einer Art Muskelkater zeigen oder im Einzelfall mit einer vorübergehenden Beschwerdeverstärkung.

Hast du konkrete schwerwiegende Beschwerden, solltest du ein eventuelles Üben unbedingt mit einem Arzt oder Therapeuten ansprechen. Die Übungen ersetzen keine ärztliche oder sonstige fachliche Abklärung. Besonders wichtig ist daher, sie vor allem bei bestehenden Beschwerden sehr sanft durchzuführen. Manchmal werden Schmerzsignale verstärkt, was ein besonders umsichtiges Herangehen an die persönliche Grenze erfordert. Lieber solltest du jeweils mehrere sanfte Wiederholungen machen.

Insgesamt kannst du mit einiger Erfahrung, mit Bedacht und einer geschulten Körperwahrnehmung die Übungen sehr gezielt anwenden und im optimalen Falle damit eine bestehende Problematik selbständig bei dir auflösen. Denn du wirst mit der Zeit sehr wohl erspüren, wie du von den Übungen am meisten profitierst.

Übungen für den hinteren Muskelmeridian

Der hintere Muskelmeridian verläuft von der Fußsohle über die Beine, das Gesäß, den Rücken und Nacken bis über den Schädel nach vorn zur Stirn.

Ischioübung

Leitstruktur: hintere Oberschenkelmuskulatur
Die hier angesprochenen ischiocruralen Muskeln entspringen vom sogenannten Sitzbein (Becken) und setzen innen *(musculus semitendinosus* und *musculus semimembranosus)* beziehungsweise außen *(musculus biceps femoris)* am Unterschenkel an.

Anwendungsmöglichkeiten und Nutzen
Diese Übung dient dazu, Spannungen und funktionale Verkürzungen in den Beinen (Wadenmuskulatur, hintere Oberschenkelmuskulatur), dem Gesäß beziehungsweise der Hüfte, dem Rücken, der Schulter-Nacken-Region zu lösen und sogar Spannungskopfschmerzen zu lindern. Ebenso dient sie dazu, eine sogenannte Ischialgie des hinteren Beinbereichs zu lösen. Sie vitalisiert außerdem den Blasenmeridian entsprechend der Traditionellen Chinesischen Medizin (TCM).

Partnerübung
- A legt sich auf den Boden und entspannt sich. B nimmt eines der Beine und führt es gestreckt in Richtung Oberkörper (E), so weit, bis A das Signal gibt, dass die Grenze erreicht ist. Ein Ziehen kann hier zum Beispiel im Rücken entstehen, ebenfalls in der Wade, dem Oberschenkel oder der Kniekehle.

PEloga-Training – die Basisübungen

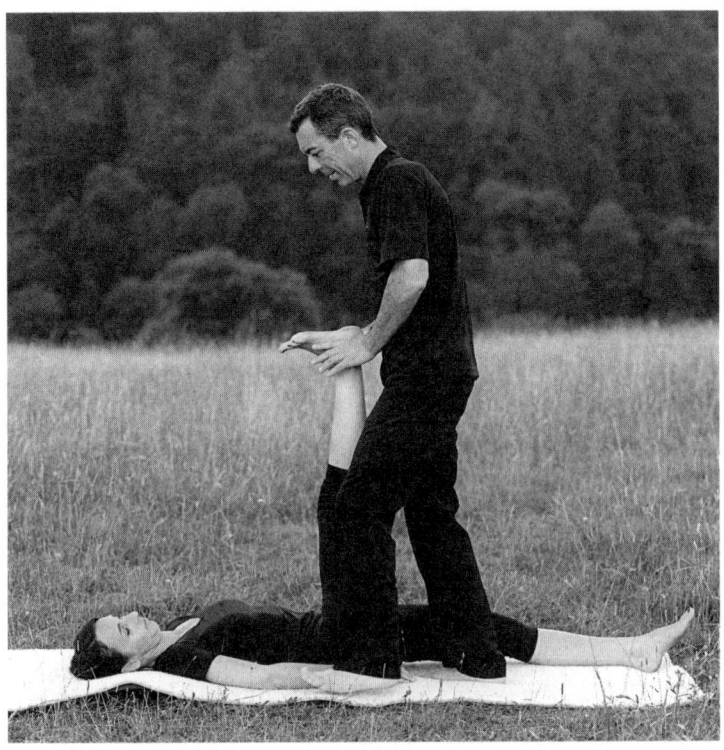

- B stellt sich so hin, dass er die Ferse von A mit seinen Händen bei sich etwa in Höhe des Beckens hält oder sie direkt bei sich am Körper anlegt.
- Nun beginnt A Spannung im Bein aufzubauen, er drückt gegen B, allerdings ohne ihn wegzudrücken (P).
- Das Fußgelenk bleibt bei dieser Basisübung entspannt und etwa in rechtem Winkel zur Beinlinie.
- Das Kniegelenk ist durchgestreckt. Dies macht die Übung besonders effizient, da hierdurch die Spannungsrezeptoren in den Sehnen der Ober- und Unterschenkelmuskulatur, die sich in der Kniekehle überkreuzen, stimuliert werden.
- A ist entspannt und nimmt wahr, erfühlt, lässt zu (I).

Soloübung

- Allein kannst du diese Variante an einem Türrahmen durchführen. Dabei legst du dich in die offene Tür und streckst ein Bein nach oben an den Türrahmen, der nun für dich der »Partner« ist.
- Für die Durchgänge zwei und drei rutschst du gegebenenfalls einfach mit dem Körper etwas nach vorn, bis du deine Grenze erneut erreicht hast.

Der Test

- Nachdem mit dem ersten Bein dreimal die PEIoga-Aktivierung durchgeführt wurde, schließt A die Augen. Das aktivierte Bein wird oben gehalten. Nun hebt B das bisher abgelegte Bein etwa fünf Zentimeter von der Unterlage ab und lässt das aktivierte Bein ganz langsam nach unten sinken.
- A soll darauf achten, wann er wahrzunehmen meint, dass sich beide Beine auf gleicher Höhe befinden. Er darf nicht hin-

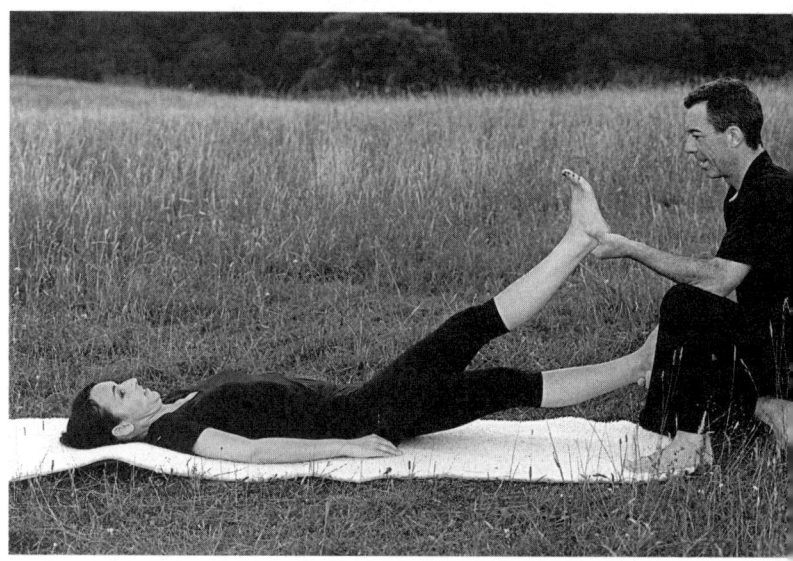

schauen, sondern nur spüren. Sind die Beine nach seiner Wahrnehmung auf gleicher Höhe, gibt er B Bescheid.
- Wenn du die Übung am Türrahmen gemacht hast, lass nun beide Beine ausgestreckt liegen und nimm wahr, ob sie sich unterschiedlich anfühlen.

Testauswertung – bitte erst nachher lesen
In der Regel gibt es einen eindrücklichen Abstand der beiden Beine, wenn A meint, sie wären gleich hoch. Soloübende haben oft das Gefühl, dass ein Bein in den Boden sinkt. Dies liegt daran, dass sich die Grundspannung der Muskulatur des aktivierten Beines deutlich verringert hat. Das Gehirn hat nun eine ganz neue Information der Spannungssensoren zu verarbeiten, und die subjektive Wahrnehmung verändert sich dadurch sehr eindrücklich.

Obwohl ich diese Übung schon viele hundert Male gemacht habe, bin auch ich immer wieder verblüfft. Sie zeigt sehr eindrücklich, wie subjektiv und gefiltert unsere Körperwahrnehmung ist, und zum anderen aber auch, wie schnell und effektiv man eine Spannungsregulation herbeiführen kann.

Ischioübung als Soloübung im Stehen

Soloübung
- Du stellst dich aufrecht hin, Füße etwa schulterbreit.
- Nun senkst du den Oberkörper nach vorn und unten und lässt dabei die Wirbelsäule lang und durchgestreckt (E). Dabei ziehst du gewissermaßen mit dem Oberkörper die Beinmuskulatur in die Länge, die durch das Halten des Oberkörpers gleichzeitig aktiviert wird (P). Die Beine sind dabei durchgestreckt, und du kannst, wenn du die Übung im Laufe der Zeit etwas intensivieren magst, die Beine noch zusätzlich über die Kniekehlen nach hinten spannen.

silent·touch ganz praktisch

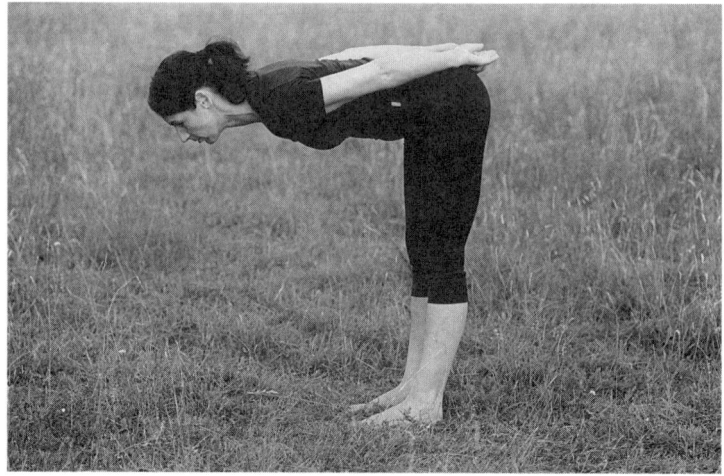

- Die Arme können auf dem Rücken abgelegt oder als etwas schwierigere Variante nach vorn ausgestreckt werden.
- Du lenkst deine Aufmerksamkeit in die Beine und den Rücken und überall dahin, wo etwas reagiert. Du lässt alles da sein und erfühlst all das, was du wahrnimmst (I).

Wadenübung

Leitstruktur: Wadenmuskulatur
Die beiden wichtigsten Wadenmuskeln sind der Schollenmuskel *(musculus soleus)* und der zweiköpfige Wadenmuskel *(musculus gastrocnemius)*. Die Achillessehne ist ihr gemeinsamer Sehnenteil, der am Fersenbein ansetzt und dadurch eine enorme Hebelwirkung auf das Sprunggelenk hat.

Anwendungsmöglichkeiten und Nutzen
Diese Übung ist hervorragend geeignet, um Wadenspannungen und -krämpfe zu lösen und ihnen vorzubeugen. Sie löst verschie-

dene Spannungs- und Schmerzreaktionen in den Beinen und im Rücken und fördert nachhaltig die Sprungkraft. Sie lohnt ebenso bei Fersensporn, Achillodynie (Schmerzsyndrom der Achillessehne) und verschiedenen Fußsohlenbeschwerden. Auch sie vitalisiert den Blasenmeridian entsprechend der TCM.

Soloübung
- Ein Bein wird nach hinten gestellt, sodass die Wade gedehnt wird. Das Knie ist durchgestreckt. Die große Zehe des hinteren Fußes schaut geradeaus in deine Blickrichtung, ein ausgestellter Fuß würde einen anderen Muskelmeridian ansprechen. Das vordere Bein ist das Spielbein und sollte so locker, wie die Übung es zulässt, gehalten werden.

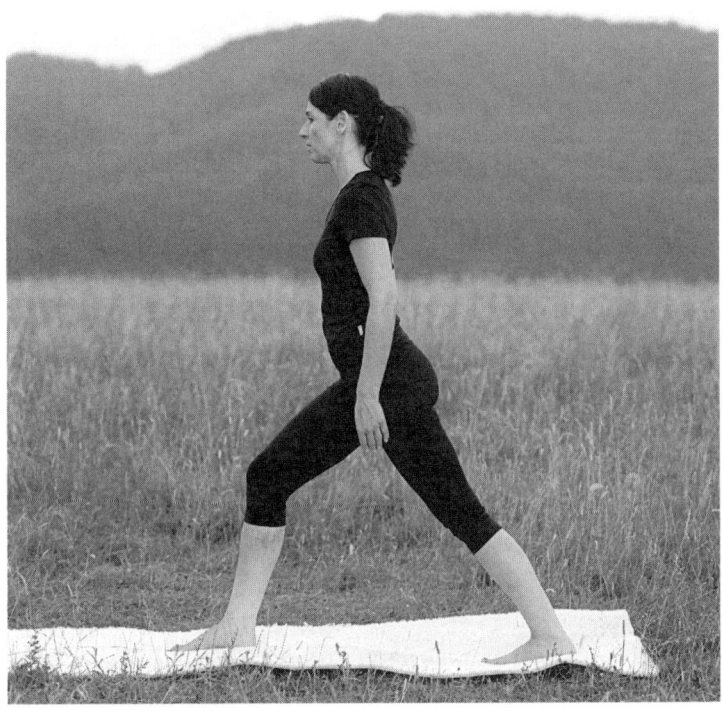

- Mit dem hinteren Bein gehst du so weit in Dehnung, bis die Grenze erreicht ist (E). Da die Muskulatur dein Körpergewicht in dieser Stellung halten muss, ist sie bereits mäßig aktiviert (P).
- Um die Übung zu intensivieren, kannst du mit dem Fußballen des hinteren Fußes sanft Spannung in den Boden geben. Das Bein bleibt durchgestreckt. Zusätzlich kannst du bewusst in die Kniekehle etwas Spannung nach hinten geben (P+).
- Nun geht es wieder darum, die Spannung und jegliche sonstige Reaktion wahrzunehmen und zu fühlen (I).
- Dreimal für etwa 20 bis 30 Sekunden aktivieren, dann zur anderen Seite üben, oder auch abwechselnd.

Gesäß-Rücken-Übung

Leitstruktur: tiefe Gesäß- und Rückenmuskulatur
Die tiefe Gesäßmuskulatur ist das Bindeglied der hinteren Beinkette mit der teils längs an der Wirbelsäule verlaufenden Rückenmuskulatur.

Anwendungsmöglichkeiten und Nutzen
Überspannungen des hinteren Muskelmeridians können auch zu Rückenbeschwerden führen, die mit dieser Übung gelöst werden können. Weiterhin kann sie sich positiv auf Verdauungsstörungen auswirken und Reiz- und Schmerzphänomene lösen, beispielsweise in der Leistenregion und an den Adduktoren. Ein Adduktor (»Hinführer«) ist ein Muskel zum Heranziehen eines Körpergliedes. Ihre Gegenspieler sind die Abduktoren (»Abspreizer«). Die Adduktoren des Oberschenkels ziehen beispielsweise das abgespreizte Bein zurück in die Ausgangslage. Eine Adduktorenreizung, wie sie beispielsweise bei Fußballern oft vorkommt, ist die Folge entsprechender Verspannungszustände der Gesäßmuskulatur und/oder der Adduktoren. Eine Erklärung hierfür findest du

bei dem noch folgenden Prinzip der schmerzinduzierenden Antagonistenhemmung. Die ebenfalls noch folgende Glutaeusübung komplettiert die Gesäß-Rücken-Übung, sie bezieht sich auf den großen, oberflächlich gelegenen Gesäßmuskel.

Diese Übung vitalisiert den Gallenblasen- und den Nierenmeridian entsprechend der TCM.

Soloübung
- Obwohl diese Übung auch sehr gut im Stehen durchgeführt werden kann, ist es bequemer, sich auf den Rücken zu legen. Du ziehst ein Bein in Richtung deines Oberkörpers und hältst es mit den Händen in Kniehöhe oder an der oberen Schienbeinregion.
- Mit den Händen ziehst du das angewinkelte Bein so weit wie möglich zu dir heran (E). Das zweite Bein sollte locker abgelegt sein und im optimalen Falle nicht nachkommen.
- Nun gibst du mit dem Knie etwas Spannung in die Hände und hältst diese Position etwa 20 bis 30 Sekunden (P). Dabei nimmst du wahr und erfühlst die Reaktionen (I).
- Drei Wiederholungen je Seite im Wechsel.

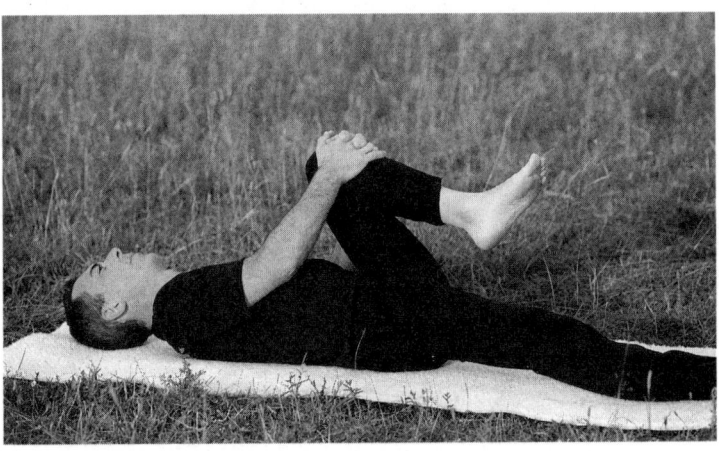

Das Prinzip der schmerzinduzierenden Antagonistenhemmung

Antagonisten sind Gegenspieler. Es sind Muskelpaare, die Bewegungen in jeweils entgegengesetzte Richtungen ausführen. So ist zum Beispiel der allseits bekannte Bizeps des Oberarms der Gegenspieler des Trizeps, der am hinteren Oberarm verläuft. Der Bizeps beugt den Arm im Ellenbogengelenk, der Trizeps streckt ihn. Die Gegenspieler sind aber nicht Gegner im reinen Wortsinne, sondern Kollegen, die das Spiel der harmonischen Körperbewegung spielen. Spannt der eine an, um eine Bewegung in seine Richtung zu vollziehen, so entspannt sich der andere, um dies zuzulassen. Dieses Spiel wird aber letztlich wieder in unserem Gehirn und von unserem Bewusstsein gesteuert, die jegliche Muskelaktivität regulieren.

Wäre beispielsweise der Trizeps verspannt – und hierbei kann es schon reichen, wenn nur eine Muskelfaser betroffen ist – und der Bizeps würde über ein bestimmtes Maß hinaus den Oberarm in seine Richtung ziehen, so würde das den Trizeps, da er nicht weiter nachgeben kann, schädigen. Eine Zerrung oder sogar ein Muskelriss könnten die Folge sein. Um dies zu verhindern und den entsprechenden Muskel zu schützen, bevor so etwas passieren kann, empfinden wir im aktiven (also in diesem Sinne freien) Muskel einen Schmerz, er ist wie ein Warnsignal. Der Schmerz kommt in diesem Sinne nicht aus dem Muskel selbst, sondern aus unserem tieferen Bewusstsein, aus dem Körpergewissen. Als Folge der primären Verspannung des einen Meridians entwickelt sich mit der Zeit meist auch eine sekundäre Verspannung des ursprünglich freien Meridians oder Muskels, sodass wir oft eine generelle Spannungserhöhung vorfinden. Das Prinzip bleibt dennoch wirksam.

Es wirkt auch im Zusammenspiel des vorderen mit dem hinteren Muskelmeridian. So führen zum Beispiel Spannungen oder funktionale Verkürzungen der Bauch- und Beckenmuskulatur zu entsprechenden Reaktionen auf der Gegenseite, in diesem Fall in Form von Schmerzen im unteren Rücken, die sogenannte Lumbalgie. Der klassische Hexenschuss ist zum Beispiel eine Variante davon, er zeigt sich durch Schmerzen im Bereich der Lendenwirbelsäule oder dem Steißbein, also mittig. Der Betroffene hat eine nach vorn oder zur Seite geneigte Körperhaltung, und sobald er versucht, sich aufzurichten und damit die vordere Muskulatur passiv in Dehnung zu bringen, verstärkt sich der Schmerz in der Rückenregion. Die Bandscheiben sind dabei, wie teils immer noch angenommen, nicht der Auslöser, sondern allenfalls Leidtragende dieser anatomisch-physiologischen Konstellation. Bedingt durch die Zugwirkung der Muskulatur auf die Wirbelkörper entsteht nämlich Druck auf die Bandscheiben, die dann nicht vorfallen, wie es der Begriff Bandscheibenvorfall suggeriert, sondern regelrecht aus ihrer natürlichen Position herausgequetscht werden. Wir werden dem Thema zum Beispiel auch bei der noch folgenden Psoasübung wiederbegegnen. Folgendes Schaubild soll die Situation veranschaulichen:

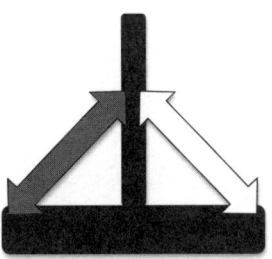

Der liegende Balken stellt das Becken dar, der stehende die Wirbelsäule. Für entsprechende Gelenksituationen würde die Muskulatur über das Gelenk zum nachfolgenden Knochen ziehen. Der graue Pfeil symbolisiert den Muskel oder Muskelmeridian, der eine zu hohe Grundspannung hat, also funktional verkürzt ist. Der weiße Pfeil symbolisiert den aktiven (funktional freien) Muskelmeridian.

Zieht nun der weiße Pfeil, also Muskel, in seine Richtung und kann der graue Gegenspieler dieser Bewegung aufgrund seiner inneren Verkürzung nicht nachgeben, so empfinden wir im aktiven, hier weißen Meridian einen Schmerz im Sinne eines Warnsignals.

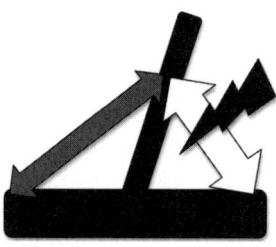

Die nun folgenden Übungen veranschaulichen sehr schön die bereits erwähnten Grundprinzipien, deren Kenntnis die Anwendung des PEIoga und die Arbeit mit der MTD besonders effizient machen.

Übungen für den vorderen Muskelmeridian

Der vordere Muskelmeridian verläuft von den Füßen über die Beine, die Becken- und Bauchmuskulatur, die Zwischenrippenmuskeln, die Brustmuskulatur und die vordere Halsmuskulatur bis zum Mastoid (einem Knochenvorsprung des Schädels, hinter dem Ohr gelegen) sowie zur vorderen Halswirbelsäule.

Rückbeuge

Leitstruktur: vordere gerade Bauchmuskulatur
Der gerade Bauchmuskel *(musculus rectus abdominis)* entspringt an den Vorderflächen der fünften bis siebten Rippenknorpel und damit am Brustkorb sowie am unteren Ende des Brustbeins. Er zieht bis zum vorderen Becken hinunter und setzt an dessen oberen Schambeinhöcker, also vorn mittig, an.

Anwendungsmöglichkeiten und Nutzen
Das Ziel dieser Übung ist das Entspannen und Entkrampfen der Bauchmuskulatur und entsprechender Muskeln der vorderen Muskelkette. Damit werden Rückenschmerzen der unteren Lendenwirbelsäule, insbesondere mittig auftretend, gelöst, biologisch gesehen also überflüssig gemacht. Im optimalen Fall fühlt sich der Rücken nach der Übung leichter und freier an. Wenn du zu intensiv geübt hast oder die Verspannung sehr ausgeprägt ist, verspürst du möglicherweise zunächst eine Schmerzverstärkung, die aber nach einigen Minuten abklingen sollte. Lass das Üben dann insgesamt vorsichtiger angehen.
  Diese Übung vitalisiert überdies den Magen- und den Nierenmeridian entsprechend der TCM.

Soloübung

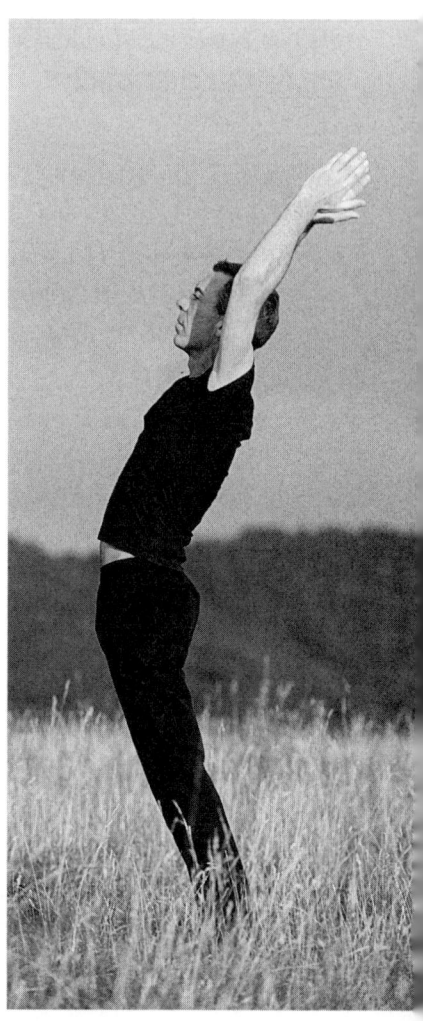

- Du stellst dich schulterbreit hin. Die Arme lässt du einfach hängen oder hebst sie in der Fortgeschrittenenvariante wie auf dem Foto nach oben. Der Kopf sollte nicht nach vorn geneigt und auch nicht überstreckt sein. Zieh das Kinn wie eine Schublade etwas nach hinten, sodass auch der Nacken gestreckt ist. So kannst du auch die vordere Halsmuskulatur, die einen Teil des vorderen Muskelmeridians darstellt, dehnen.
- Nun schiebst du das Becken nach vorn und richtest den Oberkörper auf. Du bewegst ihn nach hinten bis an die Grenze (E). Durch das Halten des Körpergewichtes wird die Bauchmuskulatur automatisch aktiviert (P).
- Nun geht es wieder darum, innerlich entspannt zu bleiben und die Reaktionen wahrzunehmen, zu erspüren und zu fühlen (I).
- Bei dieser Übung empfehle ich, bei allen Wiederholungen nur etwa zehn Sekunden zu halten und beim Üben besonders vorsichtig vorzugehen.

Variante: Soloübung im Knien
- Diese Übung kann auch im Knien durchgeführt werden. Hierbei wird die vordere Oberschenkelmuskulatur besonders aktiviert und gekräftigt, ebenso der Hüftbeuger (siehe auch Psoasübung). Durch das Maß der Rückbeugung des Oberkörpers kannst du mehr oder weniger intensiv üben.
- Achte darauf, den Kopf wie bei der Variante im Stehen zu halten, in gerader Verlängerung der Wirbelsäule.

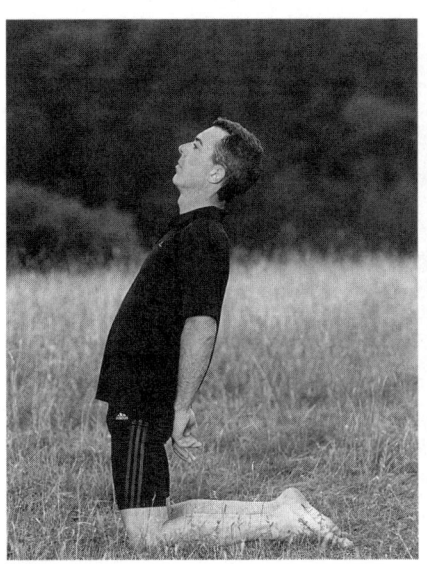
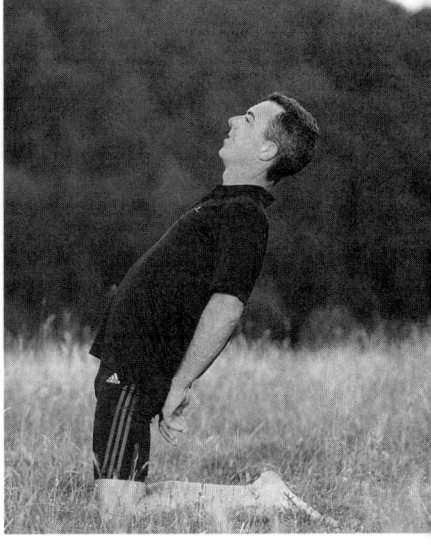

Hinweis
Wenn du dich unsicher fühlst, beispielsweise wegen einer unklaren Bandscheibendiagnose, dann solltest du diese Übung nicht machen. Du musst dich gut und sicher fühlen. Mit einer bestehenden Angst lässt sich schlecht entspannen und auch nicht wirklich integrieren. Und wenn du übst, geh immer ganz sanft an deine Grenze heran. Bist du in einer Behandlung, dann sprich das Üben generell mit deinem Therapeuten ab.

Das Prinzip der funktionalen Schmerzprojektion in ein Gelenk

Bevor wir zu den weiteren Übungen kommen, sei ein zusätzliches Prinzip erklärt, das beim Üben dann spürbar werden kann. Entsprechend dem Prinzip der schmerzinduzierenden Antagonistenhemmung wirkt das Prinzip der Gelenkschmerz-Projektion. Hierbei wird bei einer funktionalen Störung eines Muskels oder des entsprechenden Meridians ein Schmerzsignal über das Bewusstsein in das dazugehörige, also von dieser Muskulatur bewegte Gelenk projiziert. Aus meiner Sicht sehr eindrucksvoll wirkt dieses Prinzip am Kniegelenk, mit dem viele Menschen ihre Probleme haben. Das Prinzip erklärt, warum bei vielen Arthroskopien (Kniespiegelungen) trotz ausgeprägter Beschwerden keine oder nur geringe strukturelle Schäden zu finden sind. Andererseits erklärt es auch, warum viele Menschen schmerzfrei sind, obwohl man eine fortgeschrittene Arthrose nachweisen kann. Sie haben dann einfach keine Störungen in der Muskelfunktion oder sie wurde bereits behoben. Es kommt auch immer wieder vor, dass bei einem Menschen das eine Knie stärker strukturell geschädigt ist als das andere, aber das so gesehen gesündere mit mehr oder überhaupt mit Schmerzen behaftet ist. Zusammengefasst heißt das: Der Schmerz kommt nicht aus dem Gelenk, sondern wird im Gelenk empfunden. Die Ursache liegt in der muskulären Störung. Am Knie ist dabei oft sehr einfach zu unterscheiden, welcher Muskel nun die Hauptrolle des Problems darstellt.[21]

Knieübung

Leitstruktur: vordere Oberschenkelmuskulatur
Die funktional wirksamen Muskeln des vorderen Oberschenkels haben ihren Ursprung an den beiden vorderen oberen Darmbeinstacheln des Beckens, die oberhalb des Drehpunktes des Hüftgelenks liegen. Dies ist der Grund dafür, weshalb bei der folgenden Übung die Rückbeugung des Oberschenkels eine besondere Wichtigkeit bekommt.

Anwendungsmöglichkeiten und Nutzen
Diese Übung ist ein wahres Wunderwerkzeug sowohl für bestehende Knieprobleme als auch zur Vorbeugung. Hervorragend geeignet auch für Sportler (Skifahrer, Fußballer, Radfahrer, Läufer ...) vor und nach der Belastung. Da diese Übung sich allgemein lösend auf den vorderen Muskelmeridian auswirkt, beugt sie natürlich auch Rückenproblemen vor beziehungsweise hilft diese zu lösen oder zu lindern. Sie vitalisiert den Magenmeridian und den Milz-Pankreas-Meridian entsprechend der TCM.

Partnerübung
- A legt sich bäuchlings auf den Boden oder eine Liege. B führt einen der beiden Unterschenkel vorsichtig in Richtung Gesäß bis an die für A spürbare Grenze (E). Das Becken von A sollte nicht nach oben ausweichen. Gegebenenfalls hält B mit einer Hand etwas dagegen. Kann B schon zu Beginn den Unterschenkel bis zum Gesäß führen, so kann unter das Knie ein Kissen positioniert werden, um den Dehnungsgrad etwas zu erhöhen.
- B hält den Fuß in Knöchelhöhe, und A baut Aktivität im Bein auf (P).
- In der Regel lösen oder verringern sich eventuelle Spannungs- oder Schmerzreaktionen an Knie, Oberschenkel oder auch Rücken innerhalb der üblichen 20 bis 30 Sekunden. Nach der

silent·touch ganz praktisch

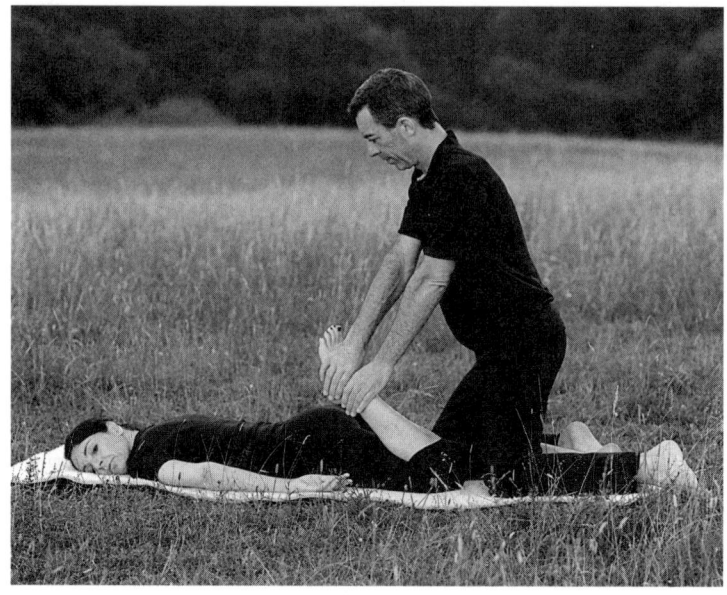

kurzen Pause kann die nächste Aktivierung (oft mit deutlich mehr Beweglichkeit) durchgeführt werden.
- Die Wirkung tritt umso schneller ein, je bewusster A die Reaktionen zulässt, erspürt und erfühlt (I).
- Dreimal je Bein aktivieren, bei bestehenden Beschwerden weniger intensiv und dafür öfter.

Anmerkung
Diese Übung ist in ihrem Grundprinzip weithin bekannt. Allerdings wird sie leider meist sehr ineffizient durchgeführt, indem der Oberschenkel zum Beispiel im Stehen schräg nach vorn gerichtet wird. Da die Oberschenkelmuskulatur wie bereits erwähnt oberhalb des Hüftgelenksdrehpunktes ansetzt, führt ein Nach-vorn-Beugen des Oberschenkels zu einer Verkürzung der Muskulatur. Um eine effiziente und wirkungsvolle Vordehnung zu erreichen, muss der Oberschenkel nach hinten gebeugt werden oder

zumindest annähernd in Linie mit dem Oberkörper gehalten werden. Dies macht einen enormen Unterschied aus, nur so kann eine effektive Spannungsregulation erfolgen.

Soloübung
Allein kann diese Übung sehr gut mit Hilfe eines Handtuchs durchgeführt werden. Oder auch nur mit den eigenen Händen. Hierbei ist wiederum zu beachten, sich im Bereich des Oberkörpers nicht unnötig zu verspannen.

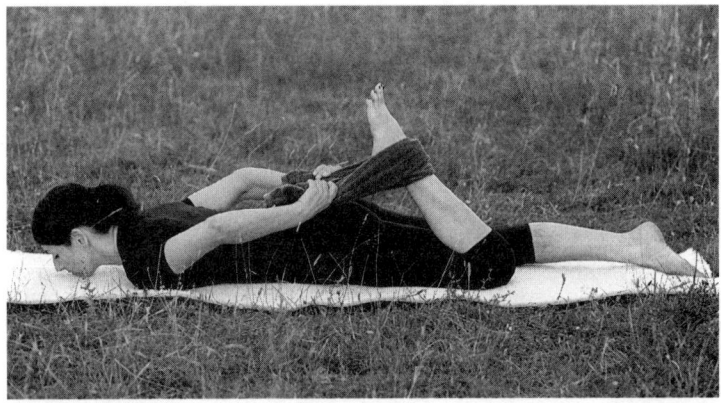

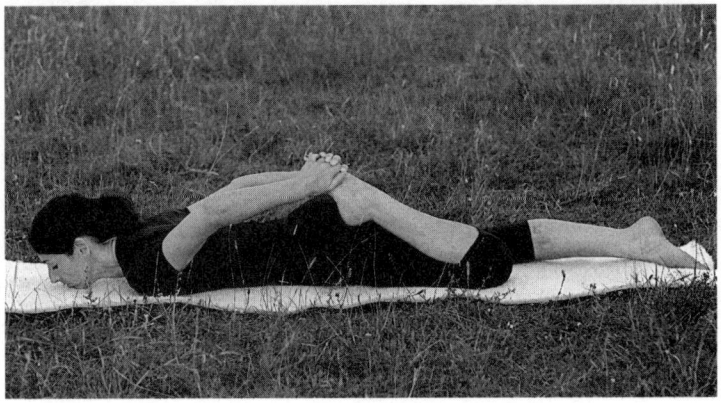

Knieübung im Stehen

Soloübung
- Der Oberschenkel wird in Linie des Oberkörpers gehalten oder tendenziell nach hinten gestreckt. Du kannst dich dabei natürlich auch irgendwo festhalten.
- Für Fortgeschrittene und praktizierende Yogis kann es gleichzeitig eine wunderbare Gleichgewichtsübung werden, wenn der gegenseitige Arm nach vorn ausgestreckt wird.
- Die schwierigste Variante ist es, zusätzlich die Ferse anzuheben und nur noch auf dem Fußballen zu stehen.

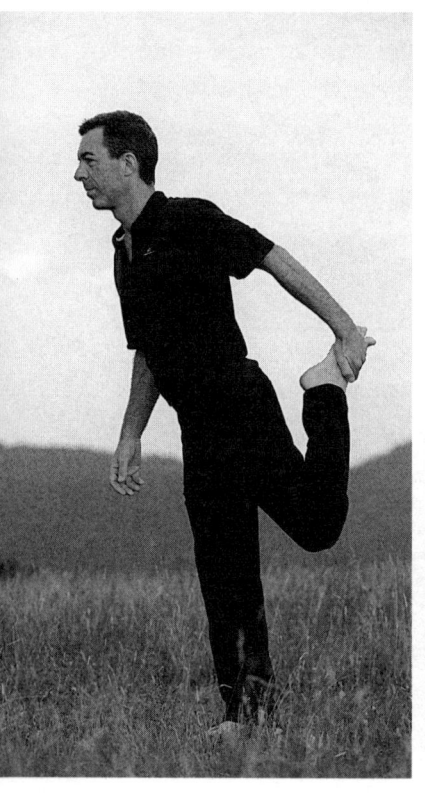
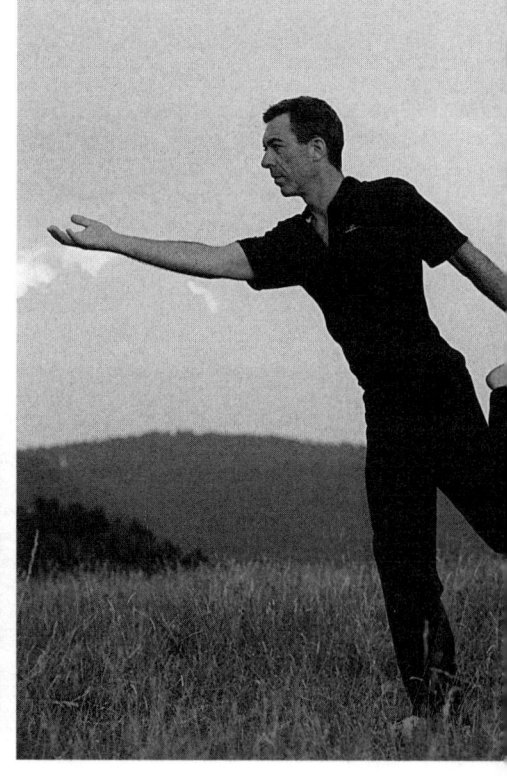

Der seitliche Muskelmeridian

Der seitliche Muskelmeridian verläuft beginnend an den Füßen seitlich über das Bein und die Flanken des Oberkörpers bis zum seitlichen Hals. Bei nach oben gestrecktem Arm zeigt sich ein weiterer Meridian auf der Armkette, der sich bis in die Finger zieht. Wir werden ihn bei der Flankenübung, dem Dreieck trainieren. Die folgende Übung bezieht auch eine diagonale Kette, vertreten durch den großen Gesäßmuskel, mit ein.

Glutaeusübung

Leitstruktur: Schenkelbindenspanner *(tractus iliotibialis)* und großer Gesäßmuskel *(musculus glutaeus maximus)*
Die Anatomie des großen Gesäßmuskels und die Vielfalt seiner Ursprungsstellen ist sehr komplex, ebenso seine verschiedenen Funktionen. Grob gesagt zieht er ausgehend von der Becken-Gesäß-Region schräg zur Außenseite des Oberschenkels und reicht dort gemeinsam mit dem Schenkelbindenspanner in die Schenkelbinde, einer massigen Sehnenplatte hinein, die wiederum seitlich am Schienbein ansetzt. Den Gesäßmuskel und diese Sehnenplatte nutzen wir hier über deren Dehnung als Stimulationsregion.

Anwendungsmöglichkeiten und Nutzen
Da der Schenkelbindenspanner ebenso wie die Schenkelbinde und der große Gesäßmuskel vielseitige Funktionen hat, wirken sich entsprechende Störungen auch unterschiedlich aus. So kann durch eine Spannungslösung auch verschiedenartig positiv Einfluss genommen werden: Rückenschmerzen, seitliche Ischialgie, Hüftblockierung und Schmerzen der Hüftregion werden gelindert, ebenso Beschwerden, die einer Hüftarthrose zugeordnet werden, Leistenschmerzen und Probleme mit den Oberschenkel-

adduktoren oder auch sogenannte Schambeinentzündungen, unter denen typischerweise Fußballer oft leiden, sie alle können mit etwas Geduld gelöst werden.

Interessanterweise können auch, bedingt durch die Beteiligung am seitlichen Muskelmeridian, Schulterprobleme, die sich durch eine schmerzhafte Störung beim Armheben (Elevation) zeigen, behoben werden. Die Übung vitalisiert vornehmlich den Gallenblasenmeridian entsprechend der TCM.

Partnerübung
- A legt sich auf den Boden oder eine Liege und stellt ein Bein über das andere liegende Bein, etwa in Kniehöhe.
- B dehnt das nun aufgestellte Bein (E) nach innen bis an die Grenze, während A sich entspannt.
- A aktiviert dann das gebeugte Bein in Richtung der Gegenseite, während B dagegenhält (P). A fühlt und nimmt wahr (I).
- Je Aktivierung etwa 20 bis 30 Sekunden, dreimal, dann die andere Seite üben.

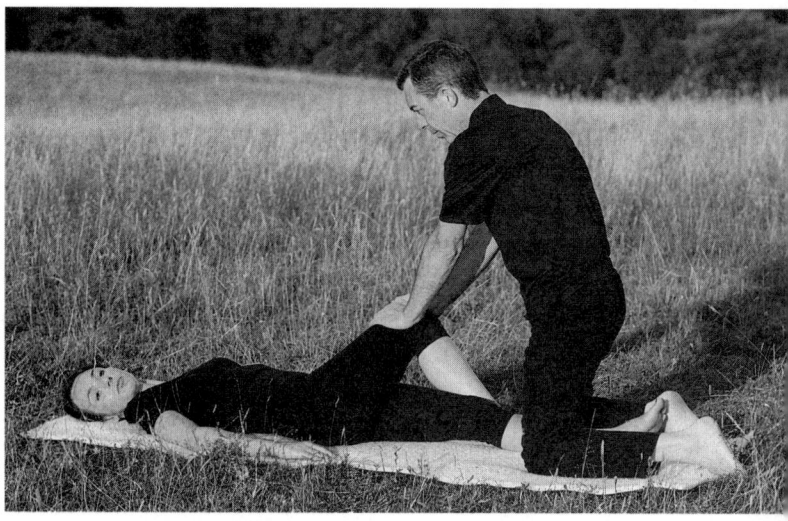

PEloga-Training – die Basisübungen

Soloübung
- In der gleichen Ausgangslage wie bei der Partnerübung hältst du selbst mit der Hand die Gegenkraft zum Bein.
- Achte darauf, dass du dich dabei nicht unnötig verspannst.

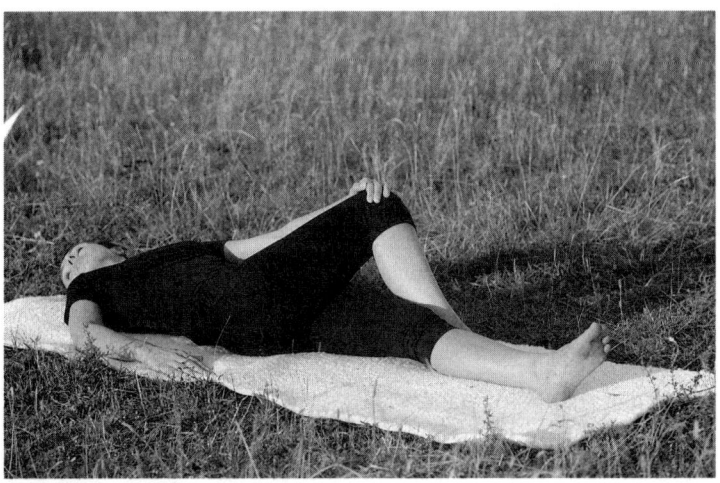

Flankenübung (Dreieck)

Leitstruktur: seitliche Rumpfmuskulatur
Mit dieser Übung trainieren wir den seitlichen Muskelmeridian, der sich unter anderem zusammensetzt aus der seitlichen Beinkette, in diesem Falle auch der Schenkelbinde und des Gesäßmuskels in seitlicher Längsrichtung, der schrägen Bauchmuskulatur *(musculus obliquus externus* und *musculus internus abdominis)*, des vorderen Sägezahnmuskels *(musculus serratus anterior)*, des kleinen und großen Brustmuskels *(musculi pectoralis minor et major)*, des großen Rückenmuskels *(musculus lattisimus dorsi)* sowie einiger tiefer gelegener Schultermuskeln und der äußeren, kleinfingerseitigen Armkette.

Anwendungsmöglichkeiten und Nutzen

Vielseitige Einschränkungen kann diese Übung lösen: Rückenspannungen, seitliche Ischialgie, auch Hüftprobleme, Flankenspannungen, diverse Schulterprobleme, Nackenspannungen, allgemeine Bewegungseinschränkungen. Sie vitalisiert den Gallenblasenmeridian sowie bedingt durch die Armhaltung den Dünndarm- und den Herzmeridian entsprechend der TCM.

Soloübung

- Zunächst stellst du dich aufrecht hin. Dann stellst du einen Fuß seitlich aus. Du bringst die gegenseitige Flanke in Dehnung bis an die Grenze, wobei der seitgleiche Arm, soweit es dir möglich ist, über den Kopf ausgestreckt wird. Dabei schaut der Trizeps des Oberarmes und damit auch der kleine Finger nach oben.
- Achte darauf, dass du nicht nach vorn ausweichst, sondern wirklich eine echte Seitneigung ausführst, in der die Flankenregion in eine für dich maximale Dehnung kommt (E).
- Durch das Halten des Körpergewichtes und des Arms entsteht automatisch eine Aktivierung (P). Wieder bewusstes Wahrnehmen und Fühlen (I).

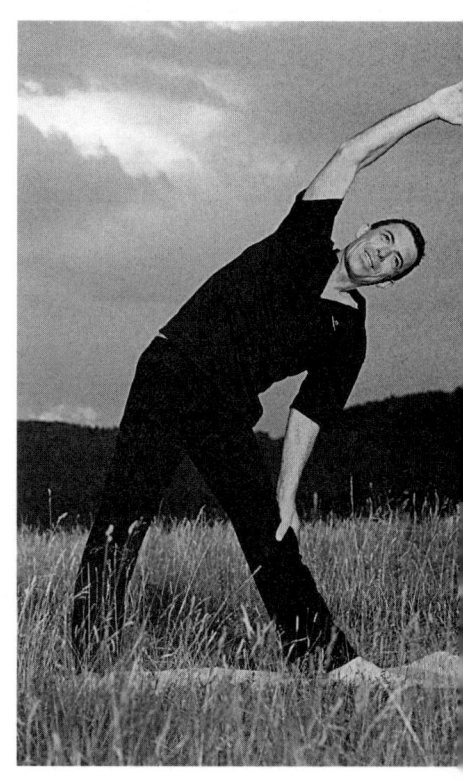

Der tiefe Muskelmeridian

Die tiefe Muskelkette verläuft von der vorderen unteren Wirbelsäule, vom Darmbein und dem vorderen unteren Darmbeinstachel durch das Becken zum Rollhügel *(trochanter minor)* an der oberen Innenseite des Oberschenkels. Funktional zugehörig sind auch die Adduktoren des Oberschenkels *(musculi adductores magnus, brevis et longus, musculus pectineus)*, die an der gesamten Innenseite des Oberschenkels ansetzen, sowie der *musculus gracilis*, der am oberen inneren Unterschenkel ansetzt. Ihren Ursprung haben sie am unteren Becken. Je nach Körperhaltung und Bewegung fungiert diese Kette als Teil des hinteren oder auch des vorderen Muskelmeridians. Bei bestimmten Bewegungen können sie sehr wohl auch als eigenständiger Meridian betrachtet werden.

Psoasübung

Leitstruktur: Lenden-Darmbeinmuskel, »Großer Hüftbeuger« *(musculus iliopsoas)*
Der große Lendenmuskel *(musculus psoas)* entspringt von den Seitenflächen des zwölften Brustwirbelkörpers, den ersten vier Lendenwirbelkörpern und den Querfortsätzen des ersten bis fünften Lendenwirbelkörpers. Er vereinigt sich mit dem Darmbeinmuskel *(musculus iliacus)* und gelangt wie beschrieben durch die Muskelpforte zum kleinen Rollhügel an der Innenseite des Oberschenkelknochens, an dem er ansetzt.

Anwendungsmöglichkeiten und Nutzen

Eine Verkürzung und Verspannung der tiefen Muskelkette führt in erster Linie zu Rückenschmerzen im Lendenwirbelbereich, die wie ein breiter Balken quer über den Rücken strahlen, aber auch zu Problemen an weiter oben gelegenen Rückenpartien. Natürlich können sie auch einseitig sein. Oft spielen Verdauungsprobleme oder Störungen der Organe des Beckens bei Beschwerden an diesem Muskel eine ursächliche Rolle. Mit dieser Übung können die Muskelprobleme gelöst werden, sie hat aber auch eine positive Rückwirkung auf die organischen Störungen. Ich empfehle sie sehr, denn wenn dieser Meridian blockiert ist, entstehen vielerlei Beschwerden, die sich auf den ganzen Körper auswirken. Sie vitalisiert den Lebermeridian, den Milz-Pankreas-Meridian sowie das Konzeptions- und Lenkergefäß entsprechend der TCM, was auch beschriebenen Sachverhalt erklärt.

Soloübung
- Knie dich mit einem Bein auf den Boden. Den Oberkörper hältst du aufrecht. Den Fuß des zweiten Beines stellst du so weit wie möglich nach vorn ab. Achte darauf, dass es als Spielbein im weiteren Verlauf sowohl entspannt bleiben kann als auch möglichst weit nach vorn reicht.

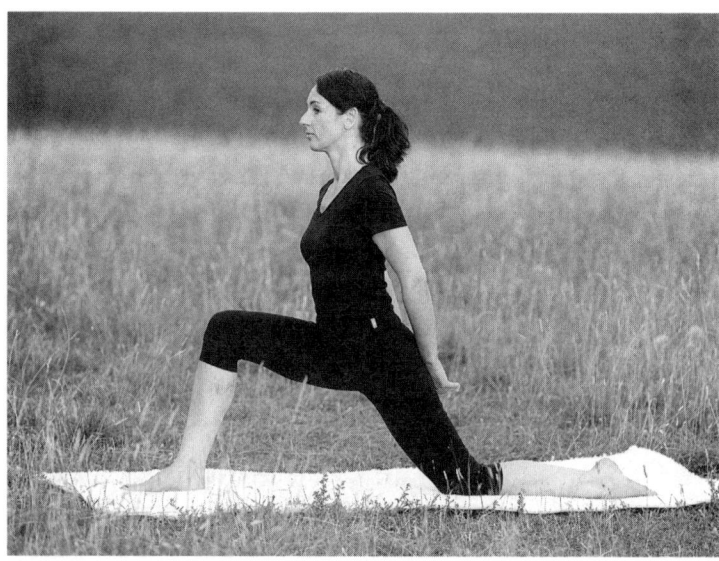

- Nun führst du dein Becken nach vorn und dehnst dadurch die Leiste (E). Die Arme kannst du entweder hängen lassen, an der Rückseite ablegen oder auch nach oben ausstrecken.
- Durch dein Körpergewicht entsteht automatisch eine Aktivierung des entsprechenden Meridians (P). Diese kannst du noch verstärken, indem du das hintere Knie sanft nach schräg vorn unten drückst (P+).
- Vor allem geht es nun wiederum um das Zulassen, Erspüren und Fühlen aller entstehenden Körperreaktionen (I), bis sie sich lösen oder schwächer werden.

Die Muskelmeridiane des Schulter-Nacken-Bereiches

Die Muskelmeridiane des Schulter-Nacken-Bereiches sind bedingt durch die Bewegungsvielfalt des Schultergelenkes sehr komplex, weshalb es wenig Sinn macht, sie hier detailliert zu beschreiben.

In der Praxis hat sich eine eher sanfte Aktivierung mit PEIoga als hilfreich gezeigt, da insbesondere die beteiligte Halsmuskulatur sehr empfindlich sein kann. Daher habe ich entsprechende Übungsvariationen entwickelt: die Unter-Wasser-Übungen. Stell dir dabei vor, du würdest die Bewegungen unter Wasser ausführen. Das Maß der bewussten Muskelaktivierung während der Bewegung sollte etwa der Kraft entsprechen, mit der du das Wasser verdrängen würdest.

Anwendungsmöglichkeiten und Nutzen
Diese Übungsvarianten dienen der Entspannung und Lösung bei Problemen im Schulter-Nacken-Bereich und natürlich deren Vorbeugung. Sie können zudem nachhaltig spannungsbedingten Kopfschmerzen vorbeugen.

Übung für die seitliche Schulterkette

Leitstruktur: Trapezmuskel *(musculus trapezius)*, Trizeps *(musculus triceps brachii)*, Schulter-Nacken-Gürtel, Brustmuskulatur *(musculi pectoralis)*
Diese Übung vitalisiert unter anderem den Gallenblasen- sowie den Dünndarmmeridian entsprechend der TCM.

Soloübung
- Führe deine Arme entspannt seitlich nach oben, wenn du magst bis über den Kopf (E).
- Nun stell dir vor, unter Wasser zu sein. Führe mit entsprechender Spannung (P) die Arme seitlich wieder nach unten. Dann entspanne und fühle sie (I).
- Danach wieder beide Arme ohne Spannung nach oben – und senken.
- Noch einmal wiederholen. Dabei kannst du Spannung aufbauen, während du die Arme nach oben führst, und bei der Abwärtsbewegung entspannen.
- Diese Bewegung solltest du jeweils etwa drei- bis fünfmal wiederholen.

PEloga-Training – die Basisübungen

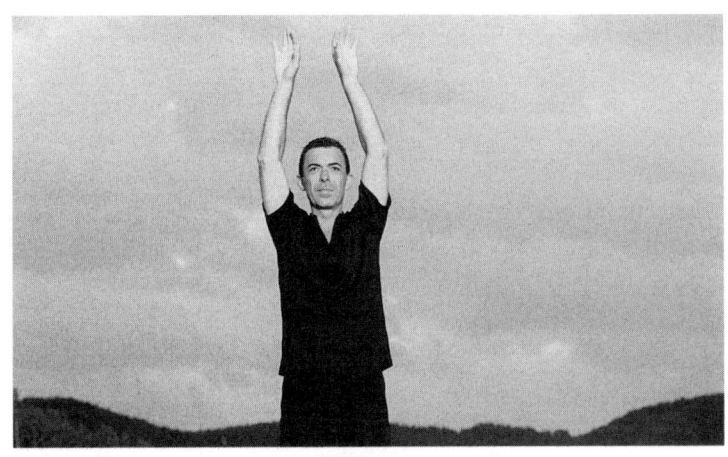

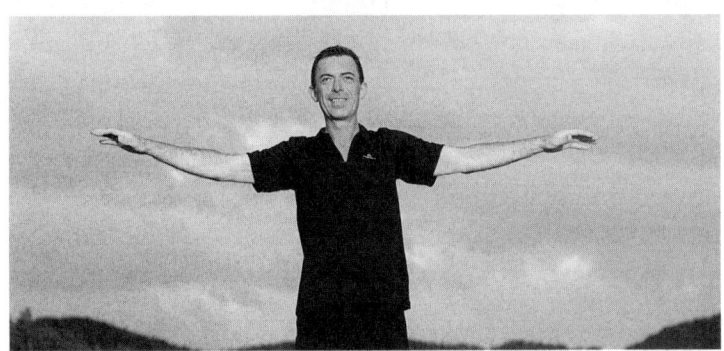

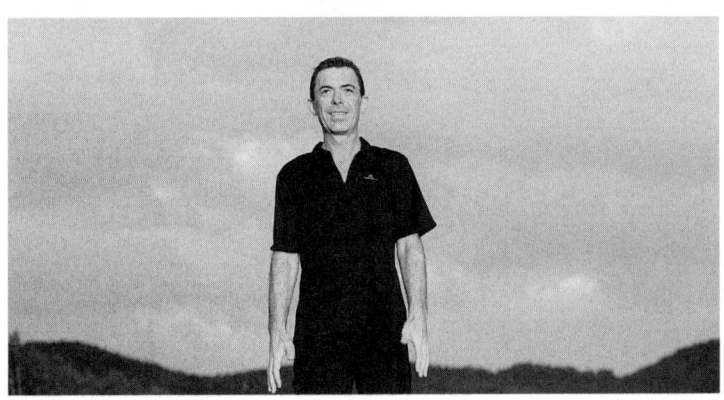

Übung für die diagonale Schulterkette

Leitstruktur: Brustmuskulatur, Schräge Bauchmuskulatur *(musculus pectoralis major, musculus obliquus abdominis)*, Schulter-Nacken-Gürtel
Diese Übung vitalisiert unter anderem den Pericardmeridian, den Dünndarmmeridian, den Herzmeridian und den Lungenmeridian entsprechend der TCM.

Soloübung
- Führe beide Arme entspannt diagonal nach oben (E).
- Führe sie mit entsprechender Spannung wie unter Wasser (P) diagonal nach vorn unten. Dann entspanne und fühle sie (I).
- Danach kannst du Spannung aufbauen, während du die Arme nach oben führst, und bei der Abwärtsbewegung entspannen.
- Diese Bewegungen solltest du jeweils etwa drei- bis fünfmal wiederholen.

PEloga-Training – die Basisübungen

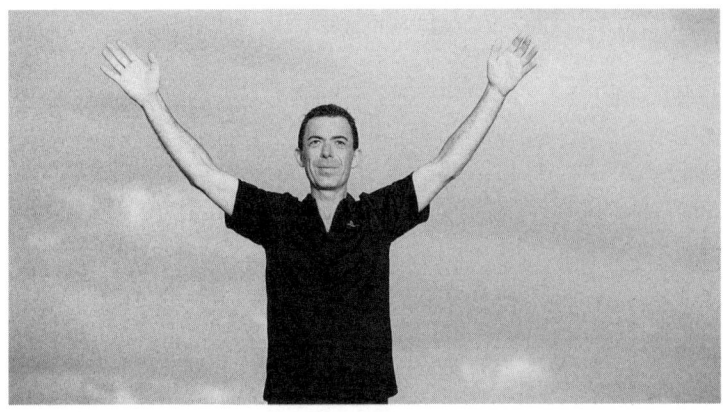

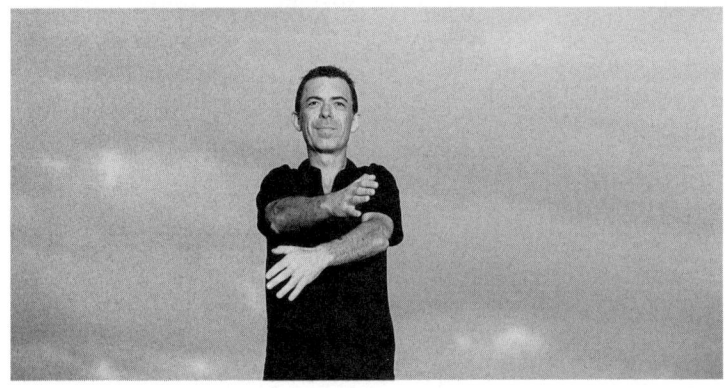

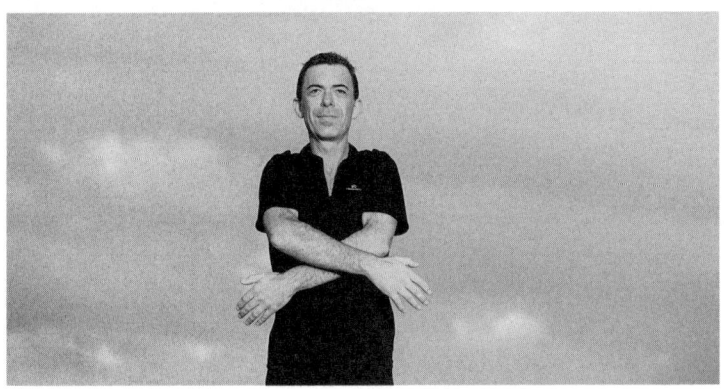

Übung für die vordere Schulterkette

Leitstruktur: Brustmuskulatur *(musculi pectorales)*, Bauchmuskulatur *(musculi abdominis)*, Armketten
Diese Übung vitalisiert unter anderem das Konzeptions- und Lenkergefäß, den Magenmeridian sowie den Pericardmeridian entsprechend der TCM.

Soloübung
- Führe beide Arme entspannt nach vorn und oben über den Kopf (E).
- Führe sie mit entsprechender Spannung wie unter Wasser (P) wieder nach vorn und unten. Entspanne und fühle sie (I).
- Danach kannst du Spannung aufbauen, während du die Arme nach oben führst, und bei der Abwärtsbewegung entspannen.
- Diese Bewegungen solltest du jeweils etwa drei- bis fünfmal wiederholen.

PEloga-Training – die Basisübungen

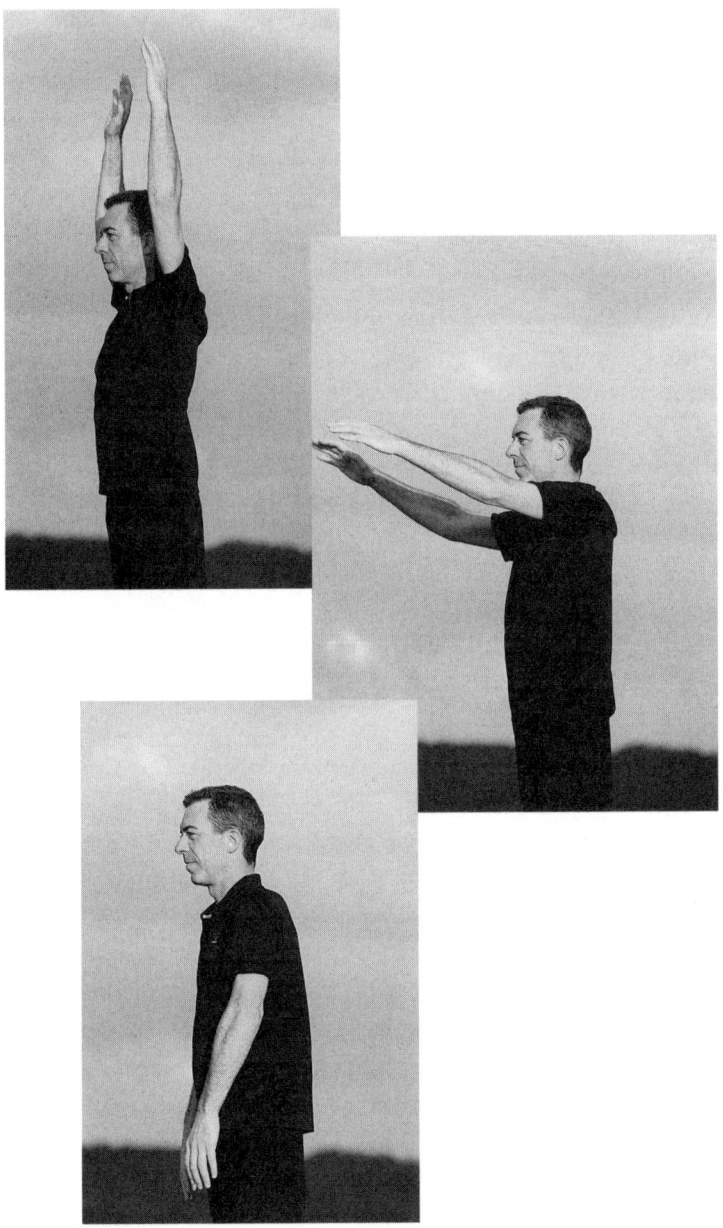

Übung für den seitlichen Arm-Schulter-Nacken-Meridian

Leitstruktur: seitliche Halsmuskulatur, Deltamuskel *(musculus deltoideus)*, Armketten
Diese Übung ist als reine Dehnungsübung allseits bekannt. Durch die PEIoga-Aktivierung bekommt sie eine höhere Effizienz.

Anwendungsmöglichkeiten und Nutzen
Diese Übung empfiehlt sich speziell bei Spannungen und Schmerzreaktionen im Kopfbereich, am Kiefergelenk, im Nacken und Halsbereich, an Schultern und Armen. Sie vitalisiert unter anderem den Dickdarmmeridian, ebenso den Meridian des Dreifachen Erwärmers entsprechend der TCM.

Soloübung
- Leg eine Hand auf das Ohr der anderen Seite. Nun ziehe sanft den Kopf zur Seite hinab, Blick nach vorn (E).
- Lass den Arm der Gegenseite zunächst hängen und erfühle die Spannung und das Ziehen der seitlichen Hals-, Nacken- und gegebenenfalls Schulter- und Armmuskulatur (I).
- Anschließend aktiviere sanft deine Halsmuskulatur und zieh den Kopf in die Hand, die gegenhält (P). Bei stärkeren Verspannungen ist es zu empfehlen, die Gegenspannung (P) zunächst wegzulassen und lieber etwas länger zu dehnen, vor allem aber zu integrieren.
- Wechsle nach jeder Aktivierung die Seite und wiederhole etwa dreimal, je nach Spannungszustand deiner Muskeln.
- Indem du die Hand des herabhängenden Armes in die Waagerechte aufstellst, kannst du diese Übung intensivieren. Bleib aber insgesamt eher sanft.

PEloga-Training – die Basisübungen

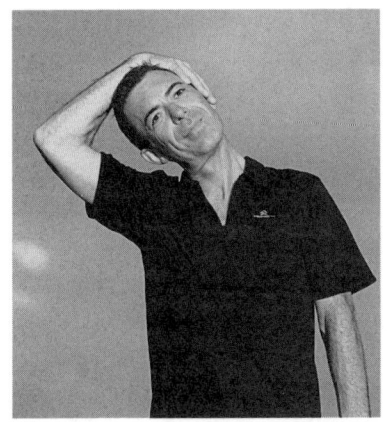

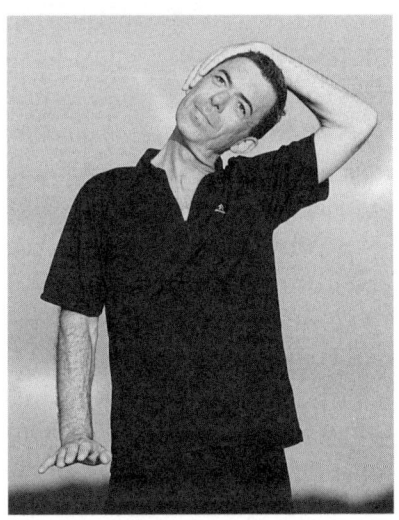

Der Sonnengruß

Abschließend stelle ich dir den aus dem Yoga bekannten und von mir etwas modifizierten Sonnengruß vor. Es gibt – auch unter Yogalehrern diskutiert – die verschiedensten Varianten und Meinungen zu bestimmten Details. Meine Variante rührt vom klassischen Yoga her, achtet aber insbesondere auf anatomische Zusammenhänge bezüglich bestimmter häufig vorkommender Beschwerdebilder in unserem modernen Kontext. Ich persönlich nutze den Sonnengruß sehr umfänglich, indem ich ihn in verschiedenen Tempi und Intensitäten durchführe. Einige der vorgestellten PEIoga-Übungen sind darin enthalten.

Der Sonnengruß eignet sich sehr gut, um das PEIoga-Training einzuleiten und/oder abzuschließen. Ein oder mehrere Durchgänge am Morgen können den beginnenden Tag zu deinem machen, und sie können dich auch später dabei unterstützen, zwischendurch den Körper von oben bis unten zu bewegen, zu aktivieren und den Kreislauf in Schwung zu bringen.

Du kannst das Maß der Spannung beim Sonnengruß sehr gut selbst bestimmen: Du kannst ihn weich und geschmeidig durchführen oder eher sportlich, alles ist möglich. Wenn du ihn mit den bereits beschriebenen Basisübungen kombinierst, schlage ich dir vor, ihn ohne aktive Gegenspannung zu üben und deine Aufmerksamkeit ganz auf deine Körperpräsenz zu richten, ähnlich der Art des Tai Chi.

Ich möchte erwähnen, dass ich viele positive Rückmeldungen insbesondere zu diesem Sonnengruß bekomme. Viele Menschen konnten damit ihre teils jahrelang anhaltenden Rücken- und Gelenkbeschwerden auflösen. Und so wünsche ich auch dir viel Erfolg damit.

Die Mitte finden

- Stell dich schulterbreit und entspannt aufrecht hin. Lenke deine Aufmerksamkeit zu den Füßen und nimm über sie den Kontakt zum Boden wahr. Erde dich.
- Teile nun deine Aufmerksamkeit und richte sie auch nach oben über dich. Öffne dich dem Geistigen.
- Halte deine Hände vor deinen Brustkorb, deine Handflächen berühren sich, finde deine Mitte, sei die Mitte.
- Atme dreimal tief und entspannt ein und aus.

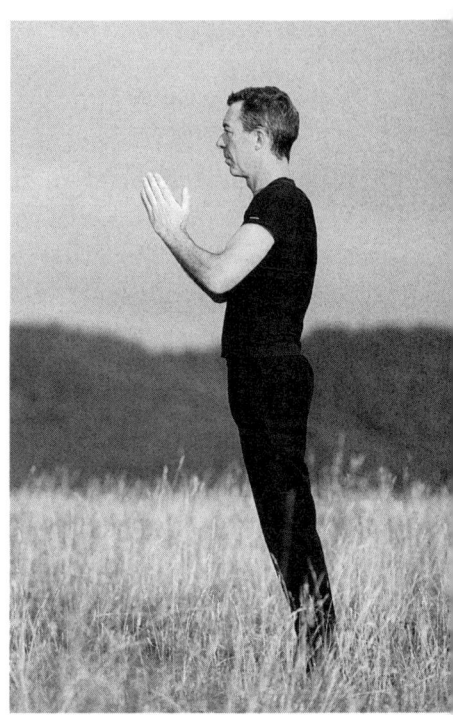

Die Öffnung

- Nun führe mit der Einatmung die Arme nach oben und strecke deinen Oberkörper nach oben hinten, die Rückbeuge.

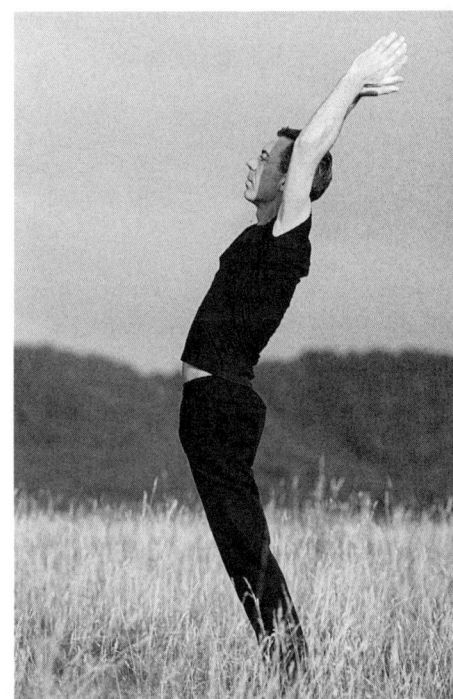

Die Waage
- Beuge in der Ausatmung deinen Oberkörper gestreckt nach vorn. Die Beine sind durchgestreckt.
- Halte die Position einige Sekunden, mach dabei eine Zwischenatmung. Die Arme sind am Rücken aufgelegt oder nach vorn ausgestreckt.
- Einatmen.

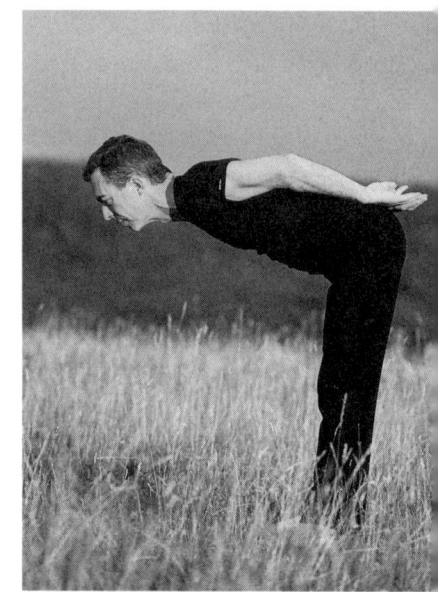

Das Aushängen
- Nun lass dich mit der Ausatmung nach vorn hängen. Die Beine kannst du in der Kniekehle dabei etwas beugen.

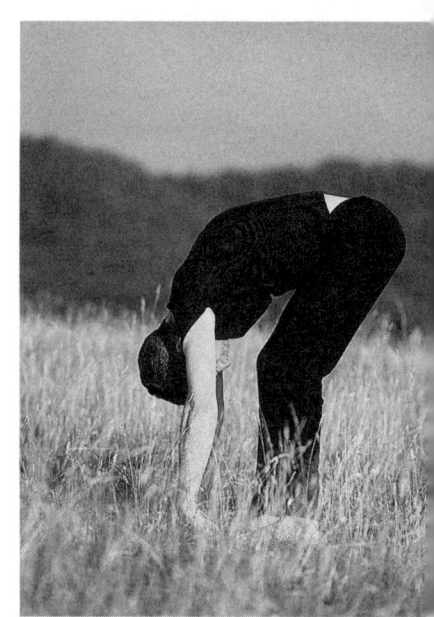

Der Held 1
- Knie dich mit einem Bein hin und führe das andere Bein weit nach vorn. Die Arme werden mit der Einatmung nach oben gestreckt.
- Beuge mit der Ausatmung deine Hüfte nach vorn und öffne dadurch die Leiste.
- Einatmen.

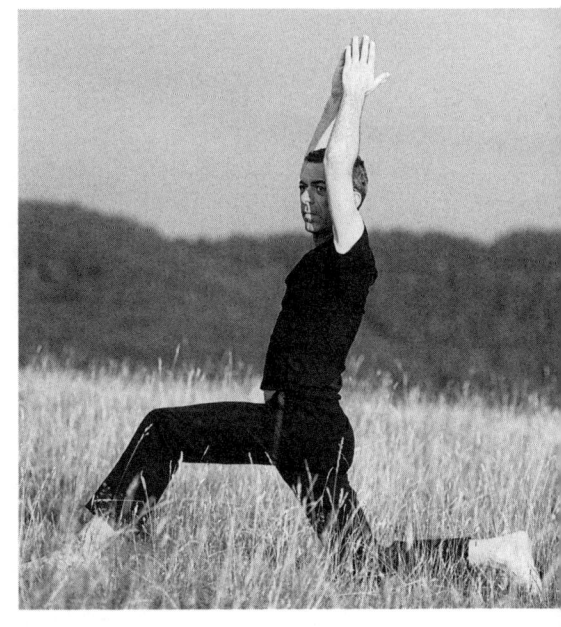

Der Hund
- Führe das vordere Bein nach hinten, die Arme nach vorn, den Kopf zwischen sie und strecke dich in der Ausatmung wie ein Hund, das Gesäß geht nach oben.
- Die Kniekehlen sind dabei durchgestreckt und die Fersen entspannt Richtung Boden gedehnt.

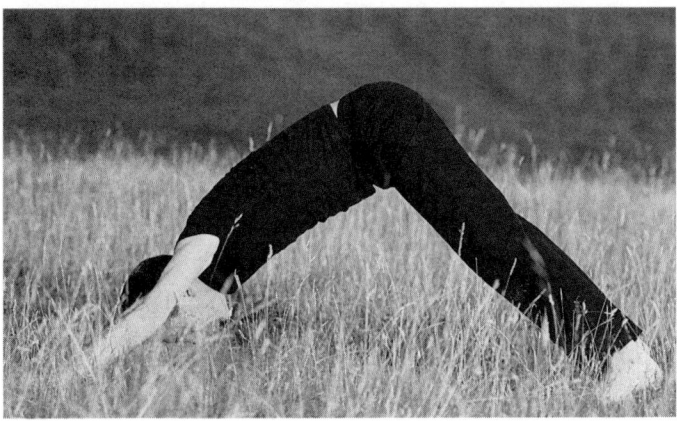

Der Held 2
- Nun bewegst du dich in der Einatmung wieder in die Position des Helden, diesmal kommt der andere Fuß nach vorn.

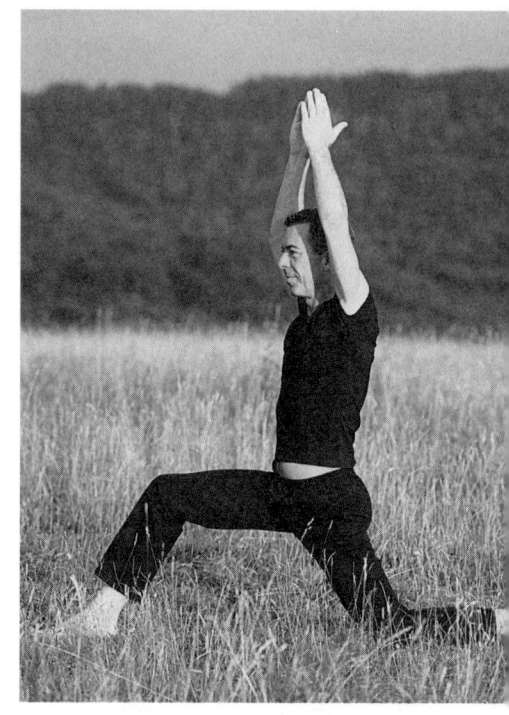

Der Hund
- Nochmals mit der Ausatmung in den Hund gehen.

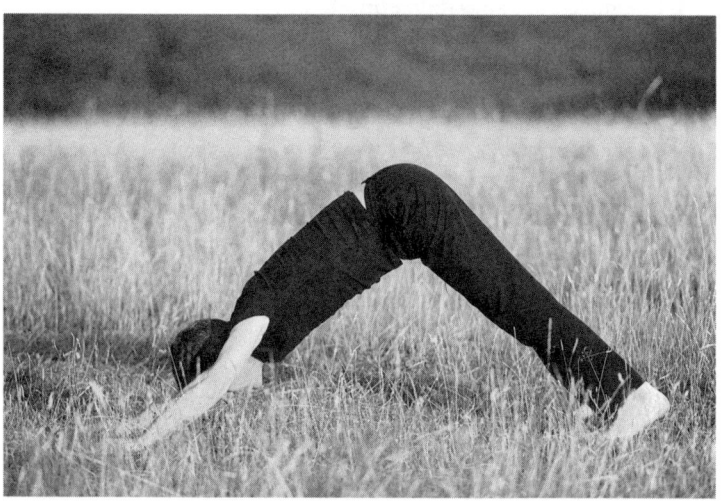

PEloga-Training – die Basisübungen

Die Cobra
- Aus dieser Position beginnst du nun in einer langen Einatmung das Becken nach unten und den Körper nach vorn zu bewegen. Du ahmst die Schlängelform einer Cobra nach.
- Richte den Oberkörper so auf, dass der gesamte vordere Bereich gedehnt wird. Die Beine liegen am Boden auf, Füße ausgestreckt.
- Oder du hältst einen Spannungsbogen beginnend bei den Füßen bis zum Hals, dann kannst du die Fußspitzen auch aufstellen.

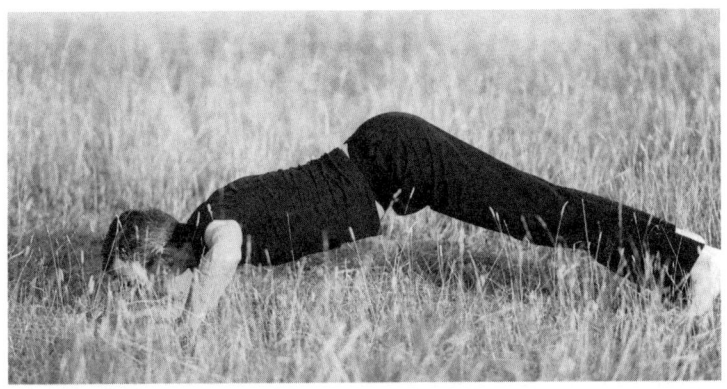

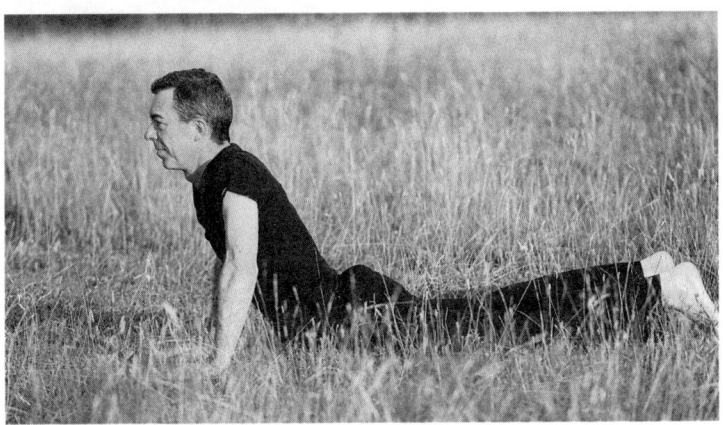

Die asiatische Hocke
- Anschließend nimmst du die Position der asiatischen Hocke ein und atmest dabei tief aus. Die Fersen sollten am Boden sein, was anfangs vielleicht noch nicht gelingt.
- Fortgeschrittene können mit einem Sprung in diese Position gehen.

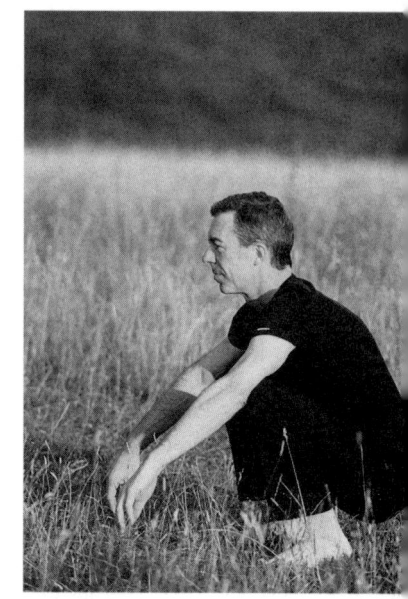

Die Öffnung
- Nun schließt sich mit der Einatmung wieder die Öffnung an.

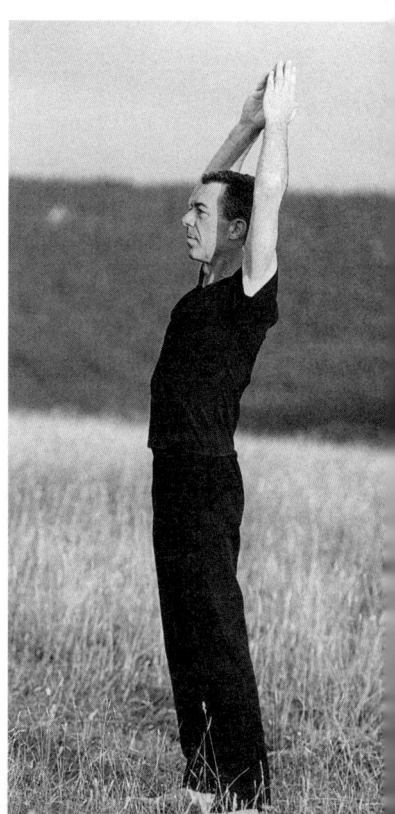

Die Mitte finden

- Danach findest du in der Ausatmung erneut deine Mitte.

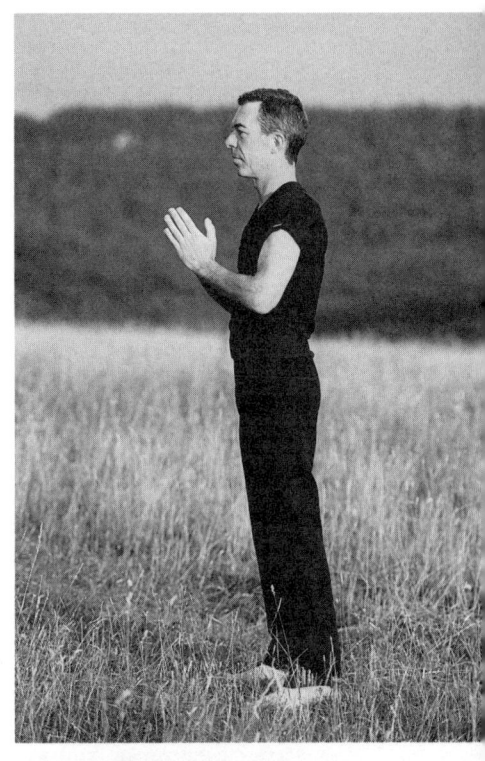

Das Dreieck 1

- Mit der Einatmung führst du nun einen Arm über den Kopf zur Gegenseite, der Fuß ist ausgestellt.
- In der Streckung atmest du aus.

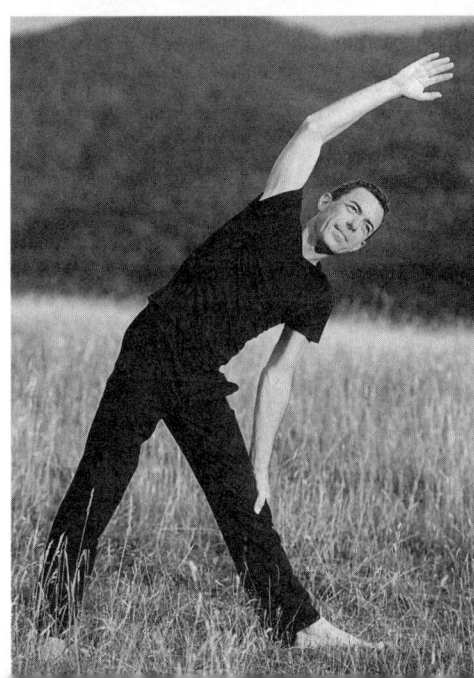

Das Dreieck 2
- Dieselbe Bewegung in der Einatmung zur anderen Seite.
- In der Streckung atmest du wieder aus.

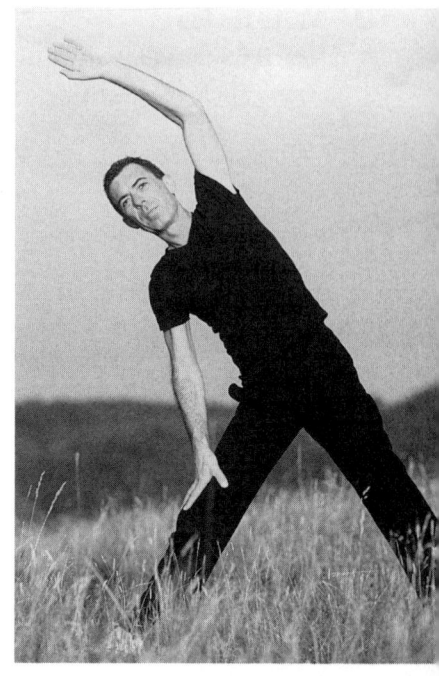

Die Mitte finden
- In der Einatmung kommst du erneut zur Mitte zurück, entspannst dich in die anschließende Ausatmung hinein und fühlst einen Moment nach. Du bist die Mitte, mit allem verbunden.

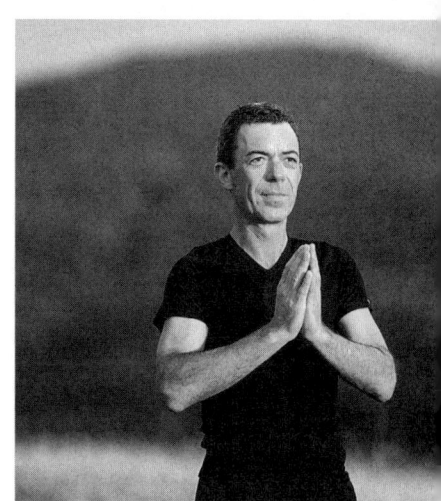

Anmerkung
Anfangs wird es vielleicht nicht gelingen, den Atemrhythmus so wie beschrieben einzuhalten. Das macht gar nichts. Du kannst einfach zwischendurch atmen oder den Rhythmus zunächst so gestalten, wie es für dich angenehm ist.

Der Sonnengruß und die Basisübungen sind eine hervorragende Möglichkeit, um Körperpräsenz, Körperwahrnehmung und das Fühlen zu trainieren und zu praktizieren. Die besondere Wirksamkeit all der PEIoga-Übungen liegt in ihrer Einbettung in das Gesamtkonzept von silent·touch – das Bewusstmachen und Fühlen, auch in Handlung und Aktion, ist das Geheimnis.

Natürlich gibt es noch eine große Anzahl weiterer PEIoga-Übungen. Ich habe dir aber eine sehr hilfreiche Anzahl vorgestellt, bezogen auf den Rahmen, den dieses Buch bietet. Du kannst damit im Groben deinen ganzen Körper fit halten und deine Muskelgrundspannung maßgeblich positiv beeinflussen. Falls du jemand bist, der nicht so gern körperlich übt, kannst du die Besprechung der Übungen und die Infos zu den anatomischen Zusammenhängen immerhin nutzen, um ein Verständnis für das zu entwickeln, was wir im Weiteren besprechen werden.

Die Muskel-Meridian-Therapie nach Daub (MTD)

Natürlich habe ich die Grundlagen der MTD nicht erfunden. Es sind von der Natur gegebene biologische Zusammenhänge. Einige wesentliche Ideen dazu, wie man diese Zusammenhänge nutzen kann, habe ich zunächst bei Kollegen gelernt, und im Laufe der Zeit habe ich meinen eigenen Stil gefunden und das Konzept weiter erforscht und verfeinert. Durch meine Erfahrungen der vergangenen Jahre hat sich auch das gewisse Feeling für die individuellen Belange der einzelnen Menschen entwickelt. Es kann ja nicht darum gehen, stur ein Therapiekonzept durchzuziehen. Mir ist es wichtig, die Art und Weise der Behandlung dem Menschen, den ich betreue, jeweils anzupassen.

So wie zum Beispiel ein erfahrener Pianist nicht mehr denken muss, während er spielt, entwickelte sich bei mir auch eine besondere Wahrnehmungs-, Tast- und Handlungsfähigkeit, die ich in der Art beschreiben kann, dass Denken, Fühlen, Wahrnehmen und Handeln miteinander verschmelzen, wenn ich einen Patienten behandle. Dieses Phänomen kennt jeder engagierte Therapeut, und vielleicht ist es dir auch aus anderen Lebensbereichen vertraut.

So will ich die einzelnen Techniken, mit denen ich arbeite und die ich weitergebe und lehre, eigentlich nicht voneinander trennen. Im Folgenden versuche ich dennoch, so einfach und anschaulich wie möglich die praktischen Möglichkeiten der MTD für sich nochmals zu veranschaulichen. Die wesentlichen Grundprinzipien haben wir bei PEIoga ja schon kennengelernt. Die

Ausführungen nutzen uns nachhaltig für die konkrete Anwendung der silent·touch-Heilbehandlung. Die MTD kann man in den Bereich der modernen Osteopathie einordnen, sie hat äußerliche Ähnlichkeit zur traditionellen chinesischen Akupressur, hat aber ihre eigene medizinische Struktur und basiert unter anderem auf der Grundlagenanatomie. Obwohl die MTD auf den ersten Blick eine Methode für Therapeuten ist, ist es mein Anliegen zu vermitteln, dass sie jeder Mensch, der sich dafür interessiert, für sein Leben nutzen kann. Es geht dabei nicht nur um das konkrete Tun, sondern auch um das Bewusstsein darüber, dass man es kann oder zumindest könnte. In diesem Buch möchte ich dich im Besonderen für die silent·touch-Heilbehandlung in Form der stillen Berührung und die diesbezüglichen Möglichkeiten der Selbstheilung durch bewusstes Integrieren begeistern. Die Ausführungen zur MTD sollen in erster Linie genau dorthin führen, vor allem in Bezug darauf, dass du etwas für möglich halten kannst, was du bislang für unmöglich gehalten hast, indem du Hintergründe und Zusammenhänge kennenlernst. Die stille Berührung ist in gewisser Form eine Fähigkeit für Fortgeschrittene, aber nur deshalb, weil unser Verstand sich schwertut, etwas nicht Sicht- oder Greifbares für realistisch zu halten. PEIoga und MTD sind, so denke ich doch, sehr logisch, und ich hoffe, dir damit eine gute Basis bieten zu können, um dann auch dem Nichtmateriellen vertrauen und es praktisch nutzen zu können.

Eine lange Zeit, in der ich vornehmlich mit der MTD gearbeitet habe, suchte ich nach einer Möglichkeit, um tief im Körper arbeiten und wirken zu können. Die stille Berührung hat sich als die Lösung gezeigt. Bevor du sie im Einzelnen kennenlernst, hier zunächst also die MTD.

Verspannungen

Schmerzen im Bereich des gesamten Bewegungsapparates sind – zunächst rein körperlich betrachtet – meist eine Folge davon, dass innerhalb der Muskulatur oder auch des Bindegewebes in irgendeiner Form ein zu hohes Maß an Grundspannung besteht. Wie sich das dann zum Beispiel auf die Gelenke und den Rücken auswirkt, haben wir schon besprochen. Ausnahmen hiervon sind zum Beispiel Arthritis und andere Entzündungen, echte Neuritiden, Tumor- oder sonstige Organerkrankungen, auch etwa eine einfache Grippe, Immunerkrankungen sowie knöcherne Defekte und natürlich andere substantielle Verletzungen. Ein Großteil aller Taubheitsgefühle, Lähmungserscheinungen oder auch funktionalen Schwächen der Muskeln sind ebenfalls Folge einer Disharmonie innerhalb des Muskelsystems und seiner Regulation (Neuromyologische Regulationsstörung).

Eine Überspannung der Muskulatur kann sich belastend auf die Funktion der inneren Organe auswirken, wie zum Beispiel der des Darmes. Umgekehrt kann eine organische Erkrankung oder Reizung die Spannung der Muskulatur nachhaltig negativ beeinflussen. So führt ein träger Darm zu Rückenbeschwerden im Lendenbereich, eine Leber-Galle-Störung zu Schmerzen in der Brustwirbelsäule oder der Schulter. Die typischen Rückenbeschwerden, die manche Frauen während ihrer Periode haben, lassen sich ebenfalls auf diese Zusammenhänge zurückführen. Sehr typisch ist auch die Entwicklung chronischer Kopfschmerzen bei bestehenden Magen-Darm-Störungen, die unter anderem über die Reizung der vorderen Muskelkette entstehen.

Woher kommen nun aber all diese Spannungen, wenn man von den organisch oder traumatisch bedingten absieht? Die Antwort ist immer dieselbe: Meine Spannungen mache ich, deine machst du. Und wie? Indem wir anspannen. Eine andere Möglichkeit gibt es nicht. Wir tun es, aber wir bemerken es nicht. Wir tun es unbewusst oft ein ganzes Leben lang. Da sind die Sportler, die schmerzfrei sind, und da sind die Sportler, die immer wieder mit massiven Problemen zu tun haben. Da sind die »Faulen und Dicken«, die schmerzgeplagt sind, und da sind auch jene dieser Gattung, denen es weitgehend gut geht. Natürlich ist körperliche Bewegung prinzipiell gesundheitsförderlich, aber es ist nicht in erster Linie der Sport an sich, denn mehr noch förderlich ist es, wenn wir einen guten Kontakt zu unserem Körper haben, mit ihm verbunden und uns seiner wirklich bewusst sind. Das kann auch auf dem Sofa oder gar dem Bürostuhl geschehen. Aber in der Bewegung ist es natürlich die effizienteste Variante.

Welche Faktoren könnten nun aber verursachen, dass wir uns nicht spüren und uns darüber mit der Zeit verspannen? Einige Möglichkeiten als Anstoß, selbst darüber nachzudenken:

Das Denken

In der modernen Psychologie geht man davon aus, dass der Verstand des Durchschnittsmenschen etwa 60 000 Gedanken pro Tag erzeugt. Der geringste Anteil davon (etwa 3 Prozent) ist konstruktiv, etwas über 20 Prozent sind destruktiv, und etwa drei Viertel aller Gedanken sind solche, die sich ständig wiederholen und sich vornehmlich mit der Zukunft oder der Vergangenheit beschäftigen. Dies bedeutet, dass wir uns mit unserer Aufmerksamkeit in erster Linie in der Irrealität befinden, denn sowohl Zukunft als auch Vergangenheit sind nicht existent, außer eben in unserer Vorstellung. Und diese ist künstlich, sie ist konstruiert. Selbst Erinnerungen sind künstlich, schon dadurch, dass sie durch unsere Bewertungen extrem gefiltert werden. Es gibt Studien, die zeigen, wie sehr wir uns über den Wahrheitsgehalt unserer Erinnerungen täuschen. Und gleicht man die Erinnerung an gemeinsam Erlebtes mit jemandem ab, erfährt man es schnell selbst.

Wenn du dich selbst und dein Umfeld beobachtest, merkst du, wie extrem problem- und verstandesorientiert wir doch meist sind. Dass das zu Verspannungen führt, muss nicht wundern.

Leistungsanspruch

Die Idee, nicht gut genug zu sein, und der daraus resultierende, aber illusorische Kompensationsversuch, besser sein zu wollen und sich dann gut zu fühlen, prägt unsere gesamte Gesellschaft. Er führt dazu, dass sich die Menschen in einer Art andauerndem Kampfmodus befinden. In der Biologie spricht man vom Fight-or-Flight-Syndrom. Hierbei wird beschrieben, was körperlich geschieht, wenn sich ein Lebewesen einer Gefahr ausgesetzt fühlt: Es kämpft oder es flieht. Beides veranlasst das Gehirn, vermittelt durch das vegetative Nervensystem, zu einer Ausschüttung von Adrenalin, das die Atemfrequenz und den Herzschlag, den Blutdruck, aber auch die Muskelspannung erhöht. Bei Dauerbelastung werden zusätzlich vermehrt stoffwechselanregende Hormone wie zum Beispiel das Cortisol produziert und ausgeschüttet. Letzteres hat zunächst auch eine schmerzdämpfende sowie entzündungshemmende Wirkung.

Dies alles macht natürlich vollkommen Sinn, solange es in einem zeitlich begrenzten Rahmen passiert. Wir modernen Menschen allerdings sind ja nicht nur mal kurz auf der Jagd oder auf der Flucht, sondern in einem ewig währenden Kampf befangen, der in vielen Fällen nur im Kopf stattfindet. So kommt es mit der Zeit zu einem Zustand des dauernden, aber nicht wirklich bewussten Angespannt-Seins – das wird zur Normalität. Natürlich kann der Körper diesbezüglich vieles aushalten und kompensieren, doch reicht dann oft eine Kleinigkeit, die das Fass zum Überlaufen bringt und uns krank werden lässt.

Angst

Das Gegenstück zum Kampf kann unter Umständen die Angst sein, zumindest eine lähmende Angst. Letztlich gehört beides zusammen, denn nur wer Angst hat, glaubt auch kämpfen oder sich wehren zu müssen. Leider ist es die Angst, die heute nachhaltig unser Leben bestimmt. Wenn du mal mit etwas innerem Abstand unsere Welt betrachtest, wirst du schnell feststellen können, wie leicht die Menschen mithilfe der Angst in Schach gehalten, manipuliert und auch regiert werden. Das allerdings zieht sich als Muster durch die gesamte Geschichte der Menschheit.

Angst ist Alltag. Da sind die vielen kleinen Ängste, die spätestens in der Schule beginnen. Schon da wird die Angst gefördert, nicht gut genug zu sein. Sehr bald züchten wir uns Existenzängste, wir werden auf Konkurrenz getrimmt, und die Angst, zu kurz zu kommen, wird konserviert. Da gibt es die Angst, nicht geliebt zu sein, abgelehnt zu werden, wenn man so ist, wie man wirklich ist. Man glaubt, dass man sich hüten müsse, ehrlich zu sein, wenn man nicht ganz vereinsamen will. Ehrlichkeit ist tabu, Selbstverleugnung ist in. Ob das wohl entspannt?

Viele haben Angst, den Partner zu verlieren, Angst, das Leben zu verpassen, und Angst vor Krankheit und Unglücksfällen. Selbst Multimillionäre kennen Existenzängste! Die meisten Ängste sind vollkommen irrational. Insgesamt kommt einiges zusammen, das wir dann ständig verdrängen müssen. Auch dieser Zustand wird zur Normalität. Wir werden immer tauber, abgekühlter und verkrampfter. Angst macht eng (lateinisch *angustia*, »Enge«, »Beklemmung«). Angst führt zu einem Panzer aus verspannter Muskulatur.

Die Angst selbst ist zudem für viele furchterregend. Begrifflich unterscheiden wir nämlich die objektunbestimmte Angst von der objektbezogenen Furcht. Wenn Menschen beginnen, sich vor ihrer eigenen Angst zu fürchten, setzt ein schwer zu durchschauender Teufelskreis ein, vor allem auch deshalb, weil sie auch dies versuchen zu unterdrücken. So entstehen hinter dem Schleier des Unbewussten die verschiedensten gesundheitlichen Störungen.

Schuld und schlechtes Gewissen

Wenn man wie ich als Katholik aufgewachsen ist, braucht man sich die Schuldfrage gar nicht erst zu stellen. Man ist von vornherein schuldig, bedingt durch die Erbsünde. Ist das ein entspannter Start ins Leben? Wie es die anderen Kirchen damit halten, kann ich nicht sicher sagen, aber die Prinzipien sind wohl zum Teil sehr ähnlich. Ich möchte auch die Kirche nicht prinzipiell bewerten, ich selbst war lange Jahre Mitglied, möchte aber dennoch zu bedenken geben, welch durchdringenden Einfluss eine solche Institution auf die Menschheit hat. Wenn einige (zum Beispiel auch sexuelle) naturgegebene Bedürfnisse und Qualitäten, die Lebendigkeit und Persönlichkeit fördern, unterdrückt werden, drängen sie dann natürlich umso mehr nach Befriedigung. Vor allem entstanden Blockaden in der breiten Gesellschaft, die sich unter anderem auch als Zivilisationskrankheiten der heutigen Zeit ausdrücken. Das grundlegende und ebenso irrationale Gefühl, sich ständig schuldig zu fühlen, gepaart mit dem schlechten Gewissen und dem Wissen, sich immer wieder selbst zu verleugnen, trägt ebenso effektiv zu Anspannungen und Verspannungen bei. Und natürlich führt es auch dazu, dass man sich von sich selbst und seinem Körper getrennt fühlt.

Natürlich können sich Spannungen und daraus resultierende Blockaden auch auf rein körperlichem Weg aufbauen. Physische Überlastungen, Sportverletzungen oder andere traumatische Ereignisse sind nur einige wenige Beispiele dafür. Aber in der Regel sind diese ja auch leicht zu identifizieren.

Die Muskel-Meridian-Therapie nach Daub

Der erste heilvolle Schritt ist es – vor allem in den eher verdeckten, unklar erscheinenden Fällen –, überhaupt anzuerkennen und anzunehmen, dass da Spannungen sind. Das ist der Ausgangspunkt. Dann geht es darum, sich der Spannungen fühlend bewusst zu werden und den Widerstand dagegen abzubauen oder gar wegzulassen. Man kann sich und seinem Körper erlauben oder die Möglichkeit bieten, die Spannungen loszulassen. Genau dabei können auch die Waking Up Points – zentrales Element der MTD – helfen.

Die Waking Up Points (WUPs)

Die WUPs könnte man auch als Trigger- oder Stimulationspunkte bezeichnen. Sie bieten eine handfeste Möglichkeit, um einen anderen (in Ausnahmen auch sich selbst) zu unterstützen, den Körper wahrzunehmen und das zu fühlen, was ist. Das Prinzip ist recht einfach. Zur Erinnerung nochmals ein Schaubild, das du schon kennst.

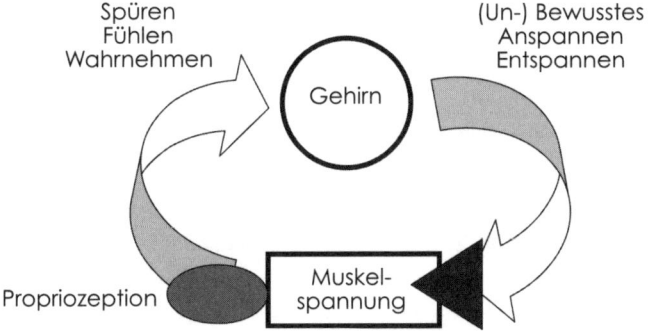

Die Propriozeptoren sind Sensoren, welche die Spannung des Muskels messen und die Informationen über das periphere Nervensystem, also die Nervenleitungen, dem Gehirn zukommen lassen. Das Gehirn beginnt dann zu regulieren. Dies ist zunächst das Prinzip. Da sich aber im Falle einer wie auch immer gearteten Belastung oder Blockade eine Regulationsstörung entwickelt hat, muss es darum gehen, die Regulation wieder in Gang zu bringen.

Hier kommen die WUPs ins Spiel. Meist stimulieren wir in der MTD den Punkt an der Stelle, an der der Sehnenteil des Muskels am Knochen ansetzt. Dort sind, wie du schon weißt, eine Vielzahl dieser Spannungssensoren vorhanden. Die Stimulation wird zum Beispiel mit einem Finger oder dem Daumen gemacht. Es kann auch der Fingerknöchel sein. Sanft tastend suchen wir zunächst die Stelle auf. Haben wir sie identifiziert, beginnen wir den Druck leicht zu erhöhen, bis der andere einen leichten Schmerz, ein Brennen oder eine sonstige Reaktion wahrnimmt und natürlich auch rückmeldet. Diesen Druck halten wir dann gleichmäßig aufrecht. Es wird weder massiert noch vibriert, pulsiert oder sonstiges.

Nach einer gewissen Zeit kann dann der Behandelte wahrnehmen, dass die direkte Reaktion (Schmerz, Brennen, Druckgefühl und Ähnliches) nachlässt. Das fühlt sich subjektiv meist so an, als ob der Behandler mit der Intensität des Fingerdrucks nachlassen würde. Wenn wir zum Beispiel wegen Rückenschmerzen am Bauch oder Becken behandeln, kann es sein, dass die projizierten Antagonistenschmerzen am Rücken schon während des Stimulierens spürbar schwächer werden. Natürlich kann es je nach Schweregrad der Verspannung auch sein, dass erst mal gar nichts passiert beziehungsweise sich noch nichts wahrnehmen lässt. Oftmals hat sich in der Tiefe aber dennoch bereits etwas verändert.

Die Praxis

In diesem Buch werde ich zwei Regionen beschreiben, die du für dich mit der Hilfe eines Partners bei eventuellen Beschwerden konkret nutzen kannst. Auch ohne Beschwerden oder Schmerzen kannst du diese Übungen erforschen, damit du ihren Effekt praktisch nachvollziehen kannst. Die Wahrnehmung einer wohltuenden Spannungsänderung ist auch dabei sehr gut möglich. Es sind Körperregionen, die von der Anatomie her ungefährlich sind, vor allem, wenn du dich genau an das hältst, was hier beschrieben wird.

Der Tractus-WUP

Am seitlichen Oberschenkel gibt es eine Sehnenplatte, die wir bereits beim PEIoga kennengelernt haben. Es handelt sich um die sogenannte Schenkelbinde *(tractus iliotibialis)*. Diese Region stellt eine Ausnahme dar, da es sich hierbei nicht um einen Sehnenbereich handelt, der direkt in den Knochen einzieht, sondern um einen Bereich, in dem sich mehrere Muskelsehnen miteinander verbinden. Aber das macht letztlich keinen Unterschied in Bezug auf die Wirkungsweise.

Den Tractus-WUP stimulieren
Wenn du seitlich den oberen Beckenkamm ertastest und gleichzeitig seitlich die Mitte des Knies, so kannst du zwischen diesen beiden Punkten auf halbem Weg die wirkungsvollste Stelle dieser Region auffinden.

Anwendungsmöglichkeit und Nutzen
Linderung können Rückenschmerzen, seitliche Ischialgie, Hüftblockierung und Schmerzen der Hüftregion und Leistenschmer-

silent·touch ganz praktisch

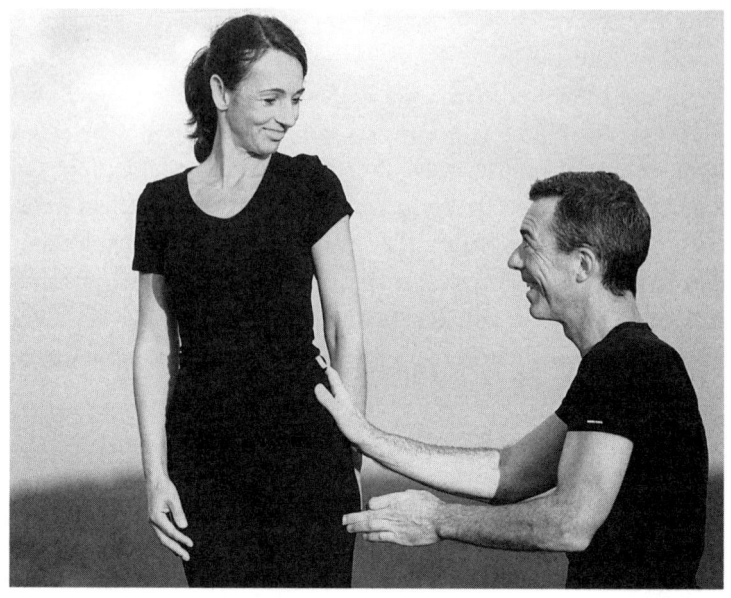

zen erfahren. Weiterhin zum Beispiel auch, bedingt durch seine Beteiligung an der seitlichen Muskelkette, Schulterprobleme, die sich durch eine schmerzhafte Störung der Armhebung zeigen.

Partnerübung
- Am besten legt sich A als zu Behandelnder entspannt auf den Rücken. B tastet nun, indem er mit dem Finger von der Seite her Druck in die Sehne Richtung Oberschenkelknochen gibt.
- Natürlich ist auch hierbei wichtig, dass B darauf achtet, welche Reaktionen bei A entstehen, um das Maß des Stimulationsdruckes so wählen zu können, dass A es gut zulassen und entspannt bleiben kann. Eine gute Kommunikation zwischen beiden ist wesentlich.
- Ist das Maß erreicht, sodass A eine Reaktion wahrnehmen kann (leichtes Schmerzgefühl, Brennen, Ziehen oder Ähnli-

ches), dann bleibt B mit gleich bleibendem Druck so lange mit dem Finger an dieser Stelle, bis sich die Spannung und auch die entsprechende Reaktion zu lösen beginnt. Diese Zeitspanne kann natürlich sehr individuell sein, etwa 30 Sekunden bis zwei Minuten.

- Hat sich dann spürbar etwas verändert, ist das ein Zeichen dafür, dass ein Regulationsprozess stattgefunden hat. Man kann nach einer kurzen Pause den Vorgang wiederholen, wobei der Druck eventuell etwas verstärkt werden muss.

Unter Fußballern kennt man diese Region übrigens im Zusammenhang mit dem »Pferdekuss«. Ein kräftiger Tritt mit dem Knie an den seitlichen Oberschenkel des Gegners (unbeabsichtigt oder auch nicht) macht diesen erst mal für eine Weile handlungsunfähig. Für uns bedeutet das Folgendes: Ein zu starker Druck und damit eine entsprechende Schmerzreaktion würde dazu führen, dass A reflektorisch eine Gegenspannung aufbaut. Es käme dadurch nicht zu einer Regulation, sondern zu einer weiteren Verkrampfung mit entsprechenden Folgen. Es sind also immer ein gutes Einfühlungsvermögen und ein vertrauensvolles Miteinander gefragt.

Der Levator-WUP

Das Schulterblatt hat eine Art Dreiecksform. Am inneren, oberen Schulterblattwinkel setzt der Schulterblattheber an *(musculus levator scapulae)*, der seine Ursprünge an den ersten vier Halswirbelkörpern hat. Über ihm liegt zwar noch der Trapezmuskel, man kann aber durch diesen hindurch den Levator dennoch meist gut ertasten. Allerdings haben manche Menschen einen solchen »Panzer« auf dem Rücken, dass diese Übung für einen Anfänger dann schwierig bis unmöglich wird.

Schematisch dargestellt sieht diese Region so aus wie auf der Abbildung: In der Mitte die Wirbelsäule, links und rechts davon die dreiecksförmigen Schulterblätter, die Pfeile symbolisieren die Muskeln.

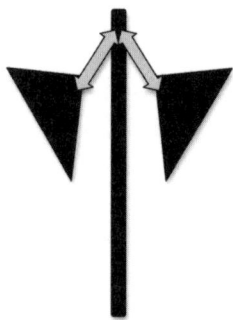

Den Levator-WUP stimulieren
Mit dem Finger lässt sich der Sehnenansatz des Muskels am oberen Schulterblattwinkel wirkungsvoll stimulieren.

Anwendungsmöglichkeit und Nutzen
Allgemeine Verspannungen im Schulter-Nacken-Kopf-Bereich, Nackenschmerzen, Kopfschmerzen vor allem im hinteren Bereich und Einschränkungen in der Kopfdrehung sprechen gut darauf an.

Partnerübung
- Am besten setzt sich A als zu Behandelnder auf einen Stuhl. B stellt sich hinter ihn und ertastet die Form des Schulterblattes.
- Nun geht es darum, den oberen, inneren Schulterblattwinkel zu identifizieren. Dabei ist der Muskel, der von hier aus in diagonaler Richtung zur Halswirbelsäule zieht, zu ertasten.
- B stimuliert nun mit seinem Finger, Daumen oder Knöchel den Bereich des Sehnenansatzes. Nun ist es wieder wichtig, dass B darauf achtet, welche Reaktionen bei A entstehen, um

Die Muskel-Meridian-Therapie nach Daub

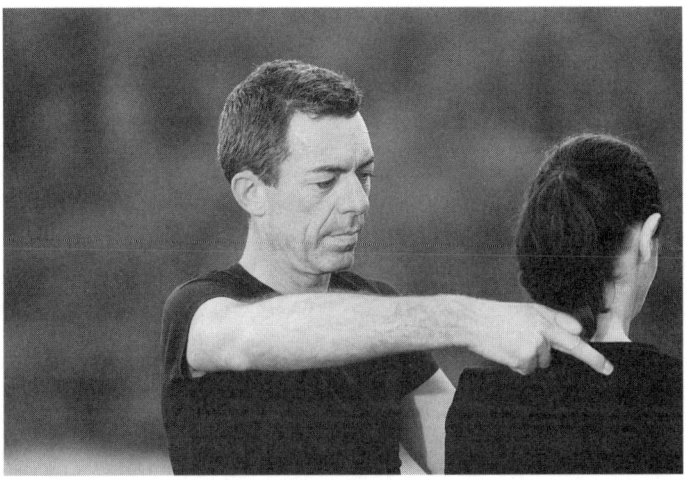

das Maß des Stimulationsdruckes so wählen zu können, dass A es gut zulassen und weiterhin entspannt bleiben kann.
- Ist das Maß erreicht, sodass A eine Reaktion wahrnehmen kann (mäßiges Schmerzgefühl, Brennen, Ziehen oder Ähnliches), dann bleibt B mit gleich bleibendem Druck so lange mit dem Finger an dieser Stelle, bis sich die Spannung und auch die entsprechende Reaktion zu lösen beginnt. Diese Zeitspanne kann wieder sehr individuell sein, etwa 30 Sekunden bis zwei Minuten.
- Hat sich spürbar etwas verändert, ist das ein Zeichen dafür, dass ein Regulationsprozess stattgefunden hat. Eventuell macht es Sinn, nach einer kurzen Pause den Vorgang zu wiederholen.
- Dieser WUP kann empfindlich »giftig« sein, und meist zieht es bis in den Kopf hinauf.

Die silent·touch-Heilbehandlung

Nun kommen wir zum Herzstück von silent·touch. In der Einführung habe ich gesagt, die stille Berührung sei Magie. Sie ist Magie, nicht im Sinne von einer Beeinflussung auf übernatürliche Art und Weise, sondern Magie im Sinne eines natürlichen Geschehens oder Prozesses, der dann entstehen kann, wenn unser Bewusstsein sich für etwas öffnet, was im Vorhinein weder bekannt, erklärbar noch beweisbar war. Der Glaube versetzt Berge, der Nichtglaube verhindert die Wunder. Das Phänomen der stillen Berührung lässt sich durch schulmedizinisch geprägtes Denken nicht erklären, und jeder Anspruch auf einen Beweis in diesem Sinne ist sinnlos. Eine vehemente Forderung danach wäre letztlich der Nachweis dafür, dass die Bereitschaft für ein erweitertes Forschen und ein erweitertes Denken, letztlich auch im wissenschaftlichen Sinne, nicht gegeben ist. Unsere Betrachtungsweise muss sich erweitern.

Was mich persönlich an der Sache so begeistert, ist, dass jeder Mensch das Phänomen der heilsamen Berührung nutzen und dabei nichts falsch machen kann, solange er sich an die Ausrichtung hält, wie sie auch im Folgenden noch beschrieben wird.

Eine Heilbehandlung im Sinne der stillen Berührung hat nicht den Anspruch, ein konkretes Ergebnis erzwingen zu wollen oder zu können. Gelingt es dem Behandelten/Berührten nicht, wirklich ins Fühlen zu kommen, oder kann oder will er sich nicht wirklich berühren lassen, einen Behandler nicht wirklich an sich und sein Thema heranlassen, so ist es natürlich gut möglich, dass

Die silent·touch-Heilbehandlung

zu diesem Zeitpunkt nichts geschieht und eine gewünschte Heilung oder Besserung nicht eintrifft. Das ist in Ordnung und sollte von beiden Seiten respektiert werden. Nicht selten kommt es allerdings vor, dass sich auch in solchen Fällen nach einigen Stunden oder Tagen positive Veränderungen einstellen.

Wir Menschen sind verschieden, wir lernen über unterschiedliche Wege und begreifen und erfahren das Leben und uns selbst über sehr individuelle Erfahrungsebenen. Das persönliche Bewusstsein des Einzelnen setzt sich aus einer Vielzahl individueller Glaubensmuster, gemachter Erfahrungen, indoktrinierter oder angelernter Überzeugungen, emotionaler Prägungen und Fixierungen und anderen Verstandesinhalten zusammen. Ich habe gerade deshalb versucht, in diesem Buch mehrere Aspekte des Themas Heilung anzusprechen, um nun zum Kern der von mir entwickelten Methode zu kommen.

Es gibt inzwischen eine ganze Reihe sehr bekannter Heilmethoden, die sich auf körperlich-geistige Prinzipien stützen. Natürlich habe ich einige davon studiert und auch selbst praktiziert. Grundsätzlich gibt es viele Überschneidungen und eine gemeinsame Ausrichtung dieser und meiner Methoden, einiges allerdings, was ich als wesentlich betrachte, ist bei silent·touch etwas anders.

Wir benötigen dafür weder eine rituelle Einweihung, noch transportieren wir fremde Energie. Auch sind wir es nicht, die durch eine Technik etwas am anderen »löschen«, wir verbinden uns nicht irgendwohin, sondern wir verbinden uns mit uns selbst und dem, was ist. Das Universum ist nicht außerhalb und von uns getrennt, sondern wir sind mittendrin – und letztlich ist es wohl in uns. Wir benötigen weder wallende Gewänder noch weiße Kittel. Wir sind so authentisch und normal, wie es uns nur gelingt. Wir begegnen uns von Mensch zu Mensch.

Der Patient, der Heilsuchende, der in der Praxis meine Unterstützung in Anspruch nehmen möchte, ist mein Partner, und er steht in seiner vollen Verantwortung. Ich habe stets höchste Wertschätzung und begegne den Menschen auf Augenhöhe. Sollte dies einmal nicht gelingen, so erkenne ich das einfach, verurteile mich nicht dafür und integriere es.

Wenn ich nun die Methode beschreibe, wird dir bereits Bekanntes, aber wohl auch Neues begegnen. Vor allem glaube ich, dass es für dich sehr inspirierend sein könnte, gerade das, was du für dich als bekannt identifizierst, neu und eben neu im Kontext von silent·touch zu erfahren und zu erforschen. Die Erfahrungen in den Kursen bestätigen mir immer wieder, wie wertvoll es ist, immer noch einen Schritt weiter und damit tiefer zu gehen, gerade wenn es um etwas Einfaches, weil Wesentliches geht. Oft sagt uns der Verstand, dass er es jetzt kapiert habe, da es sein Bestreben ist, Phänomene zu definieren, also definitiv verstanden zu haben. Aber das geht nicht wirklich, denn der Forscher entdeckt ständig Neues, ohne dass das, was er bereits entdeckt hat, damit schlecht oder falsch würde. Es kann sich einfach verändern, vertiefen oder weiterentwickeln.

Der Dogmatiker allerdings und der, der glaubt, schon alles zu wissen, befindet sich in einem Verstandesgefängnis und kann nur das glauben, was er sich auf der Basis seiner alten Überzeugungen auch erklären kann. Dies führt zu Einseitigkeit und Stagnation. Gandhi sagte: »Ich bin der Wahrheit verpflichtet, wie ich sie jeden Tag erkenne, und nicht der Beständigkeit.«

Natürlich kann das Forschen auch im Sinne des Zulassens sehr herausfordernd sein, gerade dann, wenn der Verstand den Prozess kontrollieren will und ständig fragt: warum, weshalb, wieso? Nun kannst du entscheiden, ob du etwas, das du möglicherweise noch nicht verstehen und glauben kannst, einen Raum des Möglichen gibst, oder ob du abblockst und da stehen bleibst, wo du dich gerade oder schon seit längerer Zeit (verstandesmäßig) niedergelassen hast.

Wenn du jemandem die Schweizer Berge zeigen möchtest, der noch nie Berge gesehen hat und es auch nicht für möglich hält, dass es so etwas gibt, weil er vielleicht sein ganzes Leben in einem kleinen Dorf an der Nordsee verbracht hat, dann mag das herausfordernd sein. Du kannst ihm die Berge am besten erlebbar machen, wenn du ihn inspirieren kannst, in die Schweiz zu fahren und sich die Berge wirklich anzuschauen oder sogar zu erwandern. Das Beispiel hört sich vielleicht etwas weit hergeholt an. Aber wie reagiert der eingefleischte Schulmediziner, ob Therapeut oder Patient, auf die Idee einer »fühlenden Heilbehandlung«? Da wird man schnell als Spinner oder Fantast bezeichnet. Nur der, der sich wirklich offen und neugierig auf die verschiedenen Experimente, Erfahrungen und Übungen einlässt, kann nachvollziehen, worum es eigentlich geht. Und dazu bist du nun ein weiteres Mal herzlich eingeladen.

Es gibt unterschiedliche silent·touch-Behandlungsformen. Als eigentliche silent·touch-Heilbehandlung in ihrer reinsten Form könnte man die intuitive Variante bezeichnen. Zu dieser möchte ich dich mit den zunächst folgenden Varianten hinführen. Gleichwohl ist das Wesen aller Behandlungsvarianten die innere Haltung der stillen Berührung und des fühlenden, absichtslosen Bewusstmachens und Bewusstseins dessen, was ist.

Die Praxis der stillen Berührung als Heilbehandlung

Lass mich die Heilbehandlung an einem Beispiel schildern, damit du dir ein erstes Bild machen kannst. Auch die inhaltlichen Zusammenhänge sind hierbei rein beispielhaft. A ist wieder der zu Behandelnde, B der Behandler. Heilung geschieht dabei übrigens immer auf beiden Seiten, wie mir auch fast alle Seminarteilnehmer nach einiger Zeit berichten.

Nehmen wir in diesem Beispiel praktischerweise an, es handele sich um eine Behandlung eines konkret bestehenden Problems wie etwa Nackenschmerzen. Du weißt ja bereits, dass Nackenschmerzen in vielen Fällen durch eine Spannung der vorderen Halsmuskulatur sowie der Brustmuskulatur verursacht werden (Stichwort: schmerzinduzierende Antagonistenhemmung) sowie möglicherweise durch organische Belastungen, die diese mit verursachen. Nehmen wir also an, dass dies in unserem Beispiel auch konkret so ist.

- A legt sich auf eine Liege und macht es sich bequem. Er beginnt, den eigenen Körper bewusst wahrzunehmen und das zu fühlen, was gerade da ist. Sowohl A als auch B richten sich darauf aus, jegliche Bewertungen, die möglicherweise noch da sind, loszulassen.

- Nun legt B zur Kontaktaufnahme eine Hand auf eine Körperregion von A, zum Beispiel auf die Stirn oder das Sonnengeflecht, die Magengegend. B beginnt zu fühlen, was ist. Wir können dies zunächst so verstehen, dass B dadurch A unterstützt, sich selbst und seinen Körper zu fühlen. Nun fühlen A und B gemeinsam.

- Während der Behandlung fühlen und beobachten beide immer wieder genau das, was sie jetzt im Moment wahrnehmen. Dies kann sich ändern und ändert sich in der Regel tatsächlich ständig. Es kann zum Beispiel sein, dass Kälte wahrgenommen wird, was aber nicht bedeutet, dass dies von beiden immer gleich wahrgenommen wird. Wird diese Kälte authentisch gefühlt, so kann es sein, dass sie sich auflöst und plötzlich etwas ganz anderes da ist. Vielleicht ein Brennen. Und dann würde ebendieses Brennen authentisch gefühlt, ohne dass es bewertet würde. Da es sich prinzipiell um einen Prozess handelt, der kein definitives Ende oder festgelegtes Ziel haben muss, gibt es auch kein fixes Maß, wie lange etwas gefühlt und damit integriert wird. Im besten Falle ergibt es sich dadurch, dass sich etwas spürbar gelöst hat.

- Natürlich ist in den meisten Fällen einer Heilbehandlung unser Ziel die Heilung eines bestehenden Problems. Dennoch lassen wir dies immer wieder offen und bemühen uns, nicht auf den Zweck orientiert zu wirken. Das Vertrauen darauf, dass geschieht, was geschehen soll, das Vertrauen auf die natürliche Matrix, das Körpergewissen, die Selbstheilungskraft macht uns dies möglich und ist Grundlage des Prozesses.[22]

- Nachdem dieser erste Kontakt stattgefunden hat, könnte nun B seine Hände auf die obere Brustmuskulatur von A legen. Wie gehabt wird auch jetzt wieder alles, was wahrgenommen werden kann, sowohl von A als auch von B gefühlt. Beispielsweise könnte es nun sein, dass A Spannungen der vorderen Muskulatur konkret wahrnehmen kann, die ihm zuvor gar nicht bewusst waren. Während des Fühlens dieser Spannung wird sie sich (im optimalen Fall) im Laufe der Zeit verändern und/oder auflösen. Gleichzeitig würde A auch wahrnehmen können, dass sich das Schmerz- oder Spannungsgefühl auf der Körperrückseite, im Nacken verändert bis dahin, dass es sich sogar auflöst.

- Die nächsten Berührungen, die in dieser oder ähnlicher Form gemacht werden könnten, wären in unserem Beispiel zunächst im Bereich des Halses, im Bereich des Bauches (da auch von dort Spannungen ausgelöst werden können), des Nackens und der Schultern. Danach könnte B intuitiv an verschiedenen anderen Körperregionen A fühlend berühren. Auch eventuell auftretende Emotionen von A können in der gleichen Weise wie die körperlichen Wahrnehmungen integriert werden, wobei es nicht darum geht, diese zu analysieren. Auch sie sollten einfach da sein können und gefühlt werden.

Das ist eigentlich schon alles. Du wirst selbst noch verschiedene Erfahrungen und Übungen im weiteren Verlauf des Kapitels kennenlernen und probieren können. Das Wesentliche ist, wie du merkst, das wertfreie Wahrnehmen und Fühlen.

Es ist immer wieder erstaunlich und natürlich auch erfreulich, wenn Menschen nach einer Krankheit oder einer Krise erkennen können, dass genau diese Krankheit oder Krise sie wieder zu sich und auf ihren Weg gebracht hat. Solche Prozesse finden genau dann statt, wenn wir uns auf das, was ist, einfach einlassen, unsere Widerstände und Bewertungen weglassen und die wirklichen Themen integrieren. Da das aber für die meisten gar nicht so einfach zu sein scheint, wollen wir uns näher damit befassen.

Das Bewerten und Nichtbewerten

Das Bewerten der Dinge ist weder gut noch schlecht, sondern vollkommen in Ordnung, wenn wir es bewusst tun. Unbewusstes, automatisiertes Bewerten hingegen fixiert und blockiert uns. Es führt zu einer verfälschten und/oder einseitigen Sicht der Dinge. Dazu gleich mal ein kleines Experiment.

Experiment zum Wahrnehmen anderer

- Denke an eine Person aus deinem Umkreis, die dir nicht so nahesteht, dass du emotional mit ihr verstrickt bist. Im ersten Schritt wähle nun fünf Aspekte dieser Person aus, die du spontan als positiv bewertest. Mach dir diese Aspekte deutlich bewusst.
- Nun betrachte diesen Menschen innerlich ausschließlich durch diese Positivfilter. Beobachte und nimm wahr, wie diese Person nun auf dich wirkt und wie du dich selbst dabei fühlst.
- Nach einer kurzen Pause wähle wiederum spontan fünf Aspekte dieser Person, die du als negativ empfindest. Mach dir nun diese Aspekte deutlich bewusst.
- Nun betrachte die Person innerlich ausschließlich durch den Negativfilter. Beobachte und nimm wahr, wie der Mensch jetzt auf dich wirkt und wie du dich selbst dabei fühlst.
- Vielleicht konntest du wahrnehmen, dass sich das Bild, die Wirkung der Person auf dich und auch, wie du dich dabei fühlst, entsprechend dem verändert, in welche Richtung deine Bewertungen gehen. Dann kannst du sie als deine Schöpfung erkennen und sie bewusst weglassen.
- Nun betrachte die Person innerlich bewertungsfrei und damit als das, was sie wirklich ist. Beobachte und nimm wahr, wie dieser Mensch jetzt auf dich wirkt und wie du dich selbst dabei fühlst.

Interessant, oder? Dazu kommt ein weiterer Aspekt des Bewertens: Vielleicht hast du es als positiv bewertet, dass dieser Mensch zuvorkommend ist. Was aber heißt »zuvorkommend«? Es könnte hilfsbereit, wertschätzend, kommunikativ sein, aber ebenso manipulierend, einschleimend, unecht. Jeder sieht bestimmte Eigenschaften anders. Auch hier schleicht sich also eine Bewertung ein, noch bevor wir das bemerken. Die Filter sind immer unsere eigenen – und wir sollten sie uns bewusst machen, um sie loslassen zu können. Auch dazu regt dich silent·touch an.

Wie bereits erwähnt: Ich meine nicht, dass Bewerten primär schlecht oder nicht konstruktiv sei. Im Gegenteil: Vor jeder rationalen Entscheidung, die wir treffen, bewerten wir. Bevor wir uns im Restaurant etwas zu essen bestellen, bewerten wir die verschiedenen Gerichte, die im Angebot sind, und entscheiden uns für eines. Aber wir sind über solche Situationen hinaus ständig am Bewerten und Vergleichen, auch wenn es nicht nötig ist – es läuft wie automatisiert. Wir können sehr schwer etwas nur so sein lassen, was und wie es eben ist. Dieser dauerhafte Check-up-Zustand hält uns in einer Schwarz-Weiß-Welt gefangen und macht Veränderung sehr schwierig.

Etwas bewertungsfrei zu erleben aber eröffnet einen weiteren Raum und eine neue Wirklichkeit hinter dem Entweder-Oder-Spiel. Es kann sich eine deutlich spürbare Entspannung einstellen. Unvoreingenommenheit macht lebendig und präsent. Wenn du dem Buch bis hierhin gefolgt bist, hast du bereits einige Erfahrungen mit dem Fühlen in dieser Hinsicht machen können. Mit den folgenden zwei Erfahrungen kannst du dich nun noch stärker auf das bewertungsfreie Wahrnehmen ausrichten.

Wertfreie Körperwahrnehmung

- Lege oder setze dich bequem und entspannt hin.
- Erkenne, welche Bewertungen du im Moment auf dich und auf deinen Körper hast.
- Erlaube dir zunächst, sie zu haben. Erlaube dir also, deine Bewertung bezüglich deines Bewertens wegzulassen. Lass dir dabei Zeit.
- Nun lass möglichst viele deiner Bewertungen und Urteile über dich und deinen Körper weg. Erlaube dir, so zu sein, wie du im Moment gerade bist.
- Nimm nun einen Körperbereich wahr, der schmerzt, drückt oder spannt oder sich nicht gut fühlt. Erlaube dir, dies nicht zu bewerten und einfach so sein zu lassen. Fühle es so, wie du es im Moment wahrnimmst.
- Falls sich etwas in deiner Wahrnehmung verändern sollte, so lass es einfach geschehen. Falls nicht, lass es einfach so sein, wie es ist.
- Wandere mit deiner Aufmerksamkeit zu immer anderen Körperbereichen, auch zu solchen, in denen es keine Beschwerden gibt, und nimm jeweils wahr, was dort ist, ohne es zu bewerten. Fühle das, was ist.

Bei den folgenden Partnerübungen ist es wichtig, dass beide die Hintergründe der silent·touch-Behandlung kennen. Anders ist der Fall in einem therapeutischen Setting, aber auch da wird der Therapeut dem Klienten die Grundzüge erläutern, damit der zu Behandelnde sich darauf einstellen und entsprechend mitwirken kann. Wichtig für dein Üben zu Hause ist es, dass du dem Partner vertrauen kannst.

Partnererfahrung: wertfreie Berührung

- A und B setzen sich entspannt einander gegenüber.
- Beide machen sich zuerst ihre Bewertungen bewusst, die sie im Moment jeweils auf sich selbst haben, ohne sie zu äußern. Sie lassen sie einen Moment lang bewusst da sein und lassen sie dann los.
- Beide machen sich nun ihre Bewertungen bewusst, die sie im Moment jeweils auf den anderen haben, und lassen auch diese so weit wie möglich los.
- Nun machen sich beide ihre Bewertungen bewusst, die sie im Moment auf ein mögliches Symptom von A haben, und sie lassen auch diese dann einfach los.
- A rückt sich jetzt noch mal bequem auf seinem Stuhl zurecht und entspannt sich. B legt seine Hände auf die Schultern von A. Beide fühlen das, was sie im Moment wahrnehmen, ohne es zu bewerten. Sie sind an dem interessiert, was ist, und lassen es sein.
- Nach ein paar Minuten wechselt B die Position seiner Hände und legt sie sehr sanft seitlich an die Schläfen von A. Wieder nehmen beide einfach wahr und lassen alle eventuell auftauchenden Bewertungen weiterziehen, ohne an ihnen festzuhalten.
- B berührt nach einer angemessenen Zeit weitere Regionen: Stirn, Hinterkopf, Unterkiefer, Nacken, vordere Halsregion (hier eventuell auch ohne direkten Hautkontakt, der wird oftmals nicht gewünscht) und die obere Brustmuskulatur.
- Nach der Behandlung sollten beide noch eine kurze Zeit still dasitzen und nachspüren.

Das reine Fühlen ohne Reaktionen, Projektionen und Interpretationen

Das reine, authentische Erleben und Fühlen von etwas, seien es deine Emotionen, dein Körper, die Natur, Gegenstände, Menschen, Erinnerungen oder aktuelle Lebenssituationen, gelingt dir erst dann, wenn du alles weglassen kannst, was du darauf projizierst, ebenso alle Reaktionen darauf. Auch jegliche Interpretation der Dinge stellt einen Filter dar, der uns daran hindert, das, was ist, authentisch zu erfahren.

Ist es nun überhaupt möglich, in einen Zustand des puren authentischen Erlebens zu kommen? Ja und nein. Es kommt ganz darauf an, wie wir es betrachten. Folgende Antworten könnte man auf diese Frage geben:

- Ja, es ist möglich, indem wir einfach alles weglassen, was nicht das ist, was da ist.
- Ja, denn wir tun es ohnehin, sind uns dessen aber nicht bewusst.
- Ja, wenn du erkennen kannst, dass alles, was ist, du bist, und dies auch so fühlen kannst.
- Nein, denn unser Verstand reagiert, projiziert und interpretiert ständig. Solange wir noch versuchen, etwas zu verstehen, zu definieren oder zu kontrollieren, können wir uns dem reinen Fühlen nur annähern.
- Nein, solange wir glauben, noch etwas erreichen zu müssen, also zum Beispiel auch diesen einen gewissen Bewusstseinszustand, sind wir ja noch davon getrennt.

Immer dann, wenn wir mit dem, was wir tun, verschmelzen und »es sind«, stellen sich solche Fragen nicht. Für mich als Kursleiter sind die absoluten Highlights auf den silent·touch-Seminaren die Momente, in denen ich spüre und die Menschen dabei beobachten kann, dass sie sich gegenseitig aus purer Freude behandeln und berühren (lassen). Wenn es also nicht mehr darum geht, etwas zu tun, um etwas zu erreichen, sondern einfach deshalb, weil es ein wundervolles Erleben ist.

Was sind Reaktionen, Projektionen und Interpretationen?

Drei Begriffe mit lateinischer Herkunft: Reaktion bedeutet »Rückhandlung«. Wir reagieren allerdings nicht nur auf Handlungen, also Aktionen von außen, sondern auch auf Existenzen, also auf das, was einfach ist. Projektion kommt von »hinauswerfen« oder auch »hineinwerfen«. Wir geben etwas, das unseres ist, aus uns heraus und in etwas anderes hinein. Interpretation bedeutet »Auslegung«, »Übersetzung«. Wir überführen etwas von dort nach hier, wobei sicherlich jedem klar ist, dass auf diesem Weg einiges an Bewertungen, Vorurteilen und Erfahrungen mit einfließt und demnach jede Interpretation maßgeblich vom Betrachter abhängig ist.

Zunächst will ich das wieder an einem Beispiel klarer werden lassen. Nehmen wir an, jemand hat so seine Schwierigkeiten mit Hunden. »Hunde machen mir Angst«, könnte er vielleicht sagen. Die Angst vor *jedem* und vor allem vor einem ganz friedlichen Hund ist aber doch eindeutig eine Emotion, die ausschließlich aus dem Bewusstsein dessen kommt, der sie erlebt. Dieser Mensch würde zum Beispiel Folgendes sagen: »Der Hund mag mich nicht (Projektion), Hunde sind gefährlich (Interpretation), ich habe Angst vor diesem Hund (Reaktion).«

Nun ist dies ein Beispiel, das uns glauben machen könnte, dass man solche Filter nicht einfach so weglassen kann. Das stimmt zum Teil, rein praktisch gesehen. Manches benötigt etwas mehr und länger dauernde Integrationsarbeit. Wenn die Filter dann aber verändert beziehungsweise aufgelöst werden, ändert sich auch am Erleben des Menschen Grundlegendes. Unser Beispielfall würde nicht nur merken, dass er die Hunde in einem ganz anderen Licht sieht, sondern auch, dass sich die Hunde ihm gegenüber plötzlich ganz anders verhalten.

Oder aber der positive Fall: Der alte Baum in deinem Garten fühlt sich sehr mächtig an, deinen Farn liebst du, weil er sich so weich anfühlt, und es wird dir ganz warm ums Herz, wenn du ihn betrachtest, weil du schöne Kindheitserfahrungen mit ihm verbindest – alles Interpretationen, Reaktionen, Projektionen.

Sie alle sind nicht falsch oder generell schlecht. Es geht aber darum, sie zu erkennen, sich ihrer bewusst zu sein. Erst dann kannst du wissen, ob das, was du fühlst oder erlebst, wirklich das ist, was die Situation real hervorgebracht hat.

Filter erschaffen – und wieder weglassen

Viele Menschen glauben, dass ihre Wahrnehmungen und das Leben langweilig würden, wenn sie ihre Bewertungen weglassen. Dem ist aber nicht so, im Gegenteil. Es entsteht ein ganz neuer Wahrnehmungsraum der Dinge und des Lebens. Es entstehen ganz neue Möglichkeiten und authentische Gefühle, die nicht wirklich beschreibbar und auch nicht reproduzierbar sind.

Die Filter erschaffen wir uns selbst, ob wir deren Urheber Verstand, Bewusstsein, Ego, Persönlichkeitsanteil oder anders nennen wollen. Du selbst bist es in jedem Fall, der sie identifizieren und bewusst einfach so lassen kann. Sobald du dich dann auf das einlässt, worum es dir wirklich geht, eben auch das Fühlen, lösen sie sich mit der Zeit von selbst auf. Mit etwas Übung kannst du sie aber auch absichtsvoll von vornherein weglassen.

Die Filter in Bezug auf eine Heilbehandlung

Vor allem dann, wenn Menschen von etwas begeistert, mit ganzem Herzen und ihrem ganzen Sein bei der Sache sind, haben diese Filter gar keine Chance, sich dazwischenzudrängen. In einem solchen Bewusstseinszustand entstehen ungeahnte Möglichkeiten – und das auch in Bezug auf Heilung.

Dieses Thema hat nun aber in der Gesellschaft und in unseren Köpfen leider eine Unmenge von Filtern: Überzeugungen, Dogmata, Indoktrinationen, Projektionen, Rechthabereien, eingefleischte Glaubenssätze, gedankliche Begrenzungen, Zweifel, Ängste und, und, und. Können wir diese einfach so weglassen? Das Wesentliche hierbei ist wiederum, sich klar darüber zu sein, dass jegliche Überzeugung oder Idee eben eine Überzeugung ist, die nichts mit absoluter Wahrheit zu tun hat. Das gilt auch für Glaubenssätze wie: Krebs ist nicht heilbar.

Die persönliche Realität ist eine von dir größtenteils unbewusst erwirkte subjektive Wirklichkeit. Sie entsteht aus den Überzeugungen heraus, an die wir glauben und die deshalb entsprechend *wirken*. Auch wenn viele Menschen etwas Bestimmtes glauben, heißt das noch lange nicht, dass es richtig ist. Dies zeigt uns die Geschichte ja immer wieder sehr eindrücklich und eigentlich tagtäglich. Wahrheit, die absolute Wahrheit, gibt es auf der Ebene der Überzeugungen nicht. Möglicherweise erfahren wir sie aber dann, wenn wir nicht mehr danach suchen.

Es gibt also immer nur eine subjektive Wahrheit entsprechend dem, was wir glauben. Alles, was auch ich hier diesbezüglich sage, ist nicht absolut wahr, sondern entspricht einfach meiner derzeitigen Meinung. Es könnte aber insofern auf dich wirken, dass es dich inspiriert, deine Wahrheit zu finden oder sie zu erweitern, so wie alles, was dich bisher überzeugt hat – in welche Richtung auch immer –, deine Wirklichkeit und Wahrheit veränderte und prägte.

> ### Erfahrung zum authentischen Wahrnehmen
>
> - Nimm dir etwas Zeit dafür, verschiedene Dinge zu betrachten und mit deinen Händen zu berühren. Während des Betrachtens und Berührens kannst du achtsam alles wahrnehmen, was du eben wahrnimmst.
> - Nun erkenne deine Filter: Reaktionen, Interpretationen, Projektionen, und mach dir einige Beispiele konkret bewusst.
> - Lass nun in einem nächsten Schritt die Filter, so gut es dir gelingt, einfach weg und betrachte, berühre und fühle das, was ist. Vielleicht wird sich das, was du wahrnimmst und fühlst, dabei verändern, vielleicht auch nicht.
> - Fühle nun auch, wie du dich dabei fühlst, ohne Filter zu betrachten, zu berühren und zu fühlen.

Viele Therapeuten und Heiler glauben zum Beispiel, sich während einer Behandlung energetisch schützen zu müssen. Ich selbst hatte einmal eine Phase, in der ich mit Latex-OP-Handschuhen osteopathisch behandelt habe. Im Nachhinein ein etwas seltsames, ja sogar amüsantes Bild für mich. Aber es war damals eine Zeit lang ganz normal für mich und auch für meine Patienten. Meine Überzeugung war, dass es für mich gut ist und dem Patienten nichts nimmt, also im Ganzen stimmig ist.

Die Idee, sich vor etwas schützen zu müssen, gründet allerdings letztlich auf der Überzeugung, dass da etwas ist, was schlecht beziehungsweise schädlich ist. Sicher gibt es schlechte Luft in Räumen, die ein Durchlüften erfordert, es gibt schädliche chemische Substanzen, Medikamente mit nachhaltigen Nebenwirkungen, es gibt sogar Menschen, die energetisch so schwer und belastet sind, dass jeder, der ihnen näher als drei Meter kommt, eine Niedergeschlagenheit bei sich selbst zu fühlen beginnt. Wenn ich allerdings jemanden in seiner Heilung unterstützen will, sodass er seine Themen integrieren kann, macht es großen Sinn, die eigenen Ängste und verschiedenartigen Filter bezüglich dieser Themen bei mir selbst zu erkennen und zu integrieren und sie nicht unbewusst auf den Heilsuchenden zu projizieren.

Da wo Licht ist, ist nie Schatten, könnten wir mit Bruno Würtenberger sagen. Zünde doch einmal eine Kerze an und beobachte deren Licht. Wohin das Licht scheint, da ist Licht, oder? Nur da, wo das Licht wegen irgendwelcher Objekte nicht hinkommt, da ist Schatten. Überzeugungen, Ideen, Emotionen können solche Schatten hervorrufen, sie sind die Filter, die Gefühlsschatten und Bewusstseinsschatten produzieren.

Je weniger wir uns also während einer Heilbehandlung Gedanken machen und analysieren oder fixieren, je unwichtiger es unserem Ego wird, ob wir nun selbst tolle Heiler sind oder nicht, je weniger Leistungsdruck wir uns auferlegen, je weniger wir erwarten, desto mehr Raum für Veränderung entsteht und desto mehr können wir als Begleiter unterstützen. Das heißt absolut nicht, dass wir nun jegliches Wissen, alle Logik und Analyse weglassen. Es geht um ein Sowohl-als-auch. Jede Qualität am richtigen Platz und zur richtigen Zeit. Die Füße stehen auf dem Boden, der Kopf streckt sich in den Himmel.

Lass mich dazu ein Beispiel erzählen: Ich hatte einmal eine Patientin, die bei mir wegen Knieproblemen in Behandlung war. Bei einer Untersuchung stellte ich nebenbei einen Schilddrüsenknoten fest, den sie, wie sie mir berichtete, schon einige Jahre hatte. Es handelte sich um einen gutartigen Tumor, mit dem sie auch in fachärztlicher Betreuung war. Während einer Behandlung des Knies wandten wir uns nun eher nebenher auch diesem Knoten in der Art der stillen Berührung zu. Beide fühlten wir diesen Knoten bewusst für einige wenige Minuten. silent·touch befand sich damals noch in den Anfängen, sodass meine Erwartung, dass daraufhin nun viel passieren müsse, sehr gering war. Doch ich erinnere mich, wie diese Frau das Prinzip des Fühlens sehr unkompliziert und natürlich umsetzen konnte und wie es sich beinahe organisch ergab, auch diesen Knoten einzubeziehen, ohne daran Erwartungen zu knüpfen. Zwei Tage später rief mich diese Patientin an und berichtete, dass sich schon am nächsten Abend dieser Tumor komplett aufgelöst hatte! Mir ist anhand dieser Geschichte klar geworden: Je spielerischer und offener wir bei aller Verantwortlichkeit mit einem Thema umgehen können, umso mehr ist möglich.

Obwohl die stille Berührung als absichtslos bezeichnet werden kann, hat sie in ihrer Anwendung als Heilbehandlung dennoch eine Motivation, nämlich die der Integration. Die Absicht wäre demnach, Heilung geschehen zu lassen, anstatt Krankheit zu bekämpfen. Wir ermöglichen einen Prozess. Im folgenden Schritt unterstützen wir das mit einer Art ganzheitlich ausgerichteten Behandlungsstruktur, indem wir die Chakren einbeziehen.

Die Chakren

Der Begriff Chakra stammt aus dem altindischen Sanskrit und bedeutet wörtlich etwa »Kreis« oder »Scheibe«. Er beschreibt bestimmte Energiezentren des Körpers, die es nach der Vorstellung asiatischer Medizinsysteme und auch im Yoga gibt. Die sieben Hauptchakren (mit den Nebenchakren kommt man nach der Zählung, der ich mich hier anschließe, auf insgesamt 28) können entsprechenden Drüsen oder Organen des Körpers zugeordnet werden.

Im silent·touch nutze ich das Konzept dieser Chakren auch, indem ich sie als Regionen für eine Art Ganzkörperbehandlung ansehe. Wie die weit gefächerte Literatur zum Thema zeigt, sind die Chakren ein Thema von großer Tiefe mit enormem Heilpotenzial. Im Folgenden fasse ich lediglich einige Aspekte, die mir wesentlich erscheinen, zusammen.

- Das erste Chakra liegt im Bereich des Dammes und wird in der Regel als Wurzel- oder Basischakra bezeichnet. Ihm werden unter anderem die Qualitäten Überleben, Instinkte, Urvertrauen, Stabilität und Durchsetzungsfähigkeit zugeordnet. Seine Farbe ist das Rot. Die organische Entsprechung ist die Drüsenfunktion der Nebennieren mit der Bildung der Hormone Kortison, Adrenalin und Noradrenalin. Aufgrund seiner Nähe zum Intimbereich kann es angeraten sein, dieses Chakra über die Füße oder eine Berührung an den Oberschenkeln zu behandeln.
- Das zweite Chakra liegt im Bereich des Unterleibs und wird in der Regel als Sakral- oder Sexualchakra bezeichnet. Ihm werden unter anderem Sexualität, Kreativität, Begeisterungsfähigkeit und die Erotik zugeordnet, die Farbe ist das Orange. Die organischen Entsprechungen sind unter anderem die jeweiligen Keimdrüsen (Hoden/Eierstöcke) und die Nieren.
- Das dritte Chakra liegt im Bereich oberhalb des Nabels, in der Magengegend und wird in der Regel als Solarplexuschakra bezeichnet. Ihm werden unter anderem Macht, Wille, Persönlichkeit und emotionale Verarbeitung zugeordnet, außerdem die Farbe Gelb. Die organische Entsprechung ist unter anderem die Bauchspeicheldrüse und die Leber.
- Das vierte Chakra liegt im Bereich des Brustbeins und wird in der Regel als Herzchakra bezeichnet. Ihm werden unter anderem Wertschätzung, Beziehungsfähigkeit, Liebe, Mitgefühl und Herzenswärme, auch Heilkraft, zugeordnet sowie die Farbe Grün. Die organische Entsprechung ist neben den sonstigen Brustorganen die Thymusdrüse.

- Das fünfte Chakra liegt im Bereich des Halses und wird in der Regel auch als Hals- oder Kehlchakra bezeichnet. Ihm werden unter anderem Kommunikation, Inspiration, Ausdruck und Offenheit zugeordnet sowie die Farbe (hell)Blau. Die organische Entsprechung ist unter anderem die Schilddrüse.
- Das sechste Chakra liegt im Bereich der Stirn und wird in der Regel auch als Stirnchakra oder Drittes Auge bezeichnet. Ihm werden unter anderem Intuition, Wahrnehmung, Erkenntnis und Willenskraft zugeordnet sowie die Farbe Violett. Die organische Entsprechung ist unter anderem die Hypophyse (Hirnanhangdrüse), die als übergeordnetes Organ die Hormonregulation beeinflusst.
- Das siebte Chakra liegt am oder über dem Scheitel und wird in der Regel als Kronen- oder Scheitelchakra bezeichnet. Ihm werden unter anderem Spiritualität, Bewusstheit und universelles Bewusstsein zugeordnet sowie die Farbe Weiß oder Golden. Die organische Entsprechung ist unter anderem die Epiphyse (Zirbeldrüse), die als übergeordnetes Organ ebenfalls die Hormonregulation beeinflusst.

silent·touch in Form der Chakrenbehandlung

Vor dem Hintergrund dieser Zuordnungen kann eine Behandlung auch themen- und beschwerdenorientiert sein. Die Chakren sollen uns aber für die nächste Erfahrung vor allem als Berührungsregionen und damit erste Orientierung dienen. Diese Variante können wir als wohltuende Ganzkörperbehandlung anwenden. Sie dient zugleich als eine geeignete Maßnahme bei Beschwerden, ohne dass wir uns konkret auf diese beziehen müssten. Denn wir wissen, dass wir Symptome über die generelle und körperliche Regulation lösen können, da sie dadurch überflüssig werden. Hier eine kurze Anleitung, an der du dich orientieren kannst.

> ### Partnerübung
>
> - Die Behandlung kann im Stehen, aber auch im Liegen durchgeführt werden, so wie ich es hier beschreibe: A legt sich auf die Liege und entspannt sich. Sowohl A als auch B achten nun bewusst auf etwaige Bewertungen sich selbst und dem Übungspartner gegenüber und lassen sie los.
> - B berührt A sanft mit seinen Händen am Basischakra, und beide fühlen absichtsvoll und interessiert, was ist. Sind Reaktionen, Projektionen und Interpretationen da, werden sie erkannt und so lange gefühlt, bis sie sich lösen oder verändern. Oder ihr lasst sie einfach da sein. Dies gilt gleichfalls für Schmerzen, Unwohlsein und alles, was auftaucht. Prinzipiell wird eine solche Behandlung in Stille durchgeführt, aber natürlich kann auch ein Austausch stattfinden, wenn es etwas Wesentliches zu sagen gibt. Nach etwa drei oder vier Minuten wechselt B zum nächsthöheren Chakra, bis alle sieben behandelt wurden.
> - Danach empfiehlt es sich, einige Minuten nachzuspüren und sich gegebenenfalls auszutauschen.

Als Richtwert empfehle ich für eine solche Chakrenbehandlung etwa 20 bis 30 Minuten. Es bietet sich an, die Behandlungen in Stille mit einer angenehmen Hintergrundmusik zu unterstützen. Die Hände können jeweils direkt auf das Chakra oder in dessen Nähe gelegt werden. Wird im Stehen geübt, kann eine Hand auf der Vorderseite und die andere auf der Rückseite aufgelegt werden. Beim Basischakra kann wie erwähnt auch über die Füße oder Oberschenkel behandelt werden.

Berührung der Materie – einmal anders betrachtet

Nun gehen wir noch einen Schritt weiter. Betrachtet man Materie quantenphysikalisch, so kann eine materielle Berührung allenfalls nur sehr eingeschränkt stattfinden. Geht man davon aus, dass es unteilbare Masseteilchen gibt (Elektronen, Atomkerne und so weiter), so muss man beachten, dass das Verhältnis der Größe dieser Teilchen zum leeren Raum zwischen ihnen in etwa der Größenordnung von Planeten und deren Entfernung voneinander entspricht. So kommt es bei einem Kontakt zwischen Materie und Materie vornehmlich zu einer Verbindung von Räumen. Innerhalb dieser Räume kann also eine Berührung nur informativer, geistiger Art sein. So betrachtet findet also auch eine echte körperliche Berührung von Mensch zu Mensch immer nur dann statt, wenn sich Bewusstsein berührt und verbindet. Das bedeutet, dass sich durch eine fühlende Berührung zuvor getrenntes Bewusstsein verbinden kann. Es wird in diesem Sinne eins. Jeglicher Inhalt des mit dir verbundenen Bewusstseins ist damit Teil deines Bewusstseins. Was sich der andere zuvor erschaffen hat, ist dann auch plötzlich deines geworden. Also kannst auch du das, was dort ist, sein lassen und integrieren und damit auflösen.

Das Fühlen des »Ich bin, es ist«

Als mich einmal eine Mutter mit ihrem damals etwa fünfjährigen Kind, das an Epilepsie litt, um Hilfe bat, war ich innerlich zunächst etwas überfragt, da ich noch keine klare Struktur hatte, wie ich eine solche Behandlung angehen sollte. Das an sich sehr lebenslustige Kind war sehr angespannt und unruhig und machte einen innerlich getriebenen Eindruck. Es wurde von der nahe gelegenen Universitätsklinik gut nach der klassischen Behandlungsstrategie betreut und mit dem gängigen Medikament behandelt.

Bezüglich der Epilepsie wurde mir bald zum ersten Mal klar, dass das Gehirn einfach genauso ein Organ ist wie jedes andere auch. So behandelte ich also während mehrerer Sitzungen sein Gehirn mit der stillen Berührung. Was folgte, war für mich beeindruckend: Während dieser Behandlungen schlief das Kind meist ein und schwitzte immer sehr stark. Danach war es jedes Mal deutlich entspannt und noch immer sehr müde. Die allgemeinen Symptome und die Anfälle in ihrer Häufigkeit ließen in den kommenden Wochen deutlich nach und traten schließlich gar nicht mehr auf. Nach etwa drei bis vier Monaten konnten dann bei der Untersuchung in der neurologischen Klinik mittels Elektroenzephalogramm komplett normale Hirnströme festgestellt werden. Erfreulicherweise konnte somit auch von der Klinik aus die medikamentöse Behandlung, die normalerweise streng mindestens für zwei Jahre durchgeführt werden muss (so die damalige Aussage der betreuenden Fachärztin) schon nach einem halben Jahr abgesetzt werden.

An diesem Beispiel ist mir wichtig: Ich habe mich während dieser silent·touch-Behandlungen nicht gefragt, wer hier etwas erschaffen hat und wer demnach etwas integrieren kann. Ich war einfach in einer Haltung von: Es ist.

Wir hatten gesagt, dass über die Berührung von Materie immer auch Bewusstsein erfahren und manifestiert wird. Das bedeutet, dass sich durch eine fühlende Berührung Bewusstsein mit Bewusstsein verbindet. Mein Bewusstsein mit dem des Kindes. So konnte ich das, was dort ist, sein lassen und integrieren – und damit sich auflösen lassen.

Prinzipiell geht es bei silent·touch darum, dass nicht der Heiler den Kranken heilt, indem er ihm etwas wegnimmt oder etwas hinzufügt, sondern dass er seinen Mitmenschen dabei unterstützt, dass dieser sein Thema integrieren kann, indem er das, was ist, sein lässt und es authentisch fühlt. Entsprechendes gilt natürlich auch für die Selbstheilung, bei der man sich selbst der Unterstützer ist.

Gehen wir also nun in gewisser Weise einen Schritt weiter: Uns geht es nun mehr darum, dass da etwas ist, was unbewusst, sozusagen im Schatten ist, ohne dass wir uns fragen, wer genau dies erschaffen hat. Dieses unbewusst Erschaffene kann sich integrieren und lösen, wenn es angenommen werden kann und Bewusstsein erfährt. Die innere Haltung »Ich bin, es ist« ist somit eine Bewusstseinsqualität, die es ermöglicht, dass Schatten zu Licht wird.

Erfolge in dieser Hinsicht gibt es massenhaft. Beweise kann ich keine liefern, da jeder Heilungsprozess ein individueller ist und sich die Methode nach gängigen Verstandeskriterien nicht wirklich erklären lässt. Das liegt in der Natur der Sache, wir haben bereits darüber gesprochen. Ein Erfolg ist etwas, das auf eine Handlung oder eben einen Prozess hin er-folgt. Eine hundertprozentige Garantie, dass etwas genau so erfolgt, wie wir es verstandesmäßig planen oder wünschen, gibt es bei der Heilung nicht. Etwas sein zu lassen bedeutet gleichzeitig, es zuzulassen und loszulassen.

Nachdem ich dieses Prinzip für mich erkannt hatte, hörte ich den Bericht eines auf Hawaii lebenden und praktizierenden Arztes über die dortige traditionelle Heilkultur und des Prinzips des Ho'oponopono. Der Begriff setzt sich zusammen aus *ho'o* für »eine Handlung in Gang setzen« und *ponopono*, was in etwa »richtigstellen«, »in Ordnung bringen«, »regulieren«, »aufräumen« bedeutet. Ursprünglich handelte es sich um einen Prozess, um Familienstreitigkeiten über Vergebung, Reue und die Übernahme von Verantwortung für die Gesamtsituation zu klären.

In dem Buch *Zero Limits* beschreibt Dr. Hew Len einen Nullzustand des Bewusstseins, indem es weder Erinnerungen noch eine Identität gebe und in dem der Mensch grenzenlose Möglichkeiten habe.[23] Zusammengefasst übersetze ich seine Kernaussage, die er immer wieder in verschiedenen Interviews gemacht hat, wie folgt: Sich zu erinnern, zu vergleichen, zu analysieren und so weiter steht mit dem puren Erleben und der Inspiration im Widerspruch. Echte Heilung geschieht, wenn ich für alles, was ich jetzt gerade erlebe, die hundertprozentige Verantwortung übernehme.

Dieser Nullzustand des Bewusstseins, manche nennen es auch Gewahrsein, ist für die meisten von uns im täglichen Leben bisher wohl in erster Linie Theorie. Manche mögen ihn schon erfahren haben, vielleicht in Momenten des puren Glücks, in der kompletten Abwesenheit jeglicher Widerstände gegen das Leben. Der Versuch, solche Dinge hinreichend zu beschreiben, kann nur ein Versuch bleiben. Selbst die Quantenphysik, die sich in ihren Betrachtungen immer mehr mit denen der Spiritualität deckt, kann ihre Materie nur in Theorien beschreiben. Auch die Physiker benötigen die Bereitschaft, Phänomene aus verschiedenen Betrachtungsweisen zu untersuchen, und zudem die Bereitschaft, ständig ihre Grenzen des Bekannten und Rationalen, also auch des verstandesmäßigen Verstehens zu überschreiten. Auch gilt das alte Sprichwort: Probieren geht über studieren.

Erfahrung des »Ich bin, es ist«

- Nimm dir mindestens eine halbe Stunde Zeit für einen Spaziergang.
- Draußen berührst, betrachtest du Dinge, Pflanzen, vielleicht auch Tiere und Menschen. Tu dies in der Haltung von »Ich bin, es ist«. Fühle es. Weiter nichts. Lass einfach alles andere weg. Sollten dich irgendwelche Gedanken oder sonstiges ablenken, so betrachte auch dies in der gleichen inneren Haltung.

In unserem Zusammenhang nenne ich dieses Gewahrsein im absoluten Hier und Jetzt das »Ich bin, es ist«-Fühlen. Es ist sozusagen die komplette Identifikation mit dem Universum. Ein hundertprozentiges Ja zum Leben. Dazu möchte ich dir eine weitere Erfahrung anbieten.

Das Phänomen des Inter-Healing bei silent·touch

Echte Berührung ist Austausch. Berührung und Erfahrung im Sinne von »Ich bin, es ist« ist reines Bewusstsein dessen, was wirklich ist. So entsteht während einer silent·touch-Heilbehandlung, auch wenn wir uns auf ein bestimmtes Thema oder Problem einer Person ausrichten, immer Bewusstsein und damit Heilung auf beiden Seiten. Daher der Begriff des Inter-Healing. Es erfordert eine gewisse Form der Vollkommenheit. Doch auch wenn wir es nicht schaffen, zu 100 Prozent zu sein, sollte uns das nicht daran hindern, zu experimentieren und uns dabei Schritt für Schritt weiterzuentwickeln. Ich kenne diesen Anspruch nur zu gut, und ich habe mir diesbezüglich viel zu oft das Leben schwergemacht. Aber: Auch das darf eben sein. Lass dich nicht zu sehr von deinen Ansprüchen oder Vorstellungen, wie etwas sein müsste, beeindrucken. Lass auch dies einfach sein, und es wird sich mit der Zeit integrieren.

Die nun folgende Übung löst sich noch mehr von der Idee, etwas bewirken zu wollen oder zu müssen, und erlaubt immer mehr das Geschehenlassen. Sie setzt das »Ich bin, es ist« in der Behandlung um und ist sozusagen die reinste Form der stillen Berührung. Sie kann sowohl bei bestehenden Beschwerden als auch als Wohlfühlbehandlung im Sinne der Gesundheitserhaltung dienen.

> ### silent·touch in Form der intuitiven Behandlung
>
> - A, der zu Behandelnde, legt sich auf eine Liege und entspannt sich. Er fühlt seinen Körper und alles, was ist. Er fühlt das »Ich bin, es ist«.
> - B legt eine Hand auf die Stirn von A. Auch er fühlt dabei, was ist. Er fühlt das »Ich bin, es ist«.
> - Nach einer Zeit geht er mit der anderen Hand oder auch beiden Händen intuitiv zu einer Körperregion, zu der es ihn hinzieht. Wieder erleben und fühlen, »Ich bin, es ist«.
> - Dann legt er die Hand wieder auf die Stirn und nach einer Zeit des erneuten Fühlens dort auf eine weitere intuitiv gewählte Stelle.
> - Auch der Zeitpunkt, wann eine solche Behandlung abgeschlossen ist, kann intuitiv entschieden werden. Für den Anfang empfiehlt sich eine Dauer von mindestens 20 oder 30 Minuten.

Lass mich an dieser Stelle einen Beispielfall erzählen: Einer meiner Cousins hatte vor einigen Jahren einen furchtbaren Motorradunfall. Außer dass er seine Milz lassen musste, haben ihn aber ausgezeichnete Chirurgen mit guter technischer Unterstützung wieder komplett »zusammengebaut«. Die Notarztversorgung am Unfallort war hervorragend, und in kürzester Zeit war der nötige Hubschrauber parat. Das hat mich damals sehr beeindruckt.

Dass es ihm aber erstaunlich schnell wieder so ging, als wäre er nur vom Fahrrad gefallen, liegt nachhaltig auch mit daran, dass ich ihn schon im Krankenhaus sowohl osteopathisch mit der Muskel-Meridian-Therapie als auch mit der stillen Berührung behandeln konnte. Nach einer ersten silent·touch-Behandlung zum Beispiel, in der sich innerhalb einer halben Stunde massive Schwellungen an Beinen und Becken deutlich verringerten und Lähmungserscheinungen zurückzugehen begannen, war er um etwa 50 Prozent schmerzfreier. Seine Heilung verlief in der kommenden Zeit aus schulmedizinischer Sicht in einer kaum nachvollziehbaren Geschwindigkeit.

Sich selbst fühlen

silent·touch: Fühle dich selbst

- Lege oder setze dich entspannt hin. Fühle das »Ich bin, es ist«.
- Spüre und fühle deinen Körper, indem du zunächst die verschiedenen Körperbereiche erfühlst und dann alles in seiner Gesamtheit. Erlaube dem Körper, einfach zu sein.
- Spüre nun zu allem hin, was um dich herum ist: der Raum, vielleicht Möbel, Pflanzen, Tiere, Menschen. Fühle dies alles.
- Weite deine Aufmerksamkeit nun über den Ort hinaus, an dem du bist, über das Land hinaus, die Erde, das Universum. Fühle alles und sei mit allem. Sei das alles.
- Fühle deinen Körper, fühle die Welt, fühle dich selbst, sei einfach. Und genieße dein Sein.

Wie ging es dir mit dieser Übung? Alles, was du wahrnimmst, sei es im Außen oder seiest es du selbst, ist nur ein Bild dessen, das du dir von dem machst, was wirklich ist. Nicht einmal uns selbst nehmen wir als das wahr, was wir in Wirklichkeit sind. Alles ist nur ein durch den Verstand gefiltertes Sein. Willst du dir also darüber bewusst werden, wer und was du im Moment bist, respektive, was du dir für Ideen und Überzeugungen über dich erschaffen hast, dann brauchst du nur die Welt betrachten und erfühlen – und du bist bei dem, was dich im Moment ausmacht. Was aber wiederum nicht heißt, dass du das wirklich bist. Du kannst dich dir fühlend und wahrnehmend annähern.

Die Praxis im Speziellen

Bis hierhin habe ich dir einige Übungen vorgestellt und dich zu verschiedenen Erfahrungen eingeladen. Die stille Berührung mag Wunder bewirken können. Auch dabei kommt es natürlich maßgeblich darauf an, was der Einzelne daraus macht, oder einfach darauf, ob sie ihm liegen und er wirklich etwas damit anfangen kann. Vielleicht hast du aus dem bisherigen Buchinhalt schon so viel entnehmen können, dass du begeistert loslegst.

silent·touch als symptom- und/oder themenbezogene Behandlung

Für mögliche symptom- oder themenbezogene silent·touch-Behandlungen mittels der stillen Berührung und gegebenenfalls kombiniert mit PEIoga und den beiden WUPs, gebe ich dir im Folgenden einige Anregungen und Informationen. Ich beziehe mich hierbei auf häufig vorkommende Beschwerdebilder. Dies ist zunächst die grundlegende Behandlungsweise, die du entsprechend des bestehenden Themas durchführen kannst:

Partnerübung

- Für die Heilbehandlung in Form der stillen Berührung legt sich A bequem hin. In Ausnahmefällen kann es hilfreich sein, zu sitzen oder auch zu stehen.
- Nun geht es für B darum, das Symptom zu identifizieren. Sind die Regionen, die vielleicht gar nicht schmerzhaft sind, dennoch ursächlich beteiligt, weil sie zum Beispiel unbewusst verspannt oder energetisch oder funktional gestört sind? Welche Stellen also brauchen eine heilsame Berührung?
- Nun werden alle dazugehörigen Regionen nacheinander berührt, die Wahrnehmung wird gefühlt und die Themen werden integriert.
- Danach kann eventuell auch das dazugehörige Chakra behandelt werden.
- Zum Abschluss kann noch intuitiv behandelt werden. Dabei können mögliche Störungen wahrgenommen werden, die beim analytischen Herangehen eventuell übersehen wurden.
- Natürlich kann es sehr sinnvoll sein, solch eine Behandlung mit einer oder mehreren PEIoga-Übungen und gegebenenfalls mit den WUPs zu kombinieren.

Wenn du dir allein etwas Gutes und Heilsames tun möchtest, ist das mit silent·touch natürlich ebenfalls möglich. Das Hilfreiche an einer Partnerübung ist, dass da jemand ist, der dich begleitet und unterstützt. Hast du im Moment keinen solchen Partner, oder bist du schon so gut im Fühlen, dass es für dich kaum einen Unterschied macht, ob du selbständig fühlst und integrierst oder mit einem Unterstützer, dann kannst du alles, was rein körpertechnisch möglich ist, auch allein machen. So kannst du also alles, was du integrieren möchtest, ob dies nun körperliche Beschwerden sind oder zum Beispiel auch eine Emotion, erspüren, fühlen und lösen. Übung macht den Meister und das Forschen bringt den Erfolg.

silent·touch ganz praktisch

Im Folgenden gebe ich dir nun sowohl für die Partner- wie für die Solobehandlung einige Hinweise, was sich hinter typischen Beschwerdebildern verbergen kann und wie du zur Linderung und Heilung ansetzen kannst.

Rückenprobleme

Natürlich ist Rückenproblem nicht gleich Rückenproblem. Prinzipiell möchte ich nochmals darauf aufmerksam machen, dass eine Vielzahl verschiedener Rückenschmerzen in einem Spannungsproblem der entsprechenden vorderen Rumpfmuskulatur ihre Ursache hat. Es macht also immer Sinn, sowohl die entsprechenden inneren Organe wie zum Beispiel Leber, Bauchspeicheldrüse, Magen, Nieren, Darm, als auch die Muskulatur (in diesem Falle vor allem die vordere) zu behandeln beziehungsweise entsprechend zu fühlen. Oft nehmen die Betroffenen ihre eigene teils massiv verkrampfte Muskulatur gar nicht mehr wahr. Diesbezüglich hilft sogar oft schon ein Ertasten und dadurch ein auch körperliches Bewusstmachen dieser Zusammenhänge weiter. Mit der stillen Berührung kannst du das intensiv unterstützen und die Regulation und Integration fördern.

Bei vielen Menschen, die unter Schmerzen des unteren und mittleren Rückens leiden, stelle ich eine gestörte Darmfunktion fest. Der Naturarzt Franz Xaver Mayr spricht hierbei von einem »Gas-Bläh-Bauch«, an dem viele Menschen leiden. Auch schon bei geringer Belastung diesbezüglich können nach den beschriebenen Mechanismen entsprechende Schmerzsignale entstehen. Ob die Ursache in Ernährungsfehlern oder in einer psychischen Konstellation liegt, ist von Fall zu Fall unterschiedlich.

Typische Beschwerden bei einer Leber-Galle-Störung oder der Bauchspeicheldrüse, auch wenn diese nicht oder noch nicht laborchemisch nachzuweisen sind, sind Schmerzen des mittleren und oberen Rückens. In der TCM spricht man hierbei auch von energetischen Störungen. Eine entsprechende Behandlung mit der stillen Berührung kann Wunder bewirken.

Magenstörungen ergeben oft einen brennenden Schmerz des mittleren Rückens oder führen zu Kopfschmerzen. Auch hier kann es sich um eine energetische Störung im Sinne der TCM handeln, die wir dann auch entsprechend behandeln können.

Nackenprobleme

Spannungen in der Brust- und Halsmuskulatur, unabhängig davon, wie sie entstanden sind, führen auch hier nach dem Prinzip der schmerzinduzierenden Antagonistenhemmung zu vielfältigen Beschwerden in diesem Bereich. Eine entsprechende Behandlung in den vorderen Regionen kann hier helfen. Aber auch in diesem Fall können Störungen des Bauchraums ursächlich sein, die eine erhöhte Spannung der vorderen Rumpfmuskulatur verursachen und damit des vorderen Muskelmeridians. Im Sinne der MTD ist dabei am Levator-WUP anzusetzen.

Kopfschmerzen

Auch Kopfschmerzen haben in der Regel entsprechende muskuläre Ursachen, die allerdings auch wiederum organischer Natur sein können. Meist sind Magen beziehungsweise Sonnengeflecht involviert. Natürlich spielen auch hierbei psychische spannungsfördernde Faktoren ihre maßgebliche Rolle. Eine Entkrampfung der Hals-, Nacken-, Brust- und Bauchmuskulatur kann sie allerdings meist lösen. Auch Migräne oder migräneähnliche Symptome sind über einen ganzheitlichen Behandlungsansatz nach meinen Erfahrungen prinzipiell gut heilbar.

Schulterbeschwerden

Beschwerden im Schultergelenk, die nicht auf eine Verletzung zurückzuführen sind, sind größtenteils Folge muskulärer Dysbalancen. Funktionale Verkürzungen der Brust- oder Nackenmuskulatur bis hin zu Verkürzungen der seitlichen Muskelkette bis hinunter in die Beine führen zu diversen reaktiven Symptomen. Gut gemeinte Kräftigungsübungen, aufgrund der Idee, dass ein Gelenk oder die Wirbelsäule stabilisiert werden müssen, können bis zu einem gewissen Grad hilfreich sein, solange sich die Muskulatur dadurch nicht noch mehr verkrampft. In erster Linie ginge es jedoch vielmehr darum, die Muskulatur zu entspannen und – wie wir es bei den PEIoga-Übungen kennengelernt haben – zu öffnen. Ein Kräftigen sollte dann wiederum vor allem in der Aktivierungsphase des Dehnens erfolgen.

Entsprechende Körperbereiche und Muskeln können nachhaltig über die fühlende, stille Berührung behandelt werden. Hier besteht zudem eine Verbindung zum Leber-Galle-System. Aus der MTD bieten sich der Levator-WUP und der Tractus-WUP an.

Ellenbogenbeschwerden

Beschwerden im Bereich des Ellenbogens, hierzu zählt zum Beispiel auch die sogenannte Epicondylitis, der Tennis- oder Golfarm, Beschwerden am Handgelenk, wie zum Beispiel auch das sogenannte Karpaltunnelsyndrom oder auch *Nervus-meridianus-*Kompressionssyndom, sowie verschiedene Störungen an Hand und Fingern wie zum Beispiel der sogenannte Schnappfinger und vieles andere resultieren aus Spannungsproblemen (vorwiegend) der Unterarmmuskulatur als Teil der vorderen und hinteren Armketten. Taubheitsgefühle der Finger können zum Beispiel aber auch durch die Behandlung des großen Brustmuskels, der auch

Die silent·touch-Heilbehandlung

den Ursprung der vorderen Armkette darstellt, gelöst werden. Die Unterarmmuskulatur versorgt Hand und Finger. Eine silent·touch-Behandlung an den Ansätzen dieser Muskulatur im Ellenbogenbereich kann bereits sehr viele dieser Beschwerden lindern.

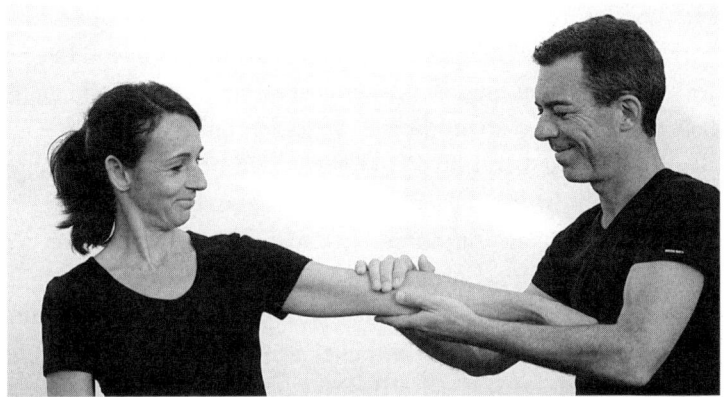

Durch eine PEIoga-Aktivierung der Unterarmmuskulatur kann dies zusätzlich nachhaltig unterstützt werden. Das folgende Foto zeigt die Aktivierung der Beuger. Drehst du deinen Arm und lässt die Hand so nach unten fallen, dass der Handrücken nach vorn zeigt, kannst du entsprechend die Strecker aktivieren. Der Ellenbogen ist jeweils im Gelenk durchgestreckt.

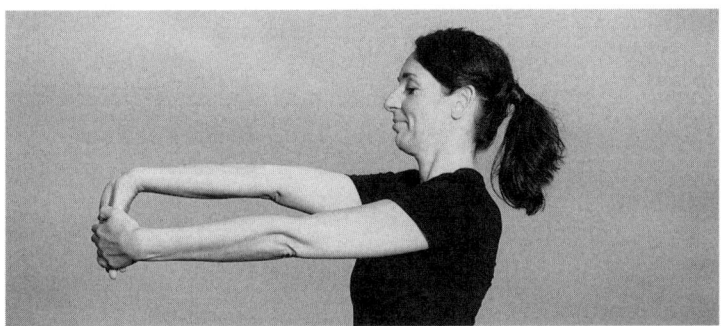

Probleme des Hüftgelenks

Relativ in den Anfängen meiner therapeutischen Arbeit, ich war damals noch als Heilpraktiker tätig, kam ein Metzgermeister in die Behandlung, der rechtsseitig eine nachgewiesenermaßen ausgeprägte Hüftgelenksarthrose hatte, die allerdings keine Beschwerden machte. Seine Beschwerden hatte er im linken Hüftgelenksbereich. Allerdings war dieses Gelenk laut Röntgenbild deutlich weniger von arthrotischen Veränderungen betroffen. Der Begriff Arthrose bezeichnet nach einer Definition, die allerdings nicht amtlich ist, den allgemeinen Gelenkverschleiß. In erster Linie geht es um die Ausdünnung respektive den Rückgang der Knorpelschicht der Gelenkflächen. Daraufhin können weitere Abnutzungserscheinungen entstehen. Der Metzger nun erzählte wegen dieser Rechts-Links-Auffälligkeit von einer recht amüsanten Verwechslungsgeschichte beim vorbehandelnden Orthopäden. Später kamen noch mehrere seiner Kollegen zu mir, mit jeweils fast identischem Sachverhalt. Erst nach einiger Zeit kam ich mit Hilfe der Metzgermeister auf folgende Erklärung: Durch eine bestimmte Tragetechnik von Schweinehälften, die diese Männer über Jahre ausführten, kam es zu einer massiven Gewichtsbelastung der jeweils rechten Hüfte und zu einer massiven Spannungsbelastung der jeweils linken. So entstand also rechts die stärkere Arthrose und Abnutzung und links das muskuläre Spannungsphänomen.

Die Knorpelsubstanz selbst hat keine Innervierung, so wie sie zum Beispiel auch die Fingernägel oder die Haare nicht haben. Ein Knorpelrückgang per se kann also keine Schmerzreize verursachen. Diese kommen entweder aus anderen Gelenkstrukturen oder eben aus der beteiligten Muskulatur und speziell den Sehnen. Diese kleine Geschichte soll am Beispiel der Hüftgelenke (und Entsprechendes gilt für die anderen Gelenke auch) Folgendes veranschaulichen: Gelenkschmerzen können die Folge einer

Schädigung des Gelenks sein. Der Großteil aller Gelenkschmerzen, genauer gesagt, der Schmerzen am oder im Bereich des Gelenkes, hat seine Ursache allerdings in der beteiligten Muskulatur. Schmerzsignale entstehen, wenn ein bestimmtes Maß an Muskelspannung überschritten wird, du erinnerst dich an das Prinzip der neuromuskulären Regulation. Im Hüftbereich können folgende Muskelgruppen ursächlich sein: die Gesäßmuskulatur, die tiefe Muskelkette des Beckens und die Oberschenkelmuskulatur. Entsprechende PEIoga-Übungen dazu sind in erster Linie die Glutaeusübung, die Gesäß-Rücken-Übung und die Psoasübung, des Weiteren die Ischioübung, die Rückbeuge und die Flankenübung. Ebenso hilfreich ist der vorgestellte Tractus-WUP aus der MTD. Hieraus ergeben sich dann auch die Behandlungsregionen für die Heilbehandlung in Form der stillen Berührung.

Ein Gelenk, das über Jahre unter Dauerspannung steht, nutzt sich natürlich schneller ab, als wenn dies nicht der Fall ist. Dieses Gelenk kann sich aber bei Spannungsreduzierung in einem gewissen Maß auch wieder erholen. Natürlich kann ein massiv geschädigtes Gelenk auch Ursache solcher Muskelstörungen sein und diese bedingen – ein Teufelskreis. Mit einer bestehenden Arthrose lässt sich bei entsprechender Muskelregulation allerdings, prinzipiell und im optimalen Fall, schmerzfrei leben. Ich kenne Menschen, die mit 75 Jahren nach einigen wenigen Behandlungen mit den im Buch vorgestellten Möglichkeiten wieder zum Tanztee gehen und dort ihre ehemals schmerzhaften und nun lockeren Hüften schwingen, schmerzfrei und ohne Medikamente oder Gelenkersatz.

Selbstverständlich kann im individuellen Fall eine Operation oder ein künstliches Gelenk sinnvoll sein oder gar die einzig hilfreiche Möglichkeit. Aber auch da hängt die weitere Befindlichkeit nach meiner Erfahrung maßgeblich davon ab, wie es um die Muskulatur steht und ob deren Zustand in der Gesamtbehandlung berücksichtigt wird.

Kniegelenksbeschwerden

Hiervon gibt es eine Anzahl verschiedenartiger Ausprägungen und auch die verschiedensten Verletzungen, denn das Kniegelenk hat eine hohe Anzahl sensibler Strukturen. Diese Zusammenhänge habe ich bereits angedeutet und führe sie hier nochmals weiter aus: Auch beim Knie ist es so, dass die Muskulatur neben den echten strukturellen Schäden die maßgebliche Rolle spielt. Auch die Innenzone der Menisken zum Beispiel ist eine Knorpelsubstanz, die nicht innerviert ist. Oft wird ihr aber dennoch die Schuld an bestimmten Beschwerden zugeschrieben. Nach meiner Erfahrung und Kenntnis spielt zum Beispiel der Schneidermuskel *(musculus sartorius)* bei vielen Beschwerden des inneren Knies die maßgebliche Rolle, und nicht wie oft vermutet der Innenmeniskus oder sonstiges. Am Außenknie ist es entsprechend der Schenkelbindenspanner *(musculus tensor fasciae lata)*. Für Beschwerden im Bereich der Kniescheibe, auch unterhalb und oberhalb, muss der gerade Oberschenkelmuskel *(musculus rectus femoris)* betrachtet werden. Diese drei Leitstrukturen sind aber oft gemeinsam beteiligt und ergeben ein entsprechend diffuses Schmerzbild. Aus dem Beschriebenen ergeben sich dann entsprechende Behandlungsregionen für die stille Berührung. Bei den PEIoga-Übungen bin ich bereits ausführlich auf das Knie eingegangen. Erst kürzlich behandelte ich wieder einen Patienten, der an beiden Knien erfolglos operiert wurde (Meniskusteilresektion) und ebenfalls erfolglos mehrfach mit Hyaluronsäure behandelt wurde. Nach nur dieser einen Behandlung mit den Prinzipien des silent·touch auf der Basis der beschriebenen Zusammenhänge war er beschwerdefrei.

Beschwerden der Fußgelenke und der Füße

Was für die Hand die Armmuskulatur ist, ist für die Füße prinzipiell die Beinmuskulatur und im Speziellen auch die der Wade. Die Beschwerdebilder des Fußes sind recht komplex, viele davon aber wiederum über das Prinzip der Regulation prinzipiell und oft sehr schnell lösbar. Ein Beispiel mag ich kurz beschreiben: Wenn sich der Ansatz unserer dicksten und kräftigsten Körpersehne, der Achillessehne, kalzifiziert, was einer Art Verknöcherung entspricht, kann das im Röntgenbild etwa wie ein spitzer Sporn aussehen. Die Achillessehne ist die gemeinsame Endsehne des dreiköpfigen Wadenmuskels *(musculus triceps surae)*, der im Laufe unseres Lebens unglaublich viel leisten muss und gegebenenfalls unter ständiger Hochspannung steht, bedingt durch entsprechende Belastung oder Körperhaltung. Fersenschmerzen oder Fußbeschwerden können durch diese Hochspannung der Waden entstehen. Bildet sich gleichzeitig die Kalzifizierung, wird dies als Fersensporn bezeichnet und als vermeintlicher Auslöser angesehen. Sie ist aber wiederum auch nur Folge und nicht Ursache des Grundproblems. Die Schmerzen lassen sich aus meiner Erfahrung über die Behandlung der Muskelspannung lösen. Und aus dem PEIoga bieten sich die Wadenübung und die Ischioübung an.

Beschwerden der inneren Organe

Vor allem die stille Berührung ist hervorragend geeignet, um die Heilung organischer Störungen und Erkrankungen zu unterstützen. In manchen Fällen kann sie sogar die maßgebliche Rolle spielen. Du kannst sie zum einen als Unterstützung einer laufenden medizinischen Behandlung anwenden oder auch in Fällen nutzen, wo subjektive Beschwerden vorhanden sind, die aber laborchemisch oder über eine sonstige Diagnostik nicht nachzuvollziehen sind. Beispielsweise reagieren Verdauungsstörungen auf eine Behandlung der Leber und der Bauchspeicheldrüse hervorragend.

Eine Patientin von mir hat sich selbst bei einer bestehenden sogenannten Präkanzerose des Muttermundes ihrer Gebärmutter geheilt. Dieser Befund beschreibt eine Gewebeveränderung, die mit einem statistisch erhöhten Risiko für eine bösartige Entartung einhergeht. Die Patientin nun hat ihre Gebärmutter täglich innerlich erspürt und gefühlt und alles integriert, was sich dabei körperlich und emotional zeigte. So konnte sie sich heilen. Ich könnte noch viele, viele faszinierende Fälle berichten. Aber letztlich möchte ich dich auch in diesem Teil des Buches anregen, deine eigenen Erfahrungen zu machen und deine Gesundheit im wahrsten Sinne des Wortes in deine Hände zu nehmen.

Ich habe mich hier, was die Beschwerdebilder angeht, vorwiegend auf den Bereich des Bewegungsapparates bezogen. Darin kenne ich mich einfach sehr gut aus, und dieser Bereich lässt sich, so denke ich, auch recht gut vermitteln und nachvollziehen. Die Grundprinzipien gelten aber generell. Wenn du tiefer gehen und deine persönlichen Fähigkeiten entwickeln willst, wünsche ich dir viel Freude dabei, auch selbst zu forschen und zu handeln.

Heilversprechen?

Manchmal fragt mich ein Patient oder ein Kursteilnehmer, ob eine bestimmte Aktivität für ein bestimmtes Problem hilfreich sei oder nicht. Also zum Beispiel: Ist Joggen gut für meine Rückenprobleme? Die Antwort könnte lauten: Das kommt ganz darauf an, was du daraus machst. Joggen, also Bewegung, ist natürlich diesbezüglich und allgemein prinzipiell förderlich. Je nachdem, wie du das Joggen aber umsetzt, ob du dich zum Beispiel übernimmst, ob du es unter einem Leistungsanspruch machst oder ob du gut dabei loslassen kannst, es mit entsprechender Körperpräsenz machst – das ist letztlich dafür ausschlaggebend, ob eine Entspannung und Regulation daraus resultiert oder ob sich eher noch mehr Spannung aufbaut oder sie sich zumindest verfestigt.

Dies gilt in entsprechender Weise für das ganze Leben und eben auch für die Körperübungen, Behandlungen und Erfahrungen, die ich hier vorstelle. Ich kann versprechen, dass sie alle auf einer großen Zahl an Erfahrungen basieren und sich Tausende Male bestätigt haben. Doch ich kann nicht versprechen, dass sie speziell dir helfen, weil ich nicht weiß, was du daraus machst. Wenn du sie im Sinne von silent·touch durchführst, können sie dir nachhaltig helfen. Setzt du sie als Therapeut unterstützend zur medizinischen Therapie ein, kann sich Hervorragendes tun. Sie bieten dir möglicherweise ungeahnte, neue und wunderbare Möglichkeiten. Immer aber solltest du sie wirklich selbst weiter erforschen und entsprechend deinem Verständnis und deiner Erfahrung nutzen.

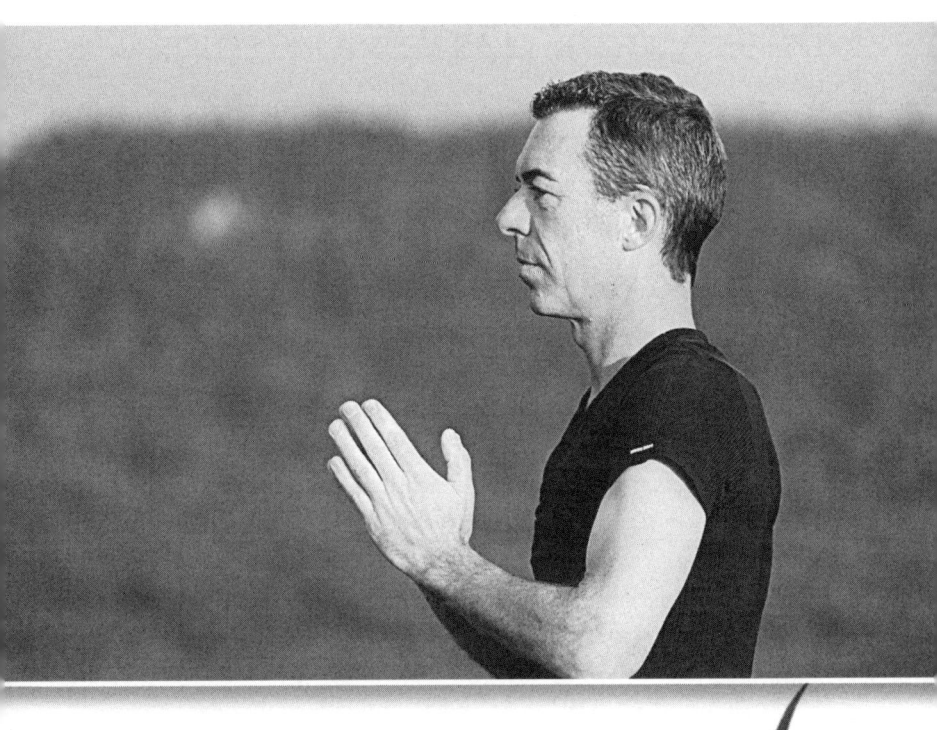

Seelisch-Geistiges

Die Macht des Bewusstseins

Wer nicht an Wunder glaubt, ist kein Realist – so soll es David Ben Gurion, der erste israelische Ministerpräsident, gesagt haben. Bevor die Glühbirne, das Fliegen, die heutige Computertechnik erfunden und etabliert wurden, wurden die Fantasten dieser Technologien jeweils für verrückt erklärt. Neuerungen und Fortschritte in jeglicher Wissenschaft setzen neues und unkonventionelles Denken und Handeln voraus sowie die Bereitschaft, etwas für möglich zu halten, was bisher unmöglich, unrealistisch zu sein schien. Auch dann, wenn Dinge neu entdeckt und vielleicht auch reorganisiert werden, benötigt es kreative Offenheit und Forschergeist. Wunder sind nur so lange Wunder, bis sie eingetroffen sind. Danach sind sie zwar immer noch wunderbar, aber das vergessen wir oft zu schnell, da sie ja nun Realität geworden sind.

Du kannst nur das erfahren und auch nur das erreichen, was du für möglich hältst. Willst du Neues erfahren, musst du auch Neues glauben können, vor allem dann, wenn es dir nicht erklärbar erscheint. Willst du Unmögliches möglich machen, musst du Unmögliches für möglich halten.

Die Macht der Gedanken und Überzeugungen kann kreativ, aber auch ganz brutal destruktiv oder zumindest hemmend sein. Was glaubst du, wie viele Menschen noch an wundervollen Heilungsmöglichkeiten vorbeigehen, nur weil ihr Verstand, eine Respektsperson mit Doktorgrad oder die Medien ihnen sagen, dass es nicht möglich ist, sie zu heilen. Vor einigen Jahren wurde zum Beispiel die Akupunktur oder die Homöopathie noch belächelt oder gar verpönt, inzwischen haben sie ihre Anerkennung gefunden. So wird es auch mit Methoden wie silent·touch sein, ebenso mit noch viel umfassenderen Dingen. Die hartnäckigen Kritiker und selbsternannten Realisten, die Neues ausbremsen, wird es wohl noch lange geben. Doch um sie brauchen wir uns hier nicht zu kümmern.

Deine Offenheit und damit die Größe deines Glaubens ist die Größe deines Bewusstseins für die Schöpfung, sowohl für das, was ist, als auch für das, was (noch) nicht ist. Sie bestimmt deine schöpferischen kreativen Möglichkeiten. Im Gespräch mit Patienten oder Kursteilnehmern über die Möglichkeiten des Bewusstseins im Allgemeinen und auch im Speziellen, kommen oft schnell solche Zweifelargumente wie: »Das ist aber schwierig« oder »Das kann ich nicht.« Das aber sind auch nur begrenzende Überzeugungen. Wenn wir genau solche grundsätzlichen Bewusstseinsinhalte bemerken und verändern, bekommen unsere schöpferischen Möglichkeiten eine ganz andere Basis.

Jeder Arzt sollte eigentlich wissen, dass beispielsweise Aussagen in Bezug auf eine erwartungsgemäß noch verbleibende Lebenszeit verheerende Folgen haben können, und dennoch wird meiner Einschätzung nach noch immer viel zu unreflektiert damit umgegangen. Jeder Vater sollte eigentlich wissen, dass Sätze wie: »Das kannst du nicht« einen grundlegenden und bleibenden Eindruck beim Kind hinterlassen können. Über die Frage, mit welchen Auswirkungen solche Indoktrination im großen Stil praktiziert wird, speziell auch in der Gesundheitsbranche, lohnt es sich, einmal genauer nachzudenken. Oft hilft dabei auch die Frage, wer eigentlich einen Nutzen daraus zieht.

Gegen jede Art bewusster oder unbewusster Beeinflussung des Bewusstseins von außen gibt es natürlich immer noch den freien Willen und deshalb die Möglichkeit, entsprechend verantwortungsvoll und bewusst damit umzugehen. Letztlich bist du es, der deine Gedanken und Überzeugungen ändern und steuern kann, der entscheidet, was er glaubt und was nicht. In letzter Konsequenz stellt sich dann die Frage, ob du bestimmte Spiele mitspielst oder nicht. Leider spielen viel zu viele Menschen destruktive Spiele mit, meist einfach deshalb, weil sie sich um die Zusammenhänge nicht kümmern wollen, weil sie nicht informiert und interessiert sind oder weil sie nicht glauben können oder wollen, was alles möglich ist.

Viele erfolgreiche Menschen, zum Beispiel auch Profisportler, wissen intuitiv, dass zum Beispiel der Wille eine entscheidende Rolle für die Leistungsfähigkeit spielt. Und diese Menschen nutzen dieses Wissen auch. Inzwischen ist der Mentalcoach im Sportbereich kein Fremdwort mehr. Indem du immer mehr glauben und damit neue Möglichkeiten nutzen kannst, wirst du dein eigener Mentalcoach. Du begreifst, dass du viel mehr Einfluss auf deine körperliche und natürlich auch seelische Gesundheit hast, als es dir zuvor bewusst war. Silent·touch hilft dir dabei, es ist nicht kompliziert, einiges an diesem Konzept ist einfach nur »etwas anders«. Das Prinzip aber ist so wesentlich, dass es in die tiefsten Tiefen gehen kann und auch tatsächlich geht, wenn du dich wirklich darauf einlässt.

Die Bewusstseinsstruktur

Lass mich an dieser Stelle einige Bewusstseinsebenen beschreiben, die aus meiner Sicht wiederum Teile des Einen und nicht wirklich voneinander trennbar sind. Dennoch können wir sie als einzelne Ebenen betrachten und uns jeweils einige Aspekte davon anschauen. Meine Worte und Gedanken sollen dir dabei wiederum als Inspiration für eigene Gedanken und Erfahrungen dienen und nicht als fixe Definition.

Die Körperebene

Das Bewusstsein des Körpers ist zum einen auf Überleben und Funktionieren ausgerichtet, gleichwohl dient der Körper dem geistigen Wesen Mensch aber auch als Möglichkeit des Ausdrucks, der Entfaltung sowie als Heimat und als Basis des Lebens. Prinzipiell wird der Körper von den geistigen Bewusstseinsebenen gesteuert und beeinflusst, er hat aber auch eine Art Eigenbewusstsein, das sich zum Beispiel als Körpergewissen meldet, wenn seine Existenz oder Unversehrtheit und damit die persönliche menschliche Existenz gefährdet ist. Gleichzeitig dient der Körper als Sensor sowie als Vermittler und auch Übersetzer von Gefühlen und Bedürfnissen, die sich beispielsweise in Bewegungsdrang, dem Wunsch nach Berührung und Entsprechendem äußern. Der Körper will gefühlt, erlebt und belebt sein.

Die Verstandesebene

Die meisten Menschen in unserer Gesellschaft halten sich vorwiegend in dieser Ebene auf, was bedeutet, dass wir uns in erster Linie mit dem Verstand identifizieren und oft auch glauben, dass er es ist, der das Leben erlebt beziehungsweise dass wir durch oder über ihn das Leben erleben. Im Denken sind wir allerdings in einer begrenzten Zweidimensionalität gefangen. Entweder denken wir nach vorn in die Zukunft, indem wir zum Beispiel planen, wünschen oder fürchten, oder wir denken nach hinten in die Vergangenheit, indem wir uns zum Beispiel erinnern, etwas bereuen oder uns über etwas Gewesenes freuen – was heißt, dass wir dabei bewerten, vergleichen und analysieren. Der Verstand zieht die Aufmerksamkeit weg vom Jetzt, vom augenblicklichen, echten Leben, und damit in die Trennung. Wir erleben uns getrennt vom puren Leben, das gerade stattfindet, und damit auch von unserer unmittelbaren Lebendigkeit. Eigentlich wäre der Verstand aber neutral und könnte von uns als sehr hilfreicher Unterstützer erlebt werden, wäre da nicht ...

Das Ego

Dass der Verstand sich so zeigt, wie er sich zeigt, liegt in erster Linie daran, dass er zum Großteil vom Ego benutzt wird. Auch das Ego an sich ist weder gut noch schlecht, es übernimmt nur die Aufgabe, die wir ihm geben. Oder anders gesagt: Es nimmt den Raum und die Wichtigkeit ein, die wir ihm zuteilen. Auch wenn es nicht der einzige Grund sein mag, warum die meisten Menschen ihrem Ego das Zepter in die Hand geben, so liegt es meines Erachtens vor allem daran, dass wir durch unsere Ängste geprägt sind und ständig versuchen, sie zu verdrängen oder zumindest zu kompensieren. Über das Ego schaffen wir es, uns von den Ängsten abzulenken, was dazu führt, dass uns viele von ihnen gar nicht bewusst sind. Dennoch wirken sie.

Das Ego ist darauf ausgerichtet, zu überleben und sich abzugrenzen. Es ist der Bewusstseinsaspekt in uns, der die Form erhalten und sich von der Ganzheit als getrennt erleben will. Das Ego ist nicht in der Lage, sich hinzugeben oder gar zu lieben, denn dies würde seine Existenz gefährden, da es zu einer Verschmelzung mit dem Anderen und damit zu seiner Auflösung führen würde. Es sucht ständig nach vermeintlicher Sicherheit und Kontrolle. Diese Bemühungen des Egos sind aber letztlich aussichtslos, da seine grundsätzliche Existenzangst die gewünschte Sicherheit gleichzeitig unmöglich macht.

Die Emotionen

Ich möchte zwischen den Emotionen und den echten Gefühlen unterscheiden. Emotionen sind so etwas wie geladene Gefühle. Sie überkommen dich, leben dich gleichsam und sind der Ursprung dessen, wie du dich fühlst. Echte Gefühle hingegen sind leise, sanft und ruhig. Emotionen aber sind wild, unkontrollierbar, aufwühlend und übermächtig. Viele Emotionen sind uns nur deshalb unangenehm, da wir sie bewerten. Wenn wir nicht bereit sind, sie da sein zu lassen und sie zu fühlen, sie zu erleben, wenn wir stattdessen versuchen, sie zu kontrollieren oder zu verdrängen, machen sie sich immer stärker selbständig oder wirken sich als körperliche Blockaden und Störungen aus.

Die Herzensebene

Die Herzensebene wird von den echten, reinen Gefühlen bestimmt. Sie drückt sich aus in Mitgefühl, Wertschätzung gegenüber der gesamten Schöpfung und in allumfassender, bedingungsloser Liebe. Wenn Menschen mit dem, was sie tun, oder auch mit den Wesen, mit denen sie zusammen sind, in echter Verbindung, Wertschätzung und Liebe sind, leben sie ihre Herzensebene.

Die Seelenebene

Die Seelenebene geht über das irdische Leben und das Erleben hinaus. Der Begriff Seele wird sehr unterschiedlich genutzt, hier ein Gedanke meinerseits dazu: Oft fragen wir uns, weshalb oder warum wir mit bestimmten Lebensthemen konfrontiert sind und wo wir nach Ursachen suchen sollen und entsprechende Antworten finden können. Da unser Verstand, der das Bedürfnis hat, solche

Fragen beantwortet zu bekommen, die Seelenebene, auf der die Antworten liegen, aber nicht gänzlich erfassen kann, müssen die meisten seiner Fragen offen bleiben. Die Bereitschaft, das Leben so zu lieben, wie wir es uns bewusst oder unbewusst erschaffen haben, braucht sowohl unseren Mut als auch unser Vertrauen.

Das Höhere Selbst

Unser Höheres Selbst können wir der Seelenebene zuordnen. Für den einen kann es möglicherweise nur eine Idee sein, für den anderen ist es spür- und fühlbar. Das Höhere Selbst ist die Instanz, die viele Fragen bezüglich unseres Lebens beantworten könnte, die, sobald wir uns unseres Höheren Selbsts bewusst sind, sich gar nicht mehr stellen. Gehen wir davon aus, dass wir mehr sind als das, was wir in unserem gegenwärtigen Menschsein erleben, und gehen wir davon aus, dass es uns als geistige Wesen sowohl davor als auch danach gegeben hat und geben wird, so ist es unser Höheres Selbst, das eine Art umfassenderen Gesamtüberblick über dieses Sein hat. Der mögliche Zugang zum Höheren Selbst ist also wiederum keiner aus dem begrenzten Verstand heraus, sondern kann nur über das Gefühl oder aus einem Seinszustand jenseits der Verstandesgrenzen heraus gelingen. Demnach könnte man das Höhere Selbst auch als den Seelenverstand bezeichnen.

Der Beobachter

Der innere Beobachter wird in vielen spirituellen Traditionen beschrieben. Er kann eine von dir selbst gewählte innere Haltung bedeuten, die nicht analysiert, bewertet und fragt, die nicht plant oder vergleicht, sondern all das, was ist, in einer wertfreien und wertschätzenden Art und Weise erlebt, erfährt, beobachtet. Ausgehend davon, dass alles, was uns im Leben begegnet, letztlich das Ergebnis dessen ist, was wir uns bewusst oder unbewusst erschaffen haben oder im Moment erschaffen, können wir über das Beobachten der entsprechenden Ergebnisse uns selbst und unsere Bewusstseinsinhalte immer besser kennenlernen. Ganz einfach ausgedrückt: Erlebe ich mich zum Beispiel als Versager, so sagt mir dies, was ich in Wirklichkeit über mich glaube, nämlich, dass ich ein Versager sei. Diese Überzeugung kann ich dann anerkennen und entsprechend den in diesem Buch dargestellten Prinzipien handhaben wie alles, was ich erlebe und über das Prinzip der Integration transformieren möchte.

Das Gewahrsein

Das Gewahrsein könnte man als die Ebene des reinen Seins bezeichnen. Aus dieser Ebene heraus, auf der es weder Fragen noch Antworten gibt, auf der es keine Bewertungen, Widerstände oder Wünsche gibt, ist Heilung im größten und weitesten Sinne möglich. Diesen Zustand des reinen Seins kann man weder erzwingen noch kann man ihn von den anderen Ebenen abtrennen. Die Ebene des Gewahrseins ist ständig gegeben. Wir können sie dann erfahren, wenn wir alles, was ist, zu 100 Prozent sein lassen.

Bewusstseinserforschung

Über den Verstand wirst du sicher einiges, was ich in diesem Buch darlege, nicht gänzlich erfassen können. Das aber liegt in der Natur der Sache. Das wesentliche Erkennen geschieht über die gelebte Erfahrung. Es geschieht über das Fühlen. Erst danach können wir auch über den Verstand neue Einsichten und schöpferische Möglichkeiten in unser Glaubenskonzept einbauen.

Seit einigen Jahren bin ich als Trainer bei einem ganzheitlichen Projekt für Bewusstseinserforschung tätig: Free Spirit. Hier konnte ich wesentliche Erfahrungen machen und entsprechende Einsichten gewinnen, die mir es unter anderem erlauben, verstandesbedingte Begrenzungen und Prägungen immer wieder zu erweitern und das Thema Heilung und Selbstheilung in einen noch größeren Zusammenhang zu bringen, so wie ich es in diesem Teil des Buches tue. An dieser Stelle möchte ich einige grundsätzliche Gedanken noch einmal zusammenfassen:

Der Zustand deines Körpers ist zu einem großen Teil Ausdruck deiner seelischen und geistigen Verfassung. Er zeigt dir unter anderem, welche Überzeugungen und Prägungen Inhalt deines Bewusstseins sind. Wenn wir unser Leben beobachten, unsere Gedanken und Reaktionen erforschen, können wir daraus erschließen, welche Überzeugungen wir in uns tragen. Diese können wir verändern, wenn wir sie bewertungsfrei anerkennen, da sein lassen und über die beschriebenen Schritte integrieren. Das bewusste Fühlen und damit auch die fühlende Berührung ist sowohl der Zugang zu den körperlichen Reaktionen und Kreationen, zu denen auch Beschwerden, Schmerzen und Krankheiten zählen, als auch zu unseren Emotionen und begrenzenden Glaubensmustern. Über diesen Zugang kann echte Heilung geschehen.

Wie immer: Übung macht den Meister. Solange wir die Dinge, die sind, wie sie sind, bewerten und ablehnen, scheint alles sehr schwer zu sein, und wir scheinen immer wieder vor unlösbaren Problemen zu stehen. Das spielerische Erforschen der Dinge aus einer interessierten und bejahenden Haltung heraus lässt das Leben aber in einem ganz anderen Licht erscheinen. Bejahendes und lösungsorientiertes Denken und Handeln sowie die Qualitäten, wie ich sie als Schlüssel der Heilung beschrieben habe, führen zu Leichtigkeit und Lebensfreude.

Heilung und Selbstheilung der Seele

Das Wort Seele benutze ich in diesem Zusammenhang stellvertretend und übergreifend für Psyche, Bewusstsein und Geist. Die Sprache macht es uns in diesen Bereichen nicht immer leicht, da die meisten Begriffe eine lange Geschichte und damit Fixierung in den Köpfen haben. Und doch kann sie uns dem näher bringen, was wirklich ist.

Der seelische Schmerz

Auch der seelisch erlebte Schmerz ist im weitesten Sinne ein Warnsignal. Natürlich ist er in den meisten Fällen unausweichlich, sobald wir etwas erleben, was unsere Seele erschüttert und Emotionen wachruft. Auch der seelische Schmerz will gefühlt und erlebt werden und ebenso die entsprechenden Emotionen, die auf ihn hinweisen oder bedingen. Versuchen wir allerdings unsere Gefühle wiederum zu unterdrücken und den Schmerz zu verdrängen, entsteht mit der Zeit nachhaltiges Leid, Schwere und Lebensverdrossenheit, und im weiteren Verlauf können daraus manifeste psychische oder auch körperliche Erkrankungen resultieren.

Da in unserer Gesellschaft die psychischen Leiden auffallend zunehmen, möchte ich das silent·touch zugrunde liegende Prinzip der Integration an ausgesuchten Themen im Bereich der seelischen Störungen nochmals grundsätzlich aufzeigen, in der Hoffnung, einigen betroffenen Lesern in einem ersten Schritt weiterzuhelfen und/oder Anregungen zu bieten, wie du möglicherweise entsprechend Betroffene unterstützen und inspirieren könntest.

Verwirrung

Manchmal scheint es so, als ob wir mitten in einem großen Problemhaufen sitzen. Uns geht es vielleicht körperlich schlecht und zudem auch psychisch. Wir wissen weder ein noch aus, das Leben ist ein wahres Durcheinander und nichts will so richtig funktionieren. Verwirrung entsteht dann, wenn wir aus unserer Mitte geraten und damit von unserem Selbst, von unserem Wesen getrennt sind. Denn schnell tauchen sie auf: Engelchen und Teufelchen und ihre Freunde aus dem Verstand. Der eine sagt so, der andere sagt so. Der eine will das, der andere dies.

Hätten wir es nur mit zwei Identitäten oder Persönlichkeitsanteilen in uns zu tun, dann wäre das ja noch ganz einfach. Unsere Persönlichkeit besteht in Wirklichkeit aber aus einer Vielzahl an verschiedenen Anteilen. Diese Identitäten sind fast ständig im Kampf miteinander, und es herrscht ein wahres Durcheinander. Sie bestehen jeweils aus einem Konglomerat an Überzeugungen, Gedankenkonstruktionen und emotionalen Fixierungen. Da wir uns fast ständig mit einem dieser Anteile identifizieren, aber auch hin und her springen, kann uns schnell schwindlig werden: Verwirrung entsteht. Der Kampf mit unseren Problemen beginnt.

Erfolgreiche Menschen (im weitesten Sinne) haben es gelernt, ihre Identitäten zu meistern und sie dazu zu bringen, mehr oder weniger am gleichen Strang zu ziehen. Die meisten aber überlassen nur zu oft den Identitäten das Ruder, die sich dann untereinander um die Vorherrschaft streiten. Wir merken oft lange nicht, dass wir vornehmlich mit einer Art Rolle oder Maske identifiziert

Body, Mind + Spirit

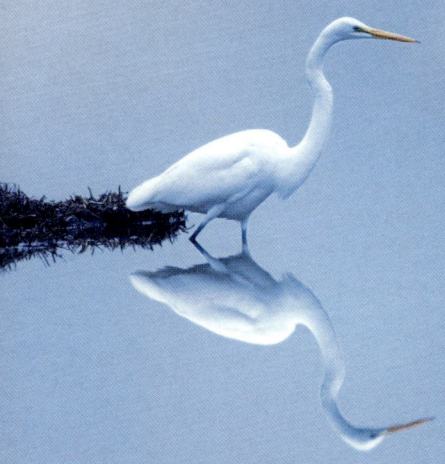

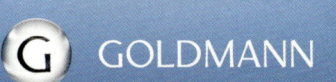
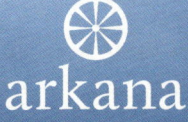

So kann Partnerschaft gelingen

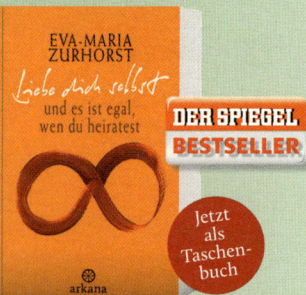

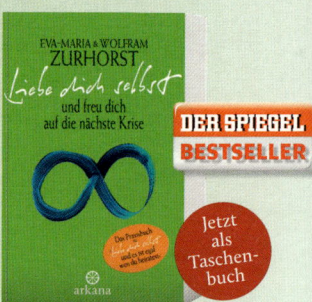

»Die meisten Scheidungen sind überflüssig, glaubt Eva-Maria Zurhorst, und könnten durch ein bisschen Arbeit am eigenen Ego verhindert werden. Das Beste ist jedoch, dass man sich nach der Lektüre nie wieder auf die Suche nach ›dem Richtigen‹ machen muss.« STERN

**Eva-Maria Zurhorst
Liebe dich selbst und es ist egal,
wen du heiratest**
400 Seiten, Klappenbroschur
33722 | € 18,90 (D) | 19,50 (A) | CHF 27,50*
Taschenbuch, 400 Seiten
21903 | € 9,95 (D) | 10,30 (A) | CHF 14,90*

Wie gewohnt offen, persönlich und berührend zeigt Eva-Maria Zurhorst zusammen mit ihrem Mann Wolfram die Schritte aus der Beziehungskrise hinein in das Abenteuer Ehe-Alltag.

**Eva-Maria und Wolfram Zurhorst
Liebe dich selbst und freu dich auf
die nächste Krise**
384 Seiten, Klappenbroschur
33754 | € 18,95 (D) | € 19,50 (A) | CHF 27
Taschenbuch, 384 Seiten
21969 | € 9,99 (D) | 10,30 (A) | CHF 14,90

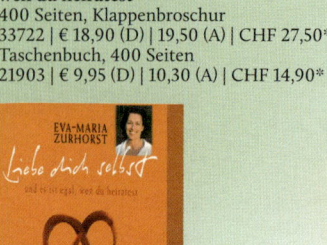

**Liebe dich selbst und es ist egal,
wen du heiratest**
6 CDs | 33934
€ 22,95 (D) | € 22,95 (A) | CHF 34,50*

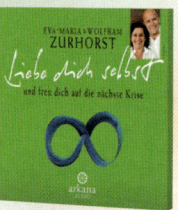

**Liebe dich selbst und freu dich auf
die nächste Krise**
1 CD | 33926
€ 17,00 (D) | € 17,00 (A) | CHF 25,90*

Spirituelle Klassiker
Zeitlose Weisheitstexte in modernen Ausgaben

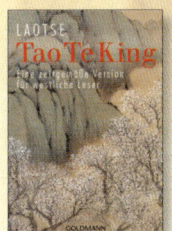

Laotse
Tao Te King
Eine zeitgemäße Version für westliche Leser
21628
€ 6,– (D)
€ 6,20 (A)
CHF 8,90*

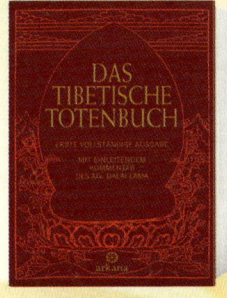

Das Tibetische Totenbuch
Erste vollständige Ausgabe
736 Seiten, Leinen, mit 16 Farbtafeln
33774
€ 29,95 (D) | € 30,80 (A) | CHF 40,90*

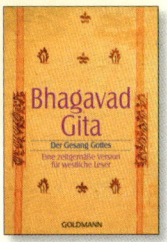

Jack Hawley (Hg.)
Bhagavadgita
Der Gesang Gottes
Eine zeitgemäße Version für westliche Leser
21607
€ 8,90 (D)
€ 9,20 (A)
CHF 13,50*

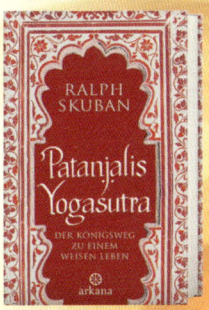

Der Weg zur Transformation unseres Bewusstseins.

Ralph Skuban
Patanjalis Yogasutra
Der Königsweg zu einem weisen Leben
ca. 240 Seiten, gebunden
34107
€ 19,99 (D) | € 20,60 (A) | CHF 28,50*

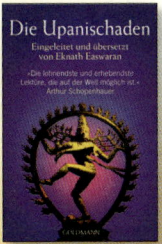

Die Upanischaden
Eingeleitet und übersetzt von Eknath Easwaran
21826
€ 12,– (D)
€ 12,40 (A)
CHF 17,90*

Buddhistische Wege

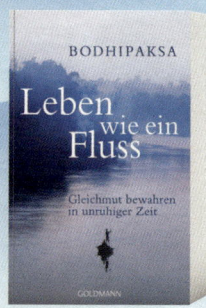

Die Angst vor der Unbeständigkeit überwinden und eins werden mit dem Fluss des Lebens.

Bodhipaksa
Leben wie ein Fluss
Gleichmut bewahren in unruhiger Zeit
21966
€ 12,99 (D) | € 13,40 (A) | CHF 18,90*

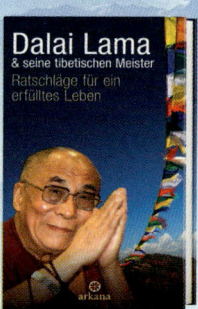

Der Dalai Lama und seine großen buddhistischen Meister inspirieren mit ihrer Weisheit zum Glücklichsein.

Dalai Lama & seine tibetischen Meister
Ratschläge für ein erfülltes Leben
160 Seiten, gebunden, Halbleinen
Mit Lesebändchen
33891
€ 12,99 (D) | € 13,40 (A) | CHF 18,90*

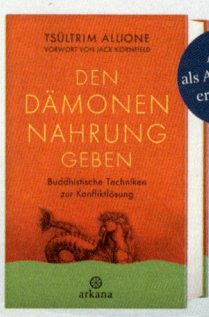

Auch als Audio-CD erhältlich

Tsültrim Allione
Den Dämonen Nahrung geben
Buddhistische Techniken zur Konfliktlösung
352 Seiten, gebunden
33830
€ 18,95 (D) | € 19,50 (A) | CHF 27,50*

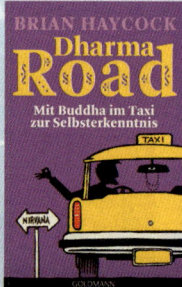

sind. Mit dem, wovon wir glauben, so sein zu müssen. Und dazu ruft dann die Gegenstimme. Soll ich nun das tun oder jenes? Soll ich mutig sein oder doch lieber bequem? Bin ich nun grundlegend ehrlich oder lieber doch auf kurzfristigen Eigenprofit aus? Wie ist das? Bist du der Schwache oder der Kämpfer, bist du der Eifersüchtige oder der Tolerante, der Liebevolle, die Mutige, der Rechtsanwalt, die Mutter, der Kranke, der Ängstliche – oder bist du einfach du selbst?

Verwirrung entsteht im Kopf, aus der Emotionalität und aus Wunsch und Ablehnung heraus. Aus der Präsenz sowie der Entspannung und der Gelassenheit entstehen Leichtigkeit und Lebendigkeit. Nur im echten Gefühl (nicht in der Emotion) liegt diese Unmittelbarkeit, die auch den Verstand wieder klar werden lässt.

»Viele Menschen wissen, dass sie unglücklich sind. Aber noch mehr Menschen wissen nicht, dass sie glücklich sind.« Als ich diesen Satz von Albert Schweitzer das erste Mal gelesen habe, habe ich ihn nicht wirklich verstanden, er hat mich eher verwirrt. Erst als ich ihn gefühlt habe, wurde mir unmittelbar klar, was er wirklich damit meinte. Du auch?

Angst

»Es gibt keine Grenzen. Weder für Gedanken noch für Gefühle. Es ist die Angst, die immer Grenzen setzt«, sagte Ingmar Bergman. Wie könnte das für einen Menschen aussehen, der sich gerade in Angst befindet? Ein Mensch in Angst erlebt sich zunächst einmal wie in einem bedrohlichen Gefängnis – Angst kommt ja wie bereits erwähnt von »Enge« –, von dem er sich nicht erinnern kann, wie es entstanden ist. Die Angst fühlt sich meist übermächtig an. Sie wird entweder in Bezug auf etwas Konkretes empfunden, was bedeutet, dass der Verstand die Angst an etwas im Außen

Seelisch-Geistiges

festmacht, oder sie ist global und kann sich auf alles, was diesem Menschen begegnet, beziehen. Die Intensität der Angst gestaltet sich allerdings unabhängig davon, worauf sie projiziert wird. Da kann ein herannahendes Auto im Straßenverkehr mit der gleichen Angst empfunden werden wie ein angeblich drohender Atombombenangriff. Da kann die Angst vor dem Verlust von 100 Euro beim einen Menschen ähnlich intensiv empfunden werden wie die des anderen vorm Tod. Die meisten chronischen Ängste sind, ausgenommen natürliche Angstreaktionen auf eine tatsächlich bestehende Herausforderung, irrational und entstehen in unserem Inneren.

Der Mensch in Angst versucht einerseits etwas zu vermeiden und ist aber genau auf die Vorstellung dessen, was er nicht erleben möchte, fixiert. Manche beschreiben sogar, dass sie sich selbst dabei ertappen, wie sie sich ihre Angstszenarien immerwährend vorstellen und dabei auch eine gewisse Faszination erleben. Auf der rationalen Ebene wird die Angst als nicht zu einem selbst gehörig empfunden, und wir versuchen ihr entweder auszuweichen, sie zu verdrängen oder zu bekämpfen. Je mehr wir dies allerdings tun, umso größer wird sie. Dies ist auch der Grund dafür, weshalb Ängste chronisch werden können und schließlich eine Krankheit daraus entstehen kann.

In Wirklichkeit ist die Angst, die wir erleben, aber ein Gefühl, genauer gesagt eine Emotion, die wir selbst erschaffen, so wie es alle Emotionen sind. Der oft erteilte Ratschlag: »Hab doch keine Angst«, ist zwar möglicherweise gut gemeint, unterstützt aber eigentlich den Widerstand gegen sie. Besser wäre also der Ratschlag, die Angst ohne Widerstand zu fühlen.

Ich hatte in dieser Hinsicht einiges zu integrieren, während ich dieses Buch schrieb. Da gab es die Angst davor, falsch verstanden zu werden, die Angst, nicht gut genug zu sein, die Angst vor Kritik und Angriff und einiges mehr. Was also damit tun? Ich konnte sie nun verdrängen und unterdrücken, versuchen ihr auszuweichen – oder sie aber da sein lassen, mich nicht dafür verurteilen oder schämen und sie fühlen und integrieren.

Angst ist etwas Natürliches und gehört zum Leben eines jeden Menschen. Angst kann sogar lebensrettend sein, wenn wir konstruktiv mit ihr umgehen. Sie kann aber, wie erwähnt, auch selbst zu einem echten Problem werden oder zu großen Problemen führen, wenn wir nicht in der Lage sind, ihr zu begegnen, sie anzunehmen und mit ihr umzugehen.

Das Verzwickte an dieser Geschichte ist, dass wir auch Angst vor der Angst entwickeln und so ein Teufelskreis entsteht. Diesem können wir im ersten Schritt allerdings Einhalt gebieten, indem wir uns klar darüber werden, dass dies nun eben so ist, und uns nicht weiter gegen die Angst stemmen. Wiederum ist dann der Mut gefragt, den Widerstand gegen die Situation und gegen unsere Angstgefühle, so gut es uns gelingt, aufzugeben und zu fühlen, was ist. Es ist wohl der einzige Weg, der diesbezüglich langfristig zu echter Heilung führen kann.

Den Menschen, die sich in einer Situation befinden, in der ihnen das nicht möglich scheint, weil sie sich vielleicht schon zu sehr verstrickt haben, stehen natürlich auch entsprechende Hilfsmittel wie zum Beispiel Psychopharmaka zur Verfügung. Diese Medikamente sind aber in der Regel Drogen, die das Bewusstsein derart beeinflussen, dass ein authentisches Fühlen und dementsprechend die Möglichkeit einer echten Integration nicht wirklich möglich ist. Man sollte auf solche Hilfsmittel, wenn irgend möglich, nur als Notlösung und kurzfristig zurückgreifen. Dann können sie insbesondere dazu dienen, eine Akutsituation zu überbrücken, bevor wir wieder versuchen, zu fühlen und zu integrieren. Mittlerweile gibt es für diese Themen aufgeschlossene Ärzte und Therapeuten, die einen dabei unterstützen können.

Aggression

Das Wort leitet sich ab vom lateinischen Verb *aggredi*, das die Bedeutungen »angreifen«, »heranschreiten« und »sich nähern« hat. Meist wird es im Zusammenhang mit der Idee verstanden, mit einem Verhalten jemandem schaden zu wollen oder aber auch sich selbst in Form der Selbstaggression.

Unter der instrumentellen Aggression verstehen wir eine bewusste und rational motivierte Aktion, die ein bestimmtes Ziel verfolgt. Uns interessiert an dieser Stelle allerdings im Besonderen das Phänomen der emotionalen Aggression als Reaktion auf körperlich oder seelisch erlebtes Leid. Menschen, die aggressiv sind und ihrer Umwelt und sich selbst im weitesten Sinne Schaden zufügen, reagieren dabei in der Regel auf Emotionen, mit denen sie nicht umgehen können oder die sie nicht fühlen und demnach nicht erfahren wollen. Aggressiv geladene Gefühle wie Wut oder Hass werden dann entweder nach außen zum Beispiel auf einen Mitmenschen gerichtet, auf Lebensumstände oder aber teils sehr subtil auf sich selbst und direkt oder indirekt auf den eigenen Körper. Vereinfacht formuliert ist Aggression in diesem Kontext der Versuch, Druck abzulassen. Solange dies keine Verletzung im Außen oder an der eigenen Person mit sich bringt, weil es beispielsweise über den Sport passiert, ist ja alles in Ordnung. Insgesamt aber ist es sehr hilfreich, etwas genauer hinzuschauen, was denn die wirkliche Ursache der aggressiv geladenen Emotionen ist.

Nehmen wir an, dass du von jemandem deiner Meinung nach unberechtigte Vorwürfe gemacht bekommst. Das muss dich ja wütend machen, oder? Ist das wirklich so? Ich behaupte nun einmal, dass da noch ein Schritt dazwischen ist, dass es nicht die Vorwürfe sind, die dich aggressiv machen, zumindest nicht direkt. Wenn wir etwas genauer hinschauen, sind da zunächst andere Emotionen, mit denen wir auf so einen Angriff reagieren. Beispielsweise könnte dies ein Schuldgefühl sein, das Gefühl, nicht wertgeschätzt zu werden, verkannt oder missachtet zu werden oder Ähnliches. Solche Gefühle wollen wir aber nicht erleben oder fühlen, da wir sie negativ bewerten. Diese Emotionen werden allerdings nicht von dem Gegenüber erschaffen, sondern von uns selbst. Weil wir sie aber nicht fühlen wollen oder glauben, es nicht zu können, reagieren wir darauf mit Wut, wir werden aggressiv.

In Bezug auf unsere Gesundheit ist das Thema Selbstaggression sicherlich von schwerwiegender Bedeutung, vor allem deshalb, weil sie meist subtil und gar unbewusst von uns gelebt wird. Wir projizieren unsere destruktive Aggression nicht nur nach außen, sondern kritisieren uns selbst, machen uns Druck, verurteilen uns und vieles mehr. Um nun wirklich sinnvoll und heilsam Druck abzulassen, ginge es wieder darum, die eigentlichen Emotionen und die sich dahinter verbergenden Glaubensmuster oder Ängste zu integrieren.

»Du bist ein Versager!« Nur wenn ich selbst die Überzeugung in mir trage, ein Versager zu sein, gekoppelt mit dem entsprechenden Widerstand, kann mich eine solche Aussage zu einer aggressiven Reaktion bringen. Würde ich mich nicht selbst immer wieder als Versager sehen, oder könnte ich einfach mit dem Versagen, das ja zum Leben gehört, umgehen, also ein solches Gefühl auch da sein lassen, wenn ich gerade so fühle, dann entstünde nicht der entsprechende Druck, mit dem ich dann aggressiv reagieren würde. Belastende und entsprechend krankmachende aggressive Energie ist also in Wirklichkeit der Kompensationsversuch, inneren Druck, den ich selbst erschaffe, loszuwerden.

Im Sinne der Wortbedeutung »sich annähern« könnten wir Aggression im konstruktiven Sinne nutzen und den Mut aufbringen, uns den ungeliebten Emotionen zu widmen. Wir könnten uns ihnen zuwenden und sie bewusst integrieren. Dies wäre dann eine heilsame Art der »Aggression«.

Depression

Die psychische Depression bezeichnet umgangssprachlich einen Zustand der Niedergeschlagenheit. Im medizinischen Kontext gibt es dieses Gefühl, niedergedrückt zu sein, in verschiedenartiger und unterschiedlich intensiver Ausprägung, bis hin zu einem Zustand, den wir als chronische Krankheit bezeichnen müssen. Da, wo ein Unterdrückter oder ein Niedergeschlagener ist, da muss aber auch irgendwo der Unterdrücker oder eben auch Schläger sein. Betroffene erleben sie sowohl im Außen als auch vor allem in ihrem Inneren.

Wenn wir depressiv sind, erleben wir uns von jemandem oder etwas niedergeschlagen oder unterdrückt. Ist da keine Person, wie zum Beispiel der Lebenspartner, die Eltern oder der Chef, dem wir diese Rolle zuordnen oder zuschieben können, so projizieren wir diese Identität meist auf äußere Umstände wie zum Beispiel unsere finanzielle Situation, die wirtschaftliche Lage, auf das Leben schlechthin und ja, sogar auf Dinge wie das Wetter. Viele Menschen geben auch einfach ihrem eigenen Körper die Schuld.

Natürlich gibt es Situationen und Lebensumstände, in denen wir uns als echte Opfer äußerer Umstände erleben. Und ja, auch dies gilt es zu respektieren. Aber es soll keine Ausrede sein, wenn es darum geht zu erkennen, dass wir selbst es sind, die unsere Lebensumstände und unsere entsprechenden Gefühle erschaffen. Dass wir selbst es sind, die etwas von uns selbst erwarten oder erzwingen wollen, die Druck auf uns ausüben, uns kritisieren, verurteilen und nicht wertschätzen.

Viele Menschen üben subtil Macht aus, indem sie langfristig an ihrer Opferrolle festhalten. Sie erzwingen sich dadurch unter anderem Aufmerksamkeit und das vermeintliche Recht, keine Verantwortung für ihre Situation übernehmen zu müssen. Natürlich können sie dies in der Regel nicht sehen oder wollen es einfach nicht wahrhaben.

Heilung und Selbstheilung der Seele

Immer dann, wenn wir nicht bekommen, was wir wollen, oder mit dem, was ist, was wir haben, im Widerstand sind, können wir entweder die Verantwortung übernehmen und Ja sagen oder in die Opferhaltung und in die Depression gehen. Immer dann, wenn wir von uns oder vom Leben mehr erwarten, als wir bekommen oder haben, immer dann, wenn wir nicht dankbar sein können, einfach auch dafür, dass wir sind, dadurch, dass wir innerlich uns selbst oder unser Leben verneinen, unterdrücken wir, ja schlagen wir uns nieder. Was wir aber vor allem unterdrücken, weil wir nicht damit umgehen können, sind die entsprechenden Emotionen. Solange wir diese nicht fühlen und wertschätzen können und das Leben nicht so annehmen, wie es ist, entsteht ein Krieg, der in unserer inneren Welt verheerende Folgen anrichtet und der uns letzlich auch zerstören kann.

Dies alles kann sich nun sehr dramatisch anhören und uns schwer machen, aber eigentlich nur dann, wenn wir weiter in der Haltung bleiben, nichts an uns ändern zu können, was letztlich nur heißt, dass wir in Wirklichkeit (noch) nicht bereit dazu sind. Es kann uns aber auch leicht machen, wenn wir eben erkennen, dass wir an unserer Situation etwas ändern können und uns dazu entschließen, diese Chance zu nutzen. Bist du in einer Situation, in der du dich als Opfer fühlst, und reagierst du darauf depressiv, so ginge es nun darum, dem inneren Krieg ein Ende zu machen und dich verantwortungsbewusst und liebevoll deinen Gefühlen und Emotionen zuzuwenden. Vor allem ginge es auch darum, das Gefühl, Opfer zu sein, zu integrieren, es also vollumfänglich anzunehmen und zu fühlen, so lange, bis du bereit bist, es loszulassen.

Nehmen wir ein Beispiel von mir persönlich, das sicherlich viele andere auch kennen: Viele Jahre habe ich unter anderem mit der Idee, der tiefen Überzeugung gekämpft, nicht gut genug und ein Versager zu sein. Lange Zeit habe ich die Schuld diesbezüglich meinem Vater zugeschoben, selbst nach seinem Tod. Bis ich erkannt habe, dass ich es bin, der einfach viel zu hohe Erwartungen an sich stellt und besondere Leistungen von sich erwartet, um diesem Gefühl auszuweichen. Ich habe die Verantwortung übernommen und dafür gesorgt, dass da kein Unterdrücker mehr ist – und schon gab es auch keinen Unterdrückten mehr. Und wenn beide mal wieder miteinander zu kämpfen beginnen, weiß ich, was zu tun – oder besser zu fühlen – ist. Beide Teile gilt es anzuerkennen, da sein zu lassen, in Frieden damit zu kommen, in Berührung zu gehen und sie zu fühlen, und dies so lange, bis sie sich integriert haben oder bis ich einfach damit sein kann. Da, wo Friede gelebt wird, ist Friede. Da, wo Liebe gelebt wird, ist Liebe.

An dieser Stelle möchte ich dir die entsprechende Übung beschreiben, wie du mit den schweren Gefühlen und belastenden Emotionen umgehen kannst. Tu dir selbst den Gefallen und erkenne, dass deine Schwere die deine ist, wodurch auch immer sie nun entstanden sein mag. Fühle und integriere sie.

Schwere integrieren

- Nimm dir einige Minuten Zeit und fühle dieses Gefühl, diese Emotion der Schwere oder eben die Emotion, die gerade da ist. Erlebe sie in der inneren Haltung des »Ich bin, es ist«.
- Fühle sie so lange, bis sie sich auflöst oder du sie loslassen kannst.

Der Ausweg aus dem Gefühl der Depression ist die Bereitschaft, es jetzt im Moment anzunehmen – nicht im Sinne von Ertragen oder sich ihm Unterwerfen, sondern in dem Sinne, dass man damit in Frieden kommt und folglich mit sich selbst in Frieden geht. In Wirklichkeit ist also der Ausweg die Entscheidung zur bewussten Loslösung vom Widerstand gegen die eigene Kreation.

Falls du mir nun nicht glauben kannst, dass du selbst es in der Hand hast, wie du dich fühlst, so kann ich dir nicht mehr anbieten als wiederum die Einladung, es selbst zu erforschen und wirklich das, was im Moment an Emotion da ist, in Form der stillen Berührung auf der Gefühlsebene zu fühlen. Das ganze Konzept funktioniert nur, wenn du erkennen kannst, dass du der Schöpfer deines Lebens bist und genau das erlebst, was du erschaffen hast.

Ich würde mich sehr freuen, wenn ich dich zu einer solchen Sichtweise inspirieren konnte. Noch mehr würde ich mich freuen, wenn so viele Menschen wie möglich einen immer friedlicheren Lebensweg einschlagen würden, wenn wir immer mehr Freude daran entwickeln würden, uns gegenseitig zu unterstützen und dem Kriegsspiel untereinander ebenso wie dem in uns selbst ein Ende zu setzen. Wundervoll ist, dass dieser Wunsch natürlich zugleich bereits Realität ist, weil es neben den vielen Kriegsschauplätzen dieser Welt schon längst eine friedliche Gesellschaftsform gibt, die immer weitere Kreise zieht. Möglicherweise kannst du dieses Phänomen auch in dir selbst entdecken. Mit manchem bist du vielleicht noch im Krieg – und dennoch spürst du deine Sehnsucht nach gelebtem Frieden und der Liebe oder lebst sie bereits. Und das ist wunderbar, denn es wird noch viele Wunder bewirken.

Eine schicksalhafte Begegnung

Lass mich dir zum Abschluss hier noch eine Geschichte nahebringen, die vieles, was wir im Buch gemeinsam untersucht haben, auf den Punkt bringt: Ein paar Wochen vor dem Abgabetermin des Manuskriptes beim Verlag hatte ich von einem abendlichen Waldspaziergang eine Zecke mitgebracht, die ich am folgenden Vormittag in der Innenseite meines linken Oberschenkels entdeckte. Ich hatte immer mal wieder in den letzten Jahren Zeckenbisse, mir aber nie Sorgen bezüglich einer Infektion gemacht. Diesmal allerdings hatte ich ein komisches Gefühl und habe ungewöhnlich nervös reagiert, was mich selbst verwunderte. Im Laufe der nächsten Tage entwickelte ich dann eine Meningitis, eine FSME, eine Hirnhautentzündung mit bedrohlich hohem Fieber und einer körperlichen Symptomatik, die nicht nur die Menschen, die sich liebevoll um mich kümmerten, sondern auch die betreuenden Ärzte wirklich nervös machte. Sogar mein Überleben stand kurzzeitig in Frage.

Ich hatte tatsächlich vor, im Rahmen dieses Buches ein Fallbeispiel etwas näher anzuschauen. Dass ich es nun selbst bieten würde, war nicht, zumindest nicht bewusst, geplant. Spannend. Nun bin ich also in der Lage, sowohl aus der Sicht eines ernsthaft Erkrankten als auch aus der Sicht des Mediziners einige Aspekte aus den verschiedenen Betrachtungsebenen heraus zu beleuchten.

Der Auslöser: Von der klassisch medizinischen Betrachtungsweise her könnte ich bezüglich dieses Erlebnisses einfach sagen, dass ich halt Pech hatte und ein böses Virus mich krankgemacht hat.

Gleichzeitig hatte ich auch einfach nur Glück, dass ich inzwischen wieder komplett gesundet bin.
Da ist ein Virus und da ist ein Mensch, der sogenannte Wirt. Das Virus infiziert den Wirt, breitet sich aus und richtet entsprechenden Schaden an. Und das stimmt zunächst auch so, solange ich diese meine Geschichte oberflächlich betrachte. Ich sehe das allerdings nicht nur so. Der Kontakt mit dem Virus war sicherlich der Auslöser dieser Erkrankung, die Ursache aber liegt in mir selbst.
Offiziell gilt: Speziell bei der FSME-Infektion sind die Symptome, die der Einzelne entwickelt, ausgesprochen unterschiedlich. Bei den meisten treten gar kein Symptome auf oder lediglich grippeartige Beschwerden. In Einzelfällen kann es zu einer lebensbedrohlichen Symptomatik kommen. Woran liegt das nun? Viren sind letztlich Informationsträger. Wie derjenige, der damit in Kontakt kommt, reagiert, ist nicht abhängig von der immer gleichen Information des Virus, sondern von ihm selbst. Eine solche Viruserkrankung wird auch laborchemisch zunächst über die Reaktion des Immunsystems, also indirekt, nachgewiesen.

Die Ursache: Schauen wir einmal zurück, wie es unserem Patienten vor der Infektion ging. In dieser Zeit war ich in meinem Leben so unterwegs, wie ich es im Buch eher nicht empfehle. Ja, so war es. Ich bin definitiv nicht perfekt. Ich war ein »Besserwisser«, also jemand, der es eigentlich besser weiß, aber nicht danach handelte. Nicht nur, dass ich sehr viel gearbeitet habe, nein, ich hatte auch viel damit zu tun, existenzielle, ja sogar konkrete Todesängste zu integrieren. Es gab in meinem Leben Vorkommnisse und Informationen, die mich nachhaltig erschüttert haben und von denen ich mich ernstlich bedroht fühlte. Des Weiteren gab es viele Projekte, denen ich mich verpflichtet fühlte und mit denen ich mich beschäftigte. Weil ich den Anspruch hatte, all dies mit links zu schaffen, ohne mir wirklich Zeit für mich selbst zu nehmen, hatte ich mich in eine Situation manövriert, mit der ich mich über mehrere Wochen und Monate komplett überforderte. Obwohl mir das natürlich eigentlich bewusst war, bin ich darüber hinweggegangen.

Mein Umfeld hat mir wiederholt geraten, doch mal eine Woche Urlaub zu machen und mich etwas zu erholen. Wenn das Buch fertig ist, mach ich das vielleicht, war jeweils meine Antwort. Nun, das Buch war noch nicht fertig, ich aber machte plötzlich doch Urlaub. Neun Tage neurologische Klinik, zehn Tage liebevoll betreut zu Hause vornehmlich im Bett liegend und weitere 20 Tage in einer Reha-Klinik. Eine ganze Menge Auszeit. War es vielleicht das, was ich wirklich wollte? Was ich brauchte? Im Nachhinein gesehen würde ich sagen: Ja.

Auf Folgendes hat mich meine 15-jährige Tochter hingewiesen: »Papa, erzähl doch den Leuten, dass du es so genossen hast, plötzlich so viel liebevolle Aufmerksamkeit zu bekommen, und dass du wieder eine besondere Nähe zu deiner Familie gespürt hast. Sag doch den Menschen, dass auch du, auch wenn du Arzt bist, menschliche Bedürfnisse hast, die du vielleicht übersehen hast, und dass das vollkommen in Ordnung ist. Vielleicht hilft das den Menschen und bringt auch sie dazu, besser auf ihre wirklichen Bedürfnisse zu achten und auf die Zeichen des Unterbewussten.«

Ja, sie hat recht. Ich habe die liebevolle Zuwendung unheimlich genossen, und es hat mich tief berührt, als an dem Punkt, an dem ich nicht mehr anders konnte, als die Kontrolle wirklich abzugeben, als ich bereit war, Notdienste, Seminare und andere Verpflichtungen abzusagen, Menschen da waren, auf die ich mich zu 100 Prozent verlassen konnte. Das tat unglaublich gut. Diese Erkrankung hat mich persönlich nochmals viel gelehrt, vor allem Vertrauen und Hingabe.

Die Kreation: Einige Monate bevor ich vom Verlag die Anfrage erhalten habe, ein Buch über silent·touch zu schreiben, war ich im Gespräch mit einem Fernsehredakteur zum selbigen Thema. Es gab die Idee zu einem möglichen Film. Allerdings war die Meinung des Redakteurs, dass es wichtig wäre, einen Menschen zu finden, der bereit ist, seine Situation vom Beginn seiner Erkrankung über seinen persönlichen Heilungsweg, wie immer der auch ausgehen wird, dokumentieren zu lassen, um das Thema und die Möglichkeiten der Selbstheilung auf diese Weise zu erforschen. Es war damals nicht stimmig für mich, nach solch einem Menschen zu suchen, weil ich das für mich nicht als integer empfunden habe. Und ich erinnere mich, dass in einem kurzen Moment der Gedanke bei mir aufkam, so verrückt das nun auch klingen mag, dass, wenn überhaupt, ich dann schon selbst dieser Mensch sein musste. Natürlich habe ich das verstandesmäßig sofort wieder verworfen. Aber wenn ich vom heutigen Zeitpunkt aus dorthin spüre, war wohl mein innerer Forschungsdrang doch so stark, und der unbewusste Wunsch, eine solche Erfahrung selbst zu machen, tatsächlich vorhanden. Bitte verstehe mich nicht falsch. Es war in keiner Weise meine bewusste Absicht oder mein bewusster Wunsch, mir eine solche Krankheit zu erschaffen, aber dennoch gab es Gedanken diesbezüglich. Und um diese Zusammenhänge geht es mir hier.

Wir sollten darauf Acht geben, was wir wirklich denken, glauben, uns vorstellen oder uns wünschen. Ich möchte auf die Tatsache, oder nennen wir es einfach: die Idee verweisen, dass Gedanken und Überzeugungen, in welche Richtung auch immer sie führen, wirksam sind. Bewusst oder auch unbewusst, das spielt hierbei keine Rolle.

Unsere Bewusstseinsinhalte wirken sich nicht nur in Bezug auf eine Heilung aus, sondern auch in Bezug auf das Erkranken, wie unlogisch sie auch nun immer sein mögen. Um in diesen Zusammenhängen auch eine gewisse Logik erkennen zu können, muss

Seelisch-Geistiges

der Bezugsrahmen, der Standpunkt unserer Betrachtung natürlich schon etwas größer sein.

Es gibt seit einigen Jahren einen Trend, der mit der Idee des Wünschens zu tun hat. Bücher wie *Bestellung beim Universum*, *The Secret* und so weiter haben großen Anklang gefunden. Auch im Bereich des Erfolgs- und Managementtrainings haben entsprechende Techniken ihren Platz gefunden. Diesbezüglich möchte ich etwas, meiner Meinung nach, Wesentliches anführen: Die innere, also mentale Ausrichtung auf ein bestimmtes Ziel zeigt ihre nachhaltige Wirkung. Sie hat schöpferische Energie. Gleichzeitig zeigt aber auch eine entgegengesetzte, zum Beispiel unbewusst destruktive Ausrichtung ihre Wirkung. Oft heben sich diese Kräfte oder Ausrichtungen – vergleichbar mathematischen Vektoren – gegenseitig auf. Was nun aber das Schwierige an dieser Sache ist, oder warum viele Menschen zum Beispiel ihre Ziele nicht erreichen oder oft sogar das Gegenteil eintrifft: Es gibt eben das Unterbewusstsein, das unzählige Überzeugungen beinhaltet, und die meisten Menschen haben noch keinen, erst recht keinen vollumfänglichen Zugang dazu gefunden und damit auch nur eingeschränkte Möglichkeiten, diese Überzeugungen aufzugeben oder zu verändern. Meist gehen wir einfach nicht tief genug.

Obwohl mir dies also bewusst war und ich in den vergangenen Jahren schon sehr viel an mir gearbeitet habe, habe auch ich diesen Zusammenhang dennoch, vor allem in Bezug auf mich selbst, weiter unterschätzt. Die Menschheit, wir Menschen, ich, du, wir tragen eine Menge destruktiver Überzeugungen in uns. Der eine vielleicht mehr, der andere weniger. Daraus resultiert viel Leid auf dieser Erde. Persönliches wie auch kollektives. Woher diese Überzeugungen allerdings kommen, vermag ich nicht zu sagen. Aber sie sind da. Dies zeigt sich im Außen, in einer Welt voller Kriege und Ungerechtigkeiten, aber auch in unserem Inneren in Form von inneren Kriegen, Unglücklichsein und in körperlicher und seelischer Krankheit. Die Lösung, diese dunklen Seiten zu heilen, auch wenn es einige Zeit dauern mag, wäre also wiederum der Weg der Integration, des echten Friedens. Erkennen, Annehmen, Zulassen, Seinlassen, Loslassen. Immer und immer wieder.

Hingabe und Vertrauen: Nachdem ich also in einem ersten Schritt innerlich zulassen konnte, dass ich nun doch schwer krank und es mit einer durchgeschlafenen Nacht nicht getan war, entspannte ich mich. Dennoch verstärkten sich die Symptome weiter, und schließlich war ich auch bereit, ins Krankenhaus zu gehen. Sogar dazu, mich mit zwei verschiedenen Antibiotika und einem Virostatikum, das die Vermehrung von Viren hemmt, behandeln zu lassen. Weil man den Erreger noch nicht kannte, versuchte man auf breiter Ebene zu behandeln. Allerdings ging es mir zunächst immer noch schlechter. Als sich dann nach einigen Tagen herausstellte, dass es sich um eine FSME-Infektion handelte, wurden all diese Mittel wieder abgesetzt, da man keinen Wirkstoff kennt, der gegen diese Infektion hilfreich ist. Ich war nun also ganz auf mich selbst, die körperliche Regulationsfähigkeit sowie auf meine Fähigkeit zu integrieren angewiesen. Ehrlich gesagt war ich erleichtert darüber, es freute mich geradezu, nun diesen Prozess ohne Medikamenteneinsatz durchleben zu dürfen. Hätte es ein entsprechendes Mittel gegeben, so hätte ich mich wahrscheinlich schon damit behandeln lassen. Aber so musste und wollte ich selbst ran und damit ganz persönlich die Verantwortung übernehmen.

Natürlich gab es einige Momente während der Anfangsphase, in denen ich mich sorgte und auch fragte, ob ich dies wohl unbeschadet überstehen, ja überhaupt überleben würde. Aber eine tiefe Überzeugung und ein tiefes Vertrauen sagten mir, dass ich diese Erkrankung integrieren kann, dass diese Krise zu einer Chance werden wird und ich letztlich auch davon profitieren werde. Ich vertraute meinen Selbstheilungskräften und meinem Körper zu 100 Prozent. Aber natürlich war ich auch überaus dankbar für die schulmedizinische Absicherung und die Möglichkeiten der entsprechenden Diagnostik.

Was mir nahestehende Personen immer wieder sagten, ist, dass sie bei mir eine tiefe Hingabe an meine Situation gespürt hätten und ich einen ganz besonderen und authentischen Humor an den Tag gelegt hätte. Das kann ich sehr gut nachvollziehen. Die massiven Ängste, mit denen ich vor der Erkrankung zu tun hatte, hatten sich zu einem großen Teil integriert. Ich war in gewissem Sinne an der Grenze angelangt und hatte losgelassen. Ich konnte nicht mehr kontrollieren, sondern nur noch vertrauen – und glücklicherweise konnte ich das aus tiefstem Herzen. Ich vertraute mich zu 100 Prozent den Menschen an, die mich unterstützten, ich vertraute meinem Körper, ich vertraute dem Leben, dem Universum und mir selbst. Diese Krankheit hat mich mir selbst mit Sicherheit ein Stück nähergebracht.

Nachdem ich an dem Punkt angelangt war, mich zu entscheiden, die volle Verantwortung zu übernehmen, und die tiefste Gewissheit hatte, diesen Prozess integrieren zu können, ging es schnell bergauf, sodass ich die Klinik bald verlassen und mich zu Hause noch einige Tage ausruhen konnte, bis ich schließlich in der Rehabilitationsklinik aufgenommen wurde.

Während meines dortigen Aufenthaltes habe ich viele interessante Gespräche mit anderen Patienten geführt. Obwohl ich dies natürlich aus täglicher Praxis kenne, war es für mich, eben nun auch aus der Sicht des Kranken, sehr anschaulich, wie sehr die innere Einstellung der Patienten zu ihrer persönlichen Geschichte sowie das Maß an Selbstverantwortlichkeit und ihre Fähigkeit zur Selbstreflexion und Introspektion mit ihrem Heilungsverlauf zusammenhängen.

Die Hingabe, das weiblichste aller Lebensprinzipien, ist letztlich die Mutter der Schöpferkraft, dem männlichsten aller Prinzipien. Mut und Vertrauen ermöglichen sie aber erst. Selbst in der kämpferischsten aller Sportarten, die ich kenne, ist Hingabe von allerhöchster Effektivität und diese Fähigkeit die Voraussetzung dafür, Meistergrade zu erreichen. Von einem Meister des Wing Tsun (Kung Fu) wird unter anderem erwartet, dass er auf einen Schlag, zum Beispiel in die Magengegend, nicht mit höchster Anspannung seiner Muskulatur reagiert und also versucht sich dagegen zu wehren, sondern dass er sich total öffnet, die Muskulatur komplett entspannt, den Schlag und dessen Energie voll in sich aufnimmt, ihn in den Körper hineinlässt und die Energie integriert, um sie dann wieder entsprechend nach außen zu bringen oder sie in Form von Kraft zu speichern.

Mindestens so viel Mut würde es kosten, sich seiner größten Herausforderung zu stellen. Das ist sehr viel, ich weiß. Aber ich weiß auch, dass es sich lohnt. Sich hingeben heißt nicht, sich aufzugeben. Es ist nicht ein Nein, sondern ein Ja zum Leben.

Zum Abschluss: Visionen, Ideen und Konzepte

Silent·touch ist Teil einer Vision des wertschätzenden, liebevollen und friedlichen Miteinanders, in dem die gegenseitige Unterstützung und die gemeinsame Lebendigkeit, Freude und Gesundheit im weitesten Sinne im Mittelpunkt steht. Konzepte und Ideen, wie man all das umsetzen könnte, in Form von kleinen Veränderungen ebenso wie in Form von ungewöhnlichen oder auch ganz verrückt erscheinenden Ideen, habe ich viele. Einige sind bereits in den Anfängen, Realität zu werden, wobei es manchmal einfach auch etwas dauert.

Stell dir doch mal das Wartezimmer eines Hausarztes vor. Da sitzen manchmal bis zu 20 Menschen und warten darauf, dass sie dem Arzt ihr Leid klagen dürfen. Die Unterhaltungen beziehen sich vornehmlich darauf, wer nun das größere Problem hat. Viele Menschen suchen einfach auch nur Ansprache. Und nun stell dir vor, da wäre ein Mensch, vielleicht eine Arzthelferin, die in dieser Zeit die Wartenden anleitet, sich selbst mit der »stillen Berührung« in Form des Sich-selbst-Fühlens Heilung zukommen zu lassen. Oder in so einer Praxis gäbe es einen Raum, in dem die Patienten sich gegenseitig nach den Prinzipien der silent·touch-Heilbehandlung behandeln würden. Sie würden die Zeit des Wartens nutzen, um sich gegenseitig etwas Gutes zu tun, sich Aufmerksamkeit schenken oder sich sonst in irgendeiner Form unterstützen. Könnten wir uns vorstellen, dass das umsetzbar wäre? Nein? Haben wir es schon probiert?

Stell dir vor, dass eine Gemeinschaft von Menschen, die vielleicht tagtäglich miteinander arbeiten, sich gegenseitig sowohl auf körperlicher als auch auf seelischer Ebene ganzheitlich unterstützen könnte. Sie könnten immer mal wieder entsprechende Gruppenerfahrungen machen. Glaubst du, dass dies das tägliche menschliche Miteinander und auch das Ergebnis ihrer Arbeit unterstützen würde?

Stell dir vor, das Wartezimmer des Orthopäden wäre mit Gymnastikmatten ausgelegt und die 20 oder 30 wartenden Patienten würden ihre zweistündige Wartezeit nutzen, um angeleitet von einer Arzthelferin PEIoga zu üben. Nein, der Orthopäde würde nicht arbeitslos werden, er hätte nur mehr Zeit für Wesentliches.

Persönlich träume ich von einer Zusammenarbeit mit Fachärzten und Therapeuten in einer Gemeinschaft, aber auch der Möglichkeit für Seminar- und Gruppenräume, in denen tatsächlich die Menschen und Heilsuchenden sich gegenseitig, natürlich gern auch unter Anleitung oder Betreuung, unterstützen und die Heilung zu einem guten Teil in die eigenen Hände nehmen. Dies fördert nicht nur das Bewusstsein der Eigenverantwortlichkeit und den persönlichen Selbstwert, sondern ermöglicht auch die wunderbare Erfahrung, anderen Menschen Unterstützung und echte Hilfe geben zu können. Ich sehe viele glückliche und lächelnde Gesichter in solchen Räumen. Außerdem sehe ich da auch ein nettes Café oder eine Lounge, in der die Menschen sich austauschen und sich näherkommen und wo es abendlichen Tanz gibt ...

Das Projekt »in corpore sano« ist eine weitere Idee von mir. Dabei geht es darum, auf zunächst regionaler Ebene mit vielen Menschen gemeinsam Gesundheitsaktivitäten zu leben. Konkret will ich persönlich zum Beispiel vielen die PEIoga-Übungen zeigen, vielleicht auch die »stille Berührung« und in der Folge Menschen ausbilden, die solche Gruppen leiten können. Dies alles kann nicht kostenlos sein, aber durch die Vielzahl der Teilnehmer sehr kostengünstig. Und natürlich wird es nachhaltigen gemeinschaftlichen Erfolg zeigen. Außerdem macht es viel Freude und fördert das wertschätzende Miteinander der Menschen einer Gemeinde.

Für ein solches Projekt möchte ich dann bald weitere Fachpersonen gewinnen, die andere Themen in die Hand nehmen und auch wiederum Menschen ausbilden. Unsere Stadtverwaltung in Person des Bürgermeisters unterstützt bislang dieses Projekt in seiner Vorbereitung, und ich bin gespannt, wie die Menschen darauf reagieren werden, wenn wir es tatsächlich umsetzen. Für diese Idee und für seine konkrete Umsetzung würde ich auch anderen Gemeinden meine Unterstützung anbieten.

Vor einigen Jahren haben wir in Hechingen mit dem Einsatz einiger Unternehmen und Helfer einen Erleb-dich-Pfad gebaut. Daran habe auch ich maßgeblich mitgewirkt und im Verlaufe eines Barfußpfades einige Stationen konzipiert, die auf der Basis von PEIoga wirken, und andere, die zum Innehalten und zum Fühlen einladen. Er ist sehr beliebt, und die Menschen, die ihn besuchen, haben nicht nur viel Freude, sondern auch nachhaltigen gesundheitlichen Nutzen.

In dieser Art kann ich mir noch sehr viele Angebote vorstellen, wie man ganz praktisch sowohl mit kleinen Aktionen als auch in großem Rahmen gemeinsam die Heilung in die eigenen Hände nehmen kann.

Dieses Buch findet nun sein Ende. Und jedes Ende führt zu einem Anfang. »Und jedem Anfang wohnt ein Zauber inne...« Dieser allseits bekannte Satz aus dem Gedicht »Stufen« von Hermann Hesse hat mir immer schon gefallen. »Und jeder echten Berührung wohnt ein Zauber inne«, formuliere ich an dieser Stelle. Denn erst die Berührung ist der unmittelbare Impuls jeder Erfahrung und Lebendigkeit. Sei es die Berührung dessen, was da im Außen ist, sei es die Berührung deiner selbst, die Berührung deines Seins.

Zum Abschluss

Mich hat es sehr berührt, dieses Buch zu schreiben. Ich hatte in dieser Zeit einige Herausforderungen zu meistern, die mich aber entsprechend auch gefördert haben. Ich hoffe nun sehr, dass ich auch dir viele für dich nützliche Impulse geben konnte, die dich vielleicht gefordert, aber hoffentlich vor allem gefördert haben, und natürlich Informationen, mit denen du etwas Konkretes anfangen kannst. Ich wünsche mir, dass ich dich inspirieren konnte und vor allem auch zwischen den Zeilen berühren konnte, da, wo es letztlich am wichtigsten ist, im Herzen.

Und nun geht es darum, das Ende dieses Buches zu einem Anfang werden zu lassen und die Theorie weiter in die Praxis zu übersetzen und ins Leben zu integrieren.

Wie auch mein Ausblick auf Ideen und Visionen zeigte: Gemeinsam können wir vieles erreichen. Durch konkretes gemeinsames Tun, aber vor allem auch dadurch, dass wir uns aus tiefster Seele wohlgesonnen sind, uns wertschätzen und uns jeweils da fördern und unterstützen, wo es wirklich Sinn macht.

Manche Wege muss man allerdings auch allein gehen. Und dann ist da vor allem die Herausforderung, sich selbst, so wie man ist, wie man wirklich ist, zu lieben, sich selbst zu fördern und mit seinem tiefsten Wesen in Berührung zu sein. Berührung ist Hingabe und Berührung ist Präsenz. Sie ist Erleben und sie ist Erschaffen. Der Zauber der Berührung ist die daraus entstehende Lebendigkeit und damit die Heilung im weitesten Sinne: die Heilkraft der stillen Berührung. So verabschiede ich mich nun von dir in tiefster Wertschätzung für deine Gesundheit, dein persönliches Glück und dein pures Sein.

Nachwort von Bruno Würtenberger

Liebe Leserinnen und Leser,

nach der Lektüre dieses wertvollen Buches ist hoffentlich klar geworden, dass ein gesundes und schmerzfreies Leben mehr in unseren eigenen Händen liegt, als wir es zuvor vielleicht gedacht haben. Bewusstsein ist also nicht nur ein wesentlicher Bestandteil auch körperlichen Wohlbefindens, sondern in der Tat der Hauptbestandteil und die Hauptsache unseres Daseins schlechthin. Dr. Harald Daub kann sehr wohl als Pionier einer neuen Medizin und eines neuen Umgangs mit dem Thema Gesundheit und Krankheit bezeichnet werden. Silent·touch – das ich übrigens selbst einmal erfahren durfte – ist eine äußerst sanfte und tief gehende Methode der Schmerzintegration, welche die rein körperlichen Symptome bis zu deren Ursache erfahrbar werden lässt. Sozusagen ein sanfter Weg, um verhärtete Strukturen sowohl im Körper wie auch im seelischen Bereich zu lösen.

Wie wir aus der Bewusstseinsforschung wissen, ist Schmerz eine sehr individuelle Angelegenheit, und auch körperliche Gebrechen verhalten sich deutlich unterschiedlich sowohl im Krankheitsverlauf wie auch im Prozess des Wieder-gesund-Werdens. Die Schmerzintensität hängt im Wesentlichen mit dem Bewusstsein zusammen. Bewusstsein kann daher sehr wohl eine stark lindernde Wirkung auf jede Art von Schmerzen bewirken. Das Denken und Fühlen ist nicht einfach so, wie es eben ist. Es kann, mit der richtigen Einstellung und den entsprechenden Methoden,

Nachwort

Krankheit und Schmerz nicht nur erzeugen, sondern auch auflösen. Dass nun solche Ansätze Eingang in die konventionelle Medizin finden, kann ich daher nur begrüßen.

Harald Daub versteht es ausgezeichnet, in seinen Seminaren auf einfache und erfahrbar sanfte Weise mit viel Feingefühl und Gespür für das Wesentliche den Zugang zu den inneren Strukturen und Blockaden, die einen Schmerz oder eine Krankheit verursachen, freizulegen. Dies, kombiniert mit seinem tiefen Verständnis auch für die physikalischen Mechanismen des Körpers, lassen in der Tat Dinge geschehen, die bis dahin der reinen Schulmedizin verschlossen waren. Das Bild des Arztes wird sich in den nächsten Jahren gravierend verändern. Der Arzt wird wieder zum Sachverständigen in Sachen Heilung und bleibt nicht, wie bisher, bloß Kenner von Krankheitsbildern und Medikamenten-Nebenwirkungen. Ärzte der Zukunft werden wieder zu »Medizinmännern«, »Medizinfrauen«, zu Weisen und Heilern jenseits von Esoterik und Aberglaube. Heilen ist eine Wissenschaft, die weitaus tiefer geht und größer ist als bloßes »Doktorsein«.

Wissenschaft und Spiritualität begegnen sich wieder, und in Kombination werden sie in der Tat imstande sein, »wahre Wunder« zu vollbringen. Das Wunder ist aber nicht etwas, was der Arzt tut, sondern das, was der Patient tun kann und wird, wenn dieser erst einmal verstanden hat, wie die Dinge zusammenhängen. Wo innerhalb der Ärzteschaft allein Wissen zählte, werden nun weitere Eigenschaften dazukommen, die bisher vernachlässigt wurden und lange Zeit für einen Wissenschaftler als nicht erwünscht galten: Liebe, Feinfühligkeit, Mitgefühl und Intuition.

Dazu möchte ich aber festhalten, dass es die technische Weiterentwicklung sehr begünstigt hat, dass das Verständnis für »unsichtbare Medizin« nun fassbar geworden ist. Ja, wenn Strahlentherapien wirken, weshalb nicht auch jene Strahlung, die direkt aus uns selbst strömt und nachweislich genauso vorhanden ist wie jede andere Strahlung auch?

Dieses Buch eröffnet vielen Menschen und auch der Ärzteschaft einen neuen Horizont, in dem das Heilen wieder zu einer »heiligen«, eben heilenden Angelegenheit im umfassendsten Sinne werden wird. Und solange diese neuen Möglichkeiten nicht ausgeschöpft oder zumindest ausprobiert und angewendet wurden, vermeide ich den Begriff »unheilbar«. »Heil« bedeutet »ganz«, somit geschehen Krankheit und Schmerz immer aufgrund einer Art Trennung, der man mit einer Methode wie silent·touch, welche die Ganzwerdung aktiv unterstützt, sehr gut beikommen kann.

Einerlei also wie stark und wie alt gewisse Schmerzen und Krankheiten auch sein mögen, es besteht Hoffnung! Die tatsächlichen Möglichkeiten gehen weit über das hinaus, womit wir uns bisher zufriedengegeben haben, und für den Forscher tut sich hier ein riesiges Feld auf, um die Zusammenhänge des Lebens tiefer erfahrbar zu machen und zu erweitern. Endlich wird die bewusstseinsmäßige Trennung zwischen Körper, Seele und Geist aufgehoben und der Wert eines ganzheitlichen Seins sowie eine ebenfalls ganzheitliche Herangehensweise der Medizin erkannt. Ich sehe schon jetzt mit großer Freude einer Welt mit weniger Leid entgegen, und wem dies nicht gefällt, der leidet womöglich unter einer der ernsthaftesten Krankheiten überhaupt: der Hoffnungslosigkeit.

Du lebst? Dann besteht immer Hoffnung!

Mit den besten Wünschen für eine weite Verbreitung dieses wertvollen Buches und Erfolg für silent·touch grüße ich und bedanke ich mich beim Autor, dem Verlag und vor allem der Leserschaft, die hiermit alle gemeinsam den Grundstein für ein gesundes und wesentliches Leben auch für viele Menschen, die nachkommen werden, legen und gelegt haben. Und natürlich wünsche ich viel Erfolg beim Ausprobieren der in diesem Buch so ausführlich und verständlich dargelegten Übungen und Überlegungen.

Nachwort

Ein Buch ist immer nur Anstoß zu eigenen Forschungen, und ich weiß: Wer nutzt und umsetzt, was er hier gelesen hat, muss nicht lange auf Erfolg warten. Er wird nicht genug davon bekommen, sich und seinen Körper immer noch tiefgehender zu erforschen. Und irgendwann wird ein jeder von uns sein eigener Arzt sein. Nicht nur »Gott« ist in uns, sondern auch der Arzt.

Viel Spaß euch allen auf der Reise zu dem, was letztlich jeder Mensch hier sucht und früher oder später auch finden wird: sich selbst.

Bruno Würtenberger

Bewusstseinsforscher und Begründer des modernen Bewusstseinstrainings Free Spirit

Danksagung

Ich bedanke mich ganz herzlich bei meinem Studienfreund und langjährigen Kollegen Dr. Kurt Mosetter, bei Dr. Thomas May, Walter Packi sowie Christina und Ullrich Martin für die frühen Inspirationen.

Ebenso herzlich bedanke ich mich für die schöne gemeinsame Zeit, die Ausbildungen und die Zusammenarbeit mit und bei Margit und Dr. med. Ruediger Dahlke im Heilkundezentrum Johanniskirchen.

Besonders bedanke ich mich bei allen silent·touch-Kursteilnehmern, bei allen Free Spirit's, den Trainerkollegen und vor allem dem Visionär und Herzensförderer Bruno Würtenberger.

Ich bedanke mich sehr herzlich für die kritische Unterstützung von Dr. med. Julia Wengert und Dr. med. Stefano Zaiss.

Für das Fotoshooting danke ich meinem Lieblingsfotografen Wolfgang Schmidt sowie Claudia Menke für ihre spontane Bereitschaft, als Model mitzuwirken.

Für die kreative und sehr freundliche Zusammenarbeit bedanke ich mich bei Usha Swamy und den Mitarbeitern des Verlages sowie bei meiner sehr einfühlsamen Redakteurin Diane Zilliges.

Ich bedanke mich bei allen Menschen von ganzem Herzen, die mir ihr Vertrauen schenkten und schenken, seien es Patienten, Seminarteilnehmer, meine Familie, Freunde und Kollegen.

Ich bedanke mich bei allen Lesern, die unvoreingenommen und dennoch kritisch dieses Buch lesen und damit dazu beitragen, eine Vision voranzubringen.

Es ist schön, dass es euch gibt.

Literatur

Ruediger Dahlke: »Krankheit als Sprache der Seele«, Arkana 2008
Prof. Antonio R. Damasio: »Ich fühle, also bin ich«, List 2009
PD Dr. med. Norbert Kohnen: »Von der Schmerzlichkeit des Schmerzerlebens. Wie fremde Kulturen Schmerzen wahrnehmen, erleben und bewältigen«, pvv 2003
Bruce H. Lipton: »Intelligente Zellen«, KOHA, 2. Auflage 2006
Ronald Melzack, Patrick D. Wall: »Pain Mechanisms: A New Theory«, SCIENCE (1965) Volume 150, Number 3699
Dr. med. Christiane Page: »Chakraheilung – Körperheilung«, Knaur 1994
Rüdiger Rogoll: »Nimm dich, wie du bist«, Herder 1978
Martin Sack: »Von der Neuropathologie zur Phänomenologie«, Königshausen & Neumann GmbH 2005
Prof. Robert F. Schmidt, Prof. Hans-Georg Schaible: »Neuro- und Sinnesphysiolgie«, Springer 2006
Shalila Sharamon, Bodo J. Baginski: »Das Chakra-Handbuch«, Windpferd 2004
Joe Vitale, Hew Len: »Zero Limits«, Wiley 2007
Bruno Würtenberger: »Klartext«, Free Spirit MMEDIA PRODUCTION 2009

Anmerkungen

1 Dr. med. Ruediger Dahlke, www.dahlke-heilkundezentrum.de, www.dahlke.at
2 Blum, N., Begemann, G.: »Retinoic acid signaling controls the formation, prolife-ration and survival of the blastema during adult zebrafish fin regeneration«, (2012) Development 139; 107–116. doi:10.1242/dev.065391.
3 Damasio, A. R.: »Ich fühle, also bin ich«, Seite 175f.
4 Über das vegetative Nervensystem werden zur Aufrechterhaltung des inneren Gleichgewichts auch lebenswichtige Funktionen wie zum Beispiel Atmung, Blutgefäßsystem, Verdauung, Drüsen und Stoffwechsel sowie die Herzfunktion gesteuert.
5 Die Rückenschmerzen, die just am Morgen vor dem Vorstellungsgespräch auftreten, hätten wir natürlich auch sehr gut als unbewusste Reaktion etwas näher betrachten können beziehungsweise als dessen körperliche Konsequenz. Auch in diese Richtung kann man es untersuchen.
6 Oder: »Ich will jetzt keine Rückenschmerzen haben.« »Ich will im Vorstellungsgespräch nicht versagen.«
7 Im Wort Existenz stecken unter anderem auch folgende Aspekte: *Ex*, »von«, »heraus« (das Erschaffene), *esse*, »sein« (das Sein), und *sensus*, »Sinn«, »Gefühl« (das Erfahrene).
8 Hoc, Siegfried: »Spontanremissionen. Ein reales, aber seltenes Phänomen«, Deutsches Ärzteblatt 2005; 102(46).
9 Quelle: www.welt.de/wissenschaft/article3951068/Wie-die-Haut-eine-Beruehrung-registriert.html (zuletzt abgerufen August 2011).
10 Quelle: PD Dr. med. Norbert Kohnen: »Von der Schmerzlichkeit des Schmerzerlebens. Wie fremde Kulturen Schmerzen wahrnehmen, erleben und bewältigen«, Seite 15.

11 Aus Letzterem wurde inzwischen allerdings eine »Diagnose« gemacht, die zunächst nichts weiter sagt als das, was sie beschreibt. Solche eigentlich nur beschreibenden »Diagnosen« gibt es sehr viele in der Medizin, vor allem dort, wo die eigentliche Ursache der Beschwerden noch nicht abschließend geklärt werden konnte.
12 Quelle: PD Dr. med. Norbert Kohnen: »Von der Schmerzlichkeit des Schmerzerlebens. Wie fremde Kulturen Schmerzen wahrnehmen, erleben und bewältigen«, Seite 16.
13 Vgl. Frey, Max von: »Versuche über schmerzerregende Reize«, Zeitschrift für Biologie 76 (1922). Vgl. auch Sauerbruch und Wenke (1961) in: Martin Sack: »Von der Neuropathologie zur Phänomenologie«, Seite 125.
14 Goldschneider, Anton: »Über den Schmerz in physiologischer und klinischer Hinsicht«, Berlin 1894. Vgl. Sauerbruch und Wenke (1961) in: Martin Sack: »Von der Neuropathologie zur Phänomenologie«, Seite 125.
15 Vgl. Melzack, Wall: »Pain Mechanisms: A New Theory«.
16 Wenn man wie wir das Schmerzgeschehen als Phänomen des Gehirns oder klarer: des Bewusstseins betrachtet, wie es zum Beispiel auch die Traditionelle Chinesische Medizin und andere traditionelle Medizinsysteme tun, so wird ein solcher Zusammenhang umso leichter nachvollziehbar.
17 »Nozizeptive Reflexe und Schmerzempfindungen werden durch Nozizeptoren vermittelt. Diese Nervenfasern werden durch Reize erregt, die Gewebe schädigen oder zu schädigen drohen. Die sensorischen Endigungen von Nozizeptoren sind dünne unmyelinisierte Faserendigungen ohne besondere Strukturmerkmale, die teilweise von Schwannzellen bedeckt sind.« H. O. Handwerker und H.-G. Schaible in: R. F. Schmidt und H.-G. Schaible: »Neuro- und Sinnesphysiolgie«, Seite 230.
18 Zum Beispiel empfehle ich dazu: *Intelligente Zellen* von Bruce H. Lipton, KOHA Verlag, 2. Auflage 2006.
19 Die Nervenzellen leiten ihre Information über (in diesem Fall vermehrte) Aktionspotentiale weiter. Diese entstehen durch eine kurzfristige Veränderung des elektrischen Potentials (Spannungsunterschied innen/außen) an der Zellmembran.

Anmerkungen

20 Für alle Übungen in diesem Buch gilt: Übe achtsam und im Bewusstsein deiner momentanen Grenzen. Psychisch labile oder aktuell unter Drogeneinfluss stehende Menschen sollten vom Üben absehen. Im Zweifelsfall und im Falle akuter oder chronischer Beschwerden ist es immer angeraten, sich von einem Arzt oder Therapeuten unterstützen zu lassen.
21 Wer es genauer wissen will: Eine Störung des geraden Oberschenkelmuskels *(musculus rectus femoris)* zeigt sich meist in einem Schmerz in Kniemitte, zum Beispiel als Patellaspitzensyndrom, allgemein sub- oder retropattelar (unter und hinter der Kniescheibe) oder auch diffus. Mediale Schmerzen, die oft als Innenmeniskusaffektion gedeutet werden, sind Folge einer Verkürzung respektive Überspannung des Schneidermuskels *(musculus sartorius)*. Lateral entsprechend wirkt sich der Schenkelbindenspanner *(musculus tensor fasciae latae)* sowie die Schenkelbinde selbst *(tractus iliotibialis)* aus, was dann oft als Außenmeniskusaffektion oder Ähnliches gedeutet wird. Oft sind natürlich mehrere oder alle entsprechenden Muskeln beteiligt, sodass das Knie im Ganzen schmerzhaft ist.
22 Nebenbei bemerkt: Ein solches Vertrauen braucht selbst der Chirurg, nachdem er die Wunde verschlossen hat. Ohne Selbstheilungskraft ist keine echte Heilung möglich.
23 Joe Vitale, Hew Len: »Zero Limits«, Wiley, 2007, Seite 31.

Kursangebote

Folgende Kurse biete ich aktuell an:

silent·touch®
Hier biete ich als Gründer und Leiter Seminare und Ausbildungen an:
- Der Grundkurs »Gewusst wie!« beinhaltet PEIoga, MTD und hat den Schwerpunkt »stille Berührung«. Er ist inhaltlich in sich abgeschlossen.
- Die Aufbaukurse silent·touch® 2, 3 und PRO gehen mehr in die therapeutische Richtung, sind aber für jeden Interessenten offen. Sie vertiefen und spezialisieren PEIoga und die MTD sowie die energetischen Fähigkeiten als auch die stille Berührung als Basis jedes therapeutischen Handelns.
- Themenkurse: Spezielle PEIoga-Trainings, aktive Gesundheitswochen in Thermalhotels, Therapie-Seminar-Wochen inklusive Einzelbehandlungen, spezielle Kurse für Sportler, variable Kurse für feste Gruppen, zum Beispiel auch Firmen.
- Das Projekt »in corpore sano« wie im Buch beschrieben.

Weitere Informationen unter: www.silent-touch.de. Dort kannst du dich auch für den Newsletter eintragen, damit du immer informiert bist.

Free Spirit©
Free Spirit© ist ein einwöchiges Training zur Erforschung des Bewusstseins und für eine erweiterte Wahrnehmung. Es verbindet spirituelle Tiefe mit konkreten Anwendungsmöglichkeiten im alltäglichen Leben und führt zu einem freudigen, selbstbestimmten und erfolgreichen Leben.
Weitere Informationen unter: www.freespiritinfo.com

Weitere Anregungen

Gern empfehle ich dir auch Folgendes:

- Ayurvedische, hawaiianische und andere Massagen, die die eigene Körperwahrnehmung vertiefen können.
- Sportliche oder sonstige körperliche Betätigung, die sich nicht nur am Leistungsaspekt orientiert, sondern vor allem an der Freude an der Bewegung.
- Methoden der körperlichen Reinigung, Fastenkuren, natürliche Darmsanierungsprogramme und Ähnliches.
- Das Wahrnehmen und Spüren sowie Fühlen lässt sich auch in der Bewegung vertiefen, zum Beispiel mit Yoga, Tai Chi, Qi Gong, der Feldenkrais-Methode oder dem Tanz.
- Bewusste Wahrnehmung in der Entspannung funktioniert gut mit Autogenem Training oder auch der Progressiven Muskelentspannung.
- Seminare oder Therapien, die sich um seelisch-geistige Belange kümmern und die weniger analytisch, sondern vorwiegend erfahrungs- und gefühlsbezogen sind und das Prinzip der Integration umsetzen.
- Es gibt noch viele andere wunderbare Dinge und Methoden, die ich nicht alle aufzählen kann. Vor allem empfehle ich dir, das zu tun, was dich begeistert und woran du echte Freude hast.

Die Übungen auf einen Blick

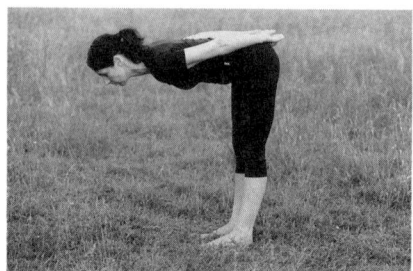

Ischioübung

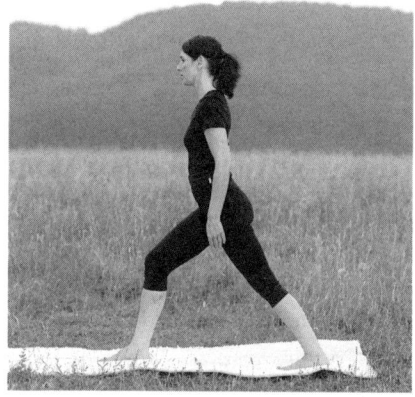

Wadenübung

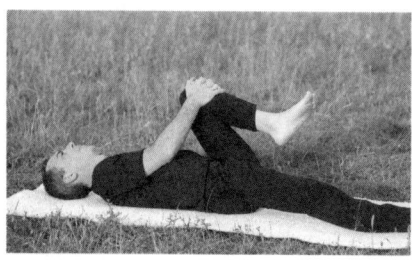

Gesäß-Rücken-Übung

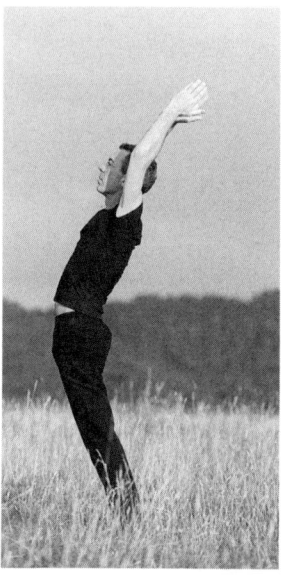

Rückbeuge

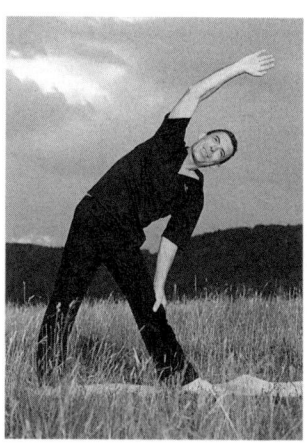

Flankenübung

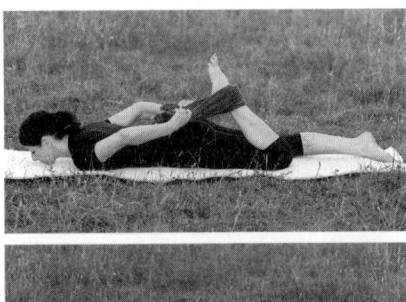

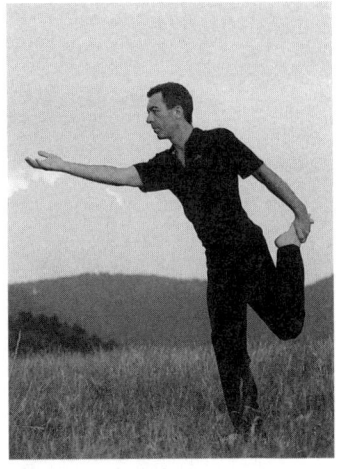

Knieübung

Knieübung im Stehen

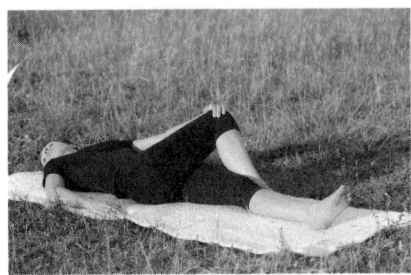

Glutaeusübung

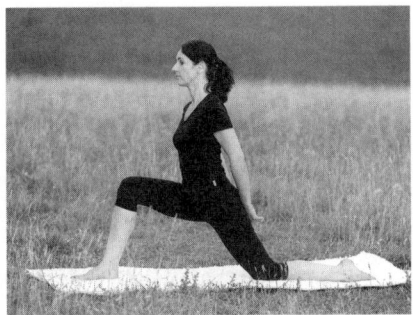

Psoasübung

Schulterübungen

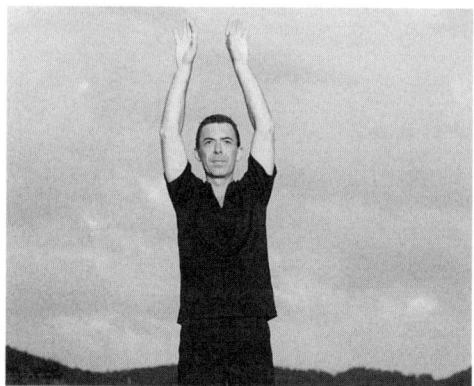

Übung für die seitliche Schulterkette

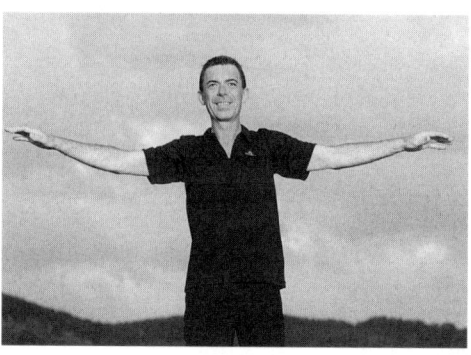

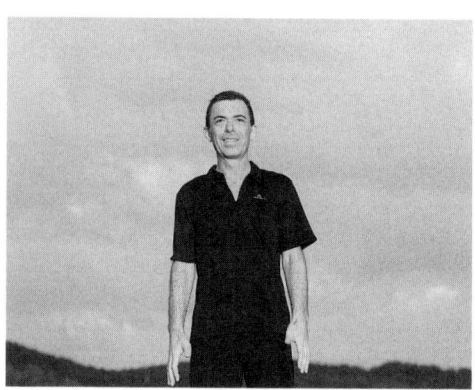

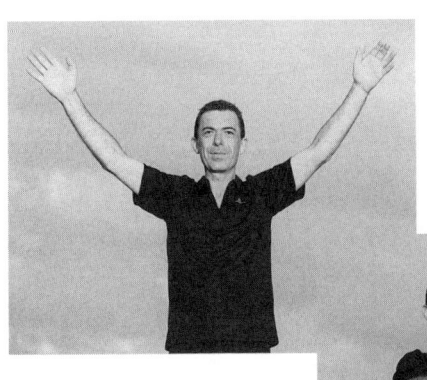

Übung für die diagonale Schulterkette

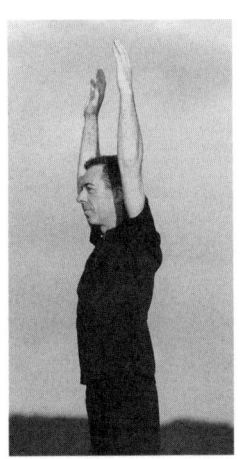

Übung für die vordere Schulterkette

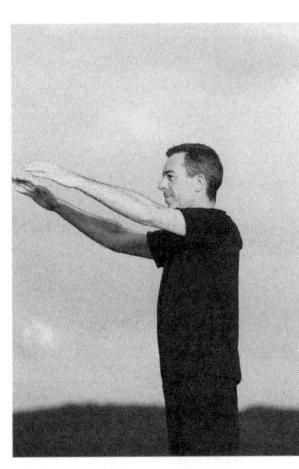

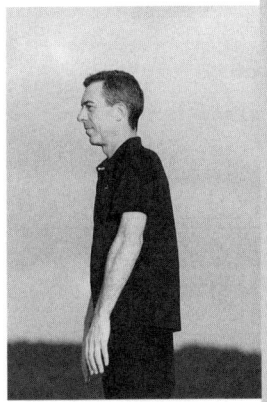

Der Sonnengruß

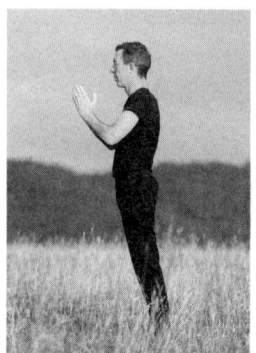
Die Mitte finden >>

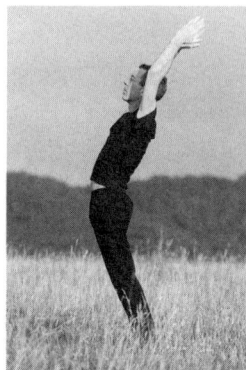
Die Öffnung

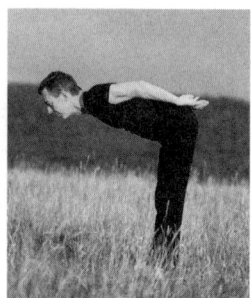
Die Waage

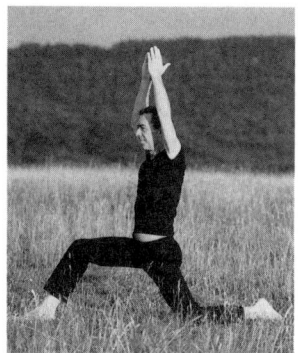
Der Held 2

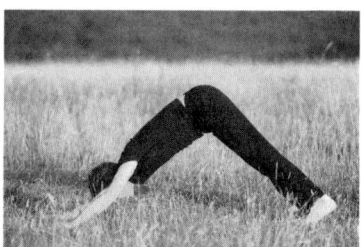
Der Hund

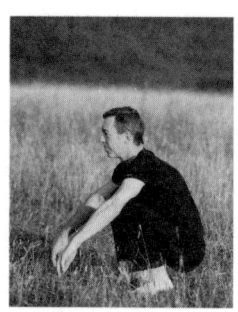
Die asiatische Hocke

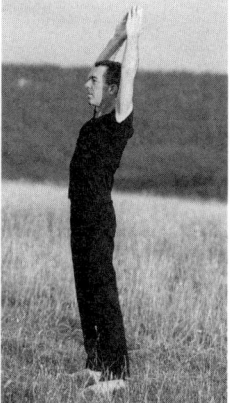
Die Öffnung

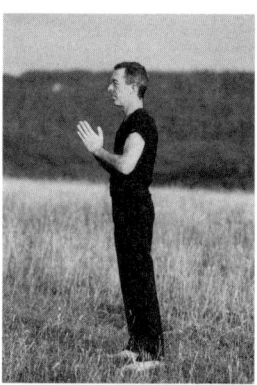
Die Mitte finden

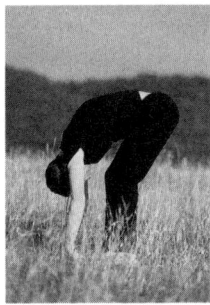
Das Aushängen

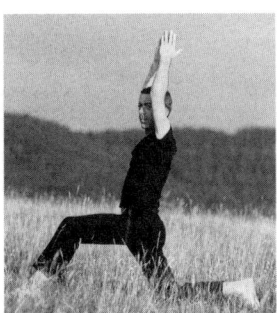
Der Held 1

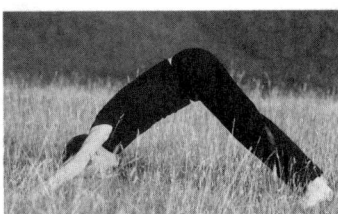
Der Hund

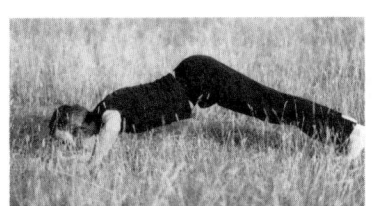
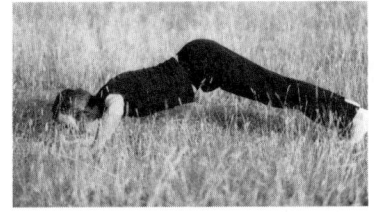
Die Cobra

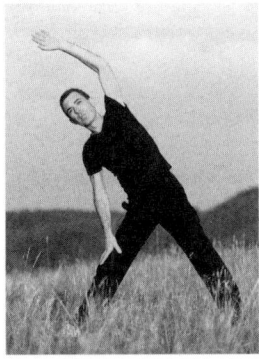
Das Dreieck 1 *Das Dreieck 2*

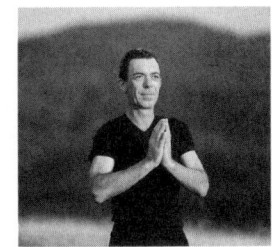
Die Mitte finden

Eine neue Sichtweise der Welt

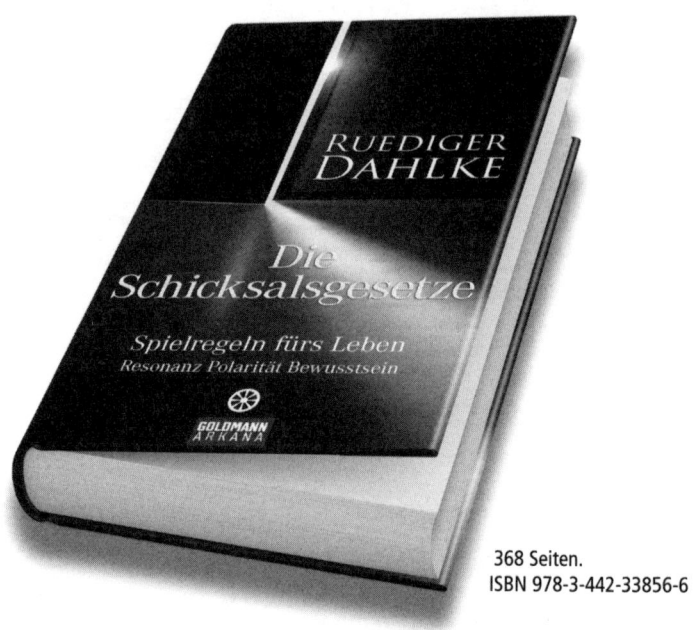

368 Seiten.
ISBN 978-3-442-33856-6

Ruediger Dahlke beleuchtet alle geistigen Gesetze des Lebens, darunter das Gesetz der Polarität, das Gesetz des Anfangs, das Gesetz vom Teil und vom Ganzen sowie das Resonanzgesetz. Wer diese Gesetze kennt, lebt im Einklang mit dem Kosmos und kann sich unnötiges Leid ersparen.

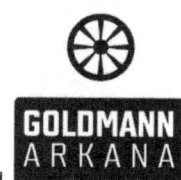

Überall, wo es Bücher gibt und unter www.arkana-verlag.de